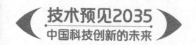

技术预见2035
中国科技创新的未来

本书出版受中国科学院科技战略咨询研究院重大咨询项目
"支撑创新驱动转型关键领域技术预见与发展战略研究"资助

Technology Foresight Towards 2035 in China:
Life and Health

中国生命健康2035技术预见

中国科学院创新发展研究中心
中国生命健康技术预见研究组 ◎著

科学出版社

北 京

内 容 简 介

本书面向 2035 年，对慢性非传染性疾病、传染性疾病、创新药物研发、再生医学、生殖健康、精神健康、生命科学与医疗健康设备、营养与食品安全保障、卫生应急、环境与健康、人工智能与智慧医疗、生物安全等 12 个子领域进行技术预见分析。邀请国内专家对 12 个子领域共计 162 项技术课题的发展趋势和前景进行研判和分析，遴选出 20 项关键技术课题并进行了展望。本书对我国生命健康领域技术预见研究、关键技术选择、重大科技决策和产业政策制定具有重要的现实意义和理论价值。

本书适合科技决策部门工作人员、科技政策研究人员和广大科学技术工作者阅读。本书内容有助于了解生命健康领域科技发展的现状和热点，科学判断和前瞻把握生命健康领域科技发展的前沿与趋势，有效支撑相关决策、规划和研究。

图书在版编目（CIP）数据

中国生命健康 2035 技术预见/中国科学院创新发展研究中心，中国生命健康技术预见研究组著. —北京：科学出版社，2020.8

（技术预见 2035：中国科技创新的未来）

ISBN 978-7-03-065289-8

Ⅰ.①中… Ⅱ.①中… ②中… Ⅲ.①医疗保健事业-技术预测-研究-中国 Ⅳ.①R199.2

中国版本图书馆 CIP 数据核字（2020）第 092355 号

丛书策划：侯俊琳 牛 玲
责任编辑：牛 玲 姚培培 / 责任校对：韩 杨
责任印制：徐晓晨 / 封面设计：有道文化

科 学 出 版 社 出版
北京东黄城根北街 16 号
邮政编码：100717
http://www.sciencep.com

北京虎彩文化传播有限公司 印刷
科学出版社发行 各地新华书店经销

*

2020 年 8 月第 一 版 开本：720×1000 B5
2020 年 10 月第二次印刷 印张：23 1/2
字数：350 000

定价：158.00 元

（如有印装质量问题，我社负责调换）

技术预见 2035：中国科技创新的未来

丛 书 编 委 会

中国生命健康领域 2035 技术预见

研 究 组

组　　长：穆荣平

副 组 长：王　婷　曲　婉

成　　员：池康伟　任志鹏　赵彦飞　程嘉颖　张汉军

　　　　　郭　鑫　吕慧中　陶斯宇

专 家 组

组　　长：高　福

组长助理：吴亮其

成　　员（按姓氏拼音排序）：

陈捷凯　陈子江　蒋华良　赖建强　刘佳佳

卢朝霞　陆　林　裴端卿　乔　杰　施小明

时　杰　唐玉国　王　丹　王　杉　吴家睿

武桂珍　徐　涛　徐建国　徐建青　许树强

闫丽盈　杨月欣　张彦平　张　宇　赵　健

子领域专家名单

慢性非传染性疾病子领域

组　　长：吴家睿

副 组 长：张　宇

成　　员（按姓氏拼音排序）：

陈洛南　蒋兴宇　林　旭　刘双江　宓现强　苏　冰

传染性疾病子领域

组　　长：徐建国

副 组 长：徐建青

成　　员（按姓氏拼音排序）：

曹建平　董小平　段招军　郭德银　金　奇　阚　飙

李振军　刘文军　鲁凤民　邵一鸣　沈玉娟　石正丽

舒跃龙　王健伟　王素萍　袁正宏　张晓燕

创新药物研发子领域

组　　长：蒋华良

成　　员（按姓氏拼音排序）：

陈　奕　陈捷凯　黄　敏　蓝乐夫　李　佳　刘　岩

陆晓杰　罗　成　王春河　杨财广　叶　阳　赵　健

郑明月　周　兵

再生医学子领域

组　　长：裴端卿

副组长：高绍荣　陈捷凯

成　　员（按姓氏拼音排序）：

　　　　惠利健　刘　凯　刘光慧　彭小忠　沈　立　赵　扬
　　　　赵小阳

生殖健康子领域

组　　长：乔　杰

副组长：陈子江

成　　员（按姓氏拼音排序）：

　　　　顾爱华　郭红燕　郭雪江　霍　然　纪家葵　李　晶
　　　　李　蓉　李荣凤　秦莹莹　唐文豪　王　妍　王晓晔
　　　　魏　瑷　吴克良　夏彦恺　闫丽盈　严　杰　张　坤
　　　　赵　涵　赵扬玉

精神健康子领域

组　　长：陆　林

副组长：时　杰

成　　员（按姓氏拼音排序）：

　　　　蒋田仔　李　涛　施慎逊　汪　凯　王　刚　王高华
　　　　王小平　谢　鹏　岳伟华　赵　敏

生命科学与医疗健康设备子领域

组　　长：徐　涛

副 组 长：唐玉国　王　凡

成　　员（按姓氏拼音排序）：

杜岩峰　高家红　秦建华　孙　飞　田　捷　王　丹
王　坤　王树涛　张　辉　张先恩　张笑良　赵新刚
郑海荣

营养与食品安全保障子领域

组　　长：杨月欣

副 组 长：孙长颢　赖建强

成　　员（按姓氏拼音排序）：

高　超　郭长江　黄国伟　蒋与刚　孙建琴　王　竹
王京钟　杨丽琛　张　兵

卫生应急子领域

组　　长：许树强

副 组 长：冯子健

成　　员（按姓氏拼音排序）：

曹　钰　曹春香　陈　涛　董小平　侯世科　黄留玉
李　群　李正懋　卢朝霞　卢金星　吕海燕　米燕平
苏　旭　孙承业　王　权　王亚东　吴　敬　伍瑞昌
武桂珍　徐　敏　许文波　杨维中　张　伟　张福杰
张素伟　张彦平　祖荣强

环境与健康子领域

组　　长：施小明

成　　员（按姓氏拼音排序）：

陈光弟　陈宇航　程义斌　邓芙蓉　杜　鹏　段小丽
郭新彪　阚海东　李湉湉　刘桂华　鲁文清　唐　宋
田　英　王劲峰　王先良　王自发　杨　敏　尹立红
张　岚　朱　彤

人工智能与智慧医疗子领域

组　　长：王　杉

副组长：卢朝霞

成　　员（按姓氏拼音排序）：

陈　禹　赫　阳　黄安鹏　孔卫东　刘　洪　刘海一
刘丽华　苏明亮　王才有　邢立萍　张路霞　周燕儿

生物安全子领域

组　　长：武桂珍

成　　员（按姓氏拼音排序）：

陈洪岩　韩　俊　梁　磊　梁米芳　刘　军　祁建成
钱　军　秦　川　孙岩松　王贵杰　王健伟　王景林
王小理　王玉民　魏　强　袁志明　张　勇　张卫文
赵赤鸿　赵四清

加强技术预见研究　提升科技创新能力
（总序）

新一轮科技革命和产业变革加速了全球科技竞争格局重构，世界主要国家和地区纷纷调整科技发展战略和政策，面向未来重大战略需求，布局实施重大科技计划，力图把握国际科技竞争主动权。我国政府提出了 2035 年跻身创新型国家前列和 2050 年建成世界科技强国的宏伟目标[①]，对于细化国家科技创新发展目标、精准识别科技创新战略重点领域和优先发展技术清单提出了新的更高的要求，迫切需要大力开展科学前瞻和技术预见活动，支撑科技创新发展宏观决策和政策制定，把握新技术革命和产业变革引发的新机遇，全面提升国家科技创新发展能力和水平。

技术预见活动是一个知识开发的过程，借助多种方法对科学、技术、经济、社会和环境的远期未来进行系统分析并形成发展愿景。技术预见活动是一个对远期未来技术需求认知进行动态调整和修正的过程。技术预见是一个利益相关者共同选择未来的沟通、协商与交流过程。自 20 世纪 90 年代以来，技术预见活动已经成为世界潮流。世界主要国家和地区纷纷开展技术预见实践，力图通过系统研究科学、技术、经济和社会发展的远期趋势，识别并选择有可能带来最大经济效益、社会效益的战略领域或通用新技术。21 世纪初，世界主要国家和地区先后将技术预见活动纳入科技发展规划和政策制定过程中，为加强国家宏观科技管理、提高科技战略规划能力、实现创新资源高效配置提供支撑。同一时期，我国也组织开展了一系列技术预测和关键技术选择等着眼于未来技术选择的调查研究工作，并将技术预测作为研究编制《"十三五"国家科技创新规划》中优先技术选择的重要依据，标志着技术预见已经成为我国政策制定过程的重要环节。

[①] 习近平. 2017. 决胜全面建成小康社会 夺取新时代中国特色社会主义伟大胜利——在中国共产党第十九次全国代表大会上的报告. http://www.xinhuanet.com/2017-10/27/c_1121867529.htm [2017-10-27].

　　从 2000 年开始"技术预见与政策选择方法研究"到 2003 年开展"中国未来 20 年技术预见研究"①，我们亲身经历了技术预见从一个概念、一种方法到一个识别未来技术的系统工程的演化过程，出版了《中国未来 20 年技术预见》《中国未来 20 年技术预见（续）》《技术预见报告 2005》《技术预见报告 2008》等研究报告。值得指出的是，2003 年提出的 2020 年中国社会发展愿景的六个画面——"全球化、信息化、工业化、城市化、消费型和循环型"在很大程度上已经变成了现实，遴选的重要技术课题中的多数已经实现。

　　新时代"中国未来 20 年技术预见研究"是 2015 年中国科学院科技战略咨询研究院启动的重大咨询项目"支撑创新驱动转型关键领域技术预见与发展战略研究"②的重要内容，延续了 2003 年"中国未来 20 年技术预见研究"的工作思路和主要方法论，聚焦先进能源、空间、信息、生命健康、生态环境、海洋等重点领域，在分析世界创新发展格局演进趋势的基础上，从创新全球化、制造智能化、服务数字化、城乡一体化、消费健康化和环境绿色化六个方面勾勒了 2035 年中国创新发展愿景，引导技术选择。为保障技术选择过程的专业化，技术预见研究组专门邀请了国内著名专家担任领域专家组组长，组建了领域专家组和研究组。

　　技术预见活动是一项系统工程，需要综合系统地考虑影响技术预见结果的各种因素。一是方法论复杂，既包括开发人们创造力的方法，也包括开发利用人们专业知识能力的方法，前者提出可能的未来，后者判断可行的未来；二是利益相关者复杂多元，未来是社会各界共同的未来，社会各界有效参与对技术预见结果有重要影响；三是技术预见是科技、经济、社会、环境发展等领域的知识开发过程，对研究者的知识综合能力具有挑战性。因此，技术领域专家组与技术预见研究组精诚合作和有效参与德尔菲调查的 4200 多位专家的奉献成为本丛书质量的重要保障。限于研究组目前的认知水平和研究能力，本丛书一定存在许多值得进一步研究的问题，欢迎学界同仁批评指正。

穆荣平

2019 年 5 月

---

① 2003 年中国科学院组织"中国未来 20 年技术预见研究"，穆荣平研究员任首席科学家兼研究组组长。项目涉及信息、通信与电子技术，能源技术，材料科学与技术，生物技术与药物技术，先进制造技术，资源与环境技术，化学与化工技术，空间科学技术 8 个技术领域 63 个子领域，遴选出了 734 项技术课题。

② 穆荣平研究员担任"支撑创新驱动转型关键领域技术预见与发展战略研究"项目和"中国未来 20 年技术预见研究"项目负责人。

前　言

　　"中国生命健康 2035 技术预见研究"是 2015 年中国科学院科技战略咨询研究院布局的重大咨询项目"支撑创新驱动转型关键领域技术预见与发展战略研究"中"新时代中国未来 20 年技术预见研究"的重要内容,总体上延续了 2003 年中国科学院组织开展的"中国未来 20 年技术预见研究"工作思路和主要方法论。本次生命健康领域技术预见研究由中国科学院创新发展研究中心组织实施,穆荣平研究员担任项目总负责人,邀请国内著名专家高福院士担任生命健康领域技术预见专家组组长,组建了生命健康领域技术预见专家组和生命健康领域技术预见研究组。

　　生命健康领域技术预见专家组(以下简称领域专家组)将生命健康领域划分为 12 个子领域,包括:慢性非传染性疾病、传染性疾病、创新药物研发、再生医学、生殖健康、精神健康、生命科学与医疗健康设备、营养与食品安全保障、卫生应急、环境与健康、人工智能与智慧医疗和生物安全。领域专家组成员担任子领域专家组负责人,负责组建子领域专家组。领域专家组和子领域专家组负责提出面向 2035 中国生命健康领域需要发展的重要技术课题备选清单。在两轮大规模德尔菲调查基础上,领域专家组最终遴选出面向 2035 中国生命健康领域需要优先发展的 20 项重要关键技术课题清单。

　　本报告主要包括五部分内容,各部分内容和主要执笔人如下:引言(穆荣平、杨捷、陈凯华);第一章(王婷、池康伟);第二章(池康伟、王婷);第三章第一节(高福、吴家睿、吴亮其),第二节(吴家睿、张宇),第三节(徐建青、李振军、徐建国),第四节(蒋华良),第五节(陈捷凯、裴端卿),第六节(乔杰、陈子江),第七节(刘佳佳、吴萍、于鲁璐、陆林),第八节(徐涛、王丹),第九节(杨月欣、孙长灏、高超、赖建强、孙建琴、张兵、黄国伟、王京钟),第十节(张彦平、冯子健、许树强),第十一节(施小明),第十二节(卢朝霞、赫阳），第十三节（武桂珍、张卫文、祁建成、赵赤鸿、赵四清、王华、韩俊、江永忠、梁磊、陈洪岩、王小理、陈惠鹏、吴金辉、衣颖、闫桂龙、张小剑、王嘉蓓、韩卫芳）；第四章第一节（陈洛南），第二节（阚飙、周海健、崔志刚、逄波、杜鹏程、张雯、秦天、卢欣、李臻鹏），第三节（徐建青、石正丽、徐建国），第四节（蒋华良、郑明月），第五节（蓝乐夫），第六节（赵小阳、沈立、刘凯、汪妹、崔忠凯、黄文华），第七节（胡慧芳、张维绮、刘光慧），第八节（赵扬、刘洋），第九节（赵扬玉、魏瑷），第十节（韩盈、于鲁璐、吴萍、薛言学），第十一节（刘佳佳、邓佳慧、孙艳坤、陆林），第十二节（赵新刚），第十三节（张笑良、郑海荣），第十四节（孙飞），第十五节（赖建强、王烨、蒋与刚、郭长江、杨月欣），第十六节（卢朝霞、郝阳、冯子健、许树强），第十七节（施小明），第十八节（卢朝霞、赫阳），第十九节（卢朝霞、赫阳），第二十节（张卫文）。

　　"中国生命健康 2035 技术预见研究"是一项系统工程，不但需要大量的组织协调工作，更需要多方面专业知识支撑，没有高水平专家的有效参与，就很难保证技术预见结果的质量。在此，我们衷心感谢领域专家组和各子领域专家组专家为本报告作出的重要贡献，衷心感谢来自大学、企业、科研院所、政府部门 1200 余名参与德尔菲调查的专家学者。

中国生命健康技术预见研究组

2020 年 1 月

技术预见历史回顾与展望
（引言）

穆荣平　杨　捷　陈凯华

（中国科学院科技战略咨询研究院）

人类对未来社会的推测和预言活动早已有之。科技政策与管理研究领域在探索和完善各种技术预测方法的同时，逐步形成了以德尔菲调查、情景分析和技术路线图等为核心的技术预见方法，同时在技术预见实践过程中不断探索出与文献计量、专利分析、环境扫描、头脑风暴等方法相结合的技术预见综合方法。技术预见研究已把未来学、战略规划和政策分析有机结合起来，为把握技术发展趋势和选择科学技术优先发展领域或方向提供了重要支撑。随着科技政策和管理环境的不断复杂，面向未来的技术分析从最初简单、确定性环境下的技术预测，逐渐转向复杂、不确定性环境下的技术预见。近几年，技术预见的方法和应用趋于系统性的综合集成，其网络化、智能化和可视化的特征逐渐显现。

科技在经济社会发展规划和发展战略中的作用越来越重要，因此对科技发展方向和重点领域的选择与战略布局已成为世界主要国家和地区规划的重要内容。科技发展方向的不确定性日益增加，科技发展突破需要利益相关者之间达成共识及公众的参与，这就为技术预见的兴起与发展提供了必要条件。作为创造和促进公众参与的重要方法，技术预见不仅在当今世界主要国家和地区制定科技政策过程中发挥着越来越重要的作用，未来也将在全球创新治理与超智能社会建设中发挥重要作用。

一、技术预见历史回顾

技术预见由德尔菲调查为核心的技术预测活动演变而来。20 世纪 40 年代技术预测兴起，第二次世界大战期间，技术预测在美国海军和空军科技计划制定方面得到了广泛的应用，促进了技术预测方法的发展。尽管如此，技术预测仍然多表现为已有技术发展轨迹的外推，影响科学技术发展的外界因素较少得到关注。20 世纪 70~80 年代，技术预测在美国商业领域备受争议，主要是因为 20 世纪 60 年代末以后，科技、经济、社会发展越来越复杂多变，传统的技术预测已不能适应瞬息万变的发展节奏，基于定量方法的技术预测的整体关注度呈下滑趋势①。80 年代，基于德尔菲法的技术预见逐渐受到政府和学术界的关注。

1983 年，J. Irvine 和 B. R. Martin 研究了英国政府部门、研究资助机构、科技公司和技术咨询机构展望科学未来、识别长期研究优先领域的方法②。在 1984 年出版的《科学中的预见：挑选赢家》(*Foresight in Science：Picking the Winners*) 提出了"预见"(foresight) 概念。目前比较主流的观点认为，技术预见是对科学、技术、经济和社会的远期未来进行有步骤的探索过程，其目的是选定可能产生最大经济效益和社会效益的战略研究领域与通用新技术③。按照牛津词典的解释，"foresight"是发现未来需求并为这些需求做准备的能力。在"技术预见 2035：中国科技创新的未来"这套丛书中，我们将"技术预见"定义为：发现未来技术需求并识别可能产生最大经济效益和社会效益的战略技术领域与通用新技术的能力。技术预见成功与否在很大程度上取决于预见能力。在具体实践中，许多研究没有对技术预见和技术预测进行严格的区分，很多文献中提及的关键技术选择、技术预测和技术路线图等都可以视为广义的技术预见活动。

20 世纪 90 年代，技术预见迅速成为世界潮流，尤其是在 20 世纪 90 年代后期，"technology foresight"在文献中使用的频率远超"technology forecasting"和

---

① Coates J F. Boom time in forecasting [J] . Technological Forecasting and Social Change，1999，62（1-2）：37-40.

② Martin B R. Foresight in science and technology [J] . Technology Analysis and Strategic Management，1995，7（2），139-168.

③ Martin B R. Matching Social Needs and Technological Capabilities：Research Foresight and the Implications for Social Science. (Paper Presented at the OECD Workshop Social Sciences and Innovation) [Z] . Tokyo：United Nationals University，2000.

"technological forecasting"①。这一时期，不仅德国、英国、法国、荷兰、意大利、加拿大、奥地利、西班牙等发达国家广泛开展技术预见活动，新兴工业化国家和发展中国家，如韩国、以色列、印度、泰国、匈牙利等也陆续开展技术预见，技术预见成为主要国家相关政策制定的主要工具。

技术预见成为世界潮流有着深刻的国际背景。首先，经济全球化加剧了国际竞争，技术能力和创新能力已成为一个企业乃至一个国家竞争力的决定性因素，从而奠定了战略高技术研究与开发的基础性和战略性地位。技术预见恰好提供了一个系统的技术选择工具，可用于确定优先支持项目，将有限的公共科研资金投入关键技术领域中。其次，技术预见提供了一个强化国家和地区创新体系的手段。国家和地区创新体系的效率不仅取决于某个创新单元的绩效，更取决于各创新单元之间的耦合水平。基于德尔菲调查的技术预见过程本身既是加强各单元之间联系与沟通的过程，也是共同探讨长远发展战略问题的过程。它可以使人们对技术的未来发展趋势达成共识，并据此调整各自的战略乃至达成合作意向。再次，技术预见活动是一项复杂的系统工程，不是一般中小企业所能承担的，政府组织的国家技术预见活动有利于中小企业把握未来技术的发展机会，制定正确的投资战略。最后，现代科学技术是一把双刃剑，在为人类创造财富的同时也带来了一系列问题，政府组织的国家技术预见活动有利于引导社会各界认识技术发展可能带来的社会、环境问题，从而起到一定的预警作用②。

技术预见在一定程度上可以认为是在技术预测基础上发展起来的。狭义的技术预测主要指探索性预测，广义的技术预测包括探索性预测和规范性预测两类③。探索性预测主要解决的问题包括：①未来可能出现什么样的新机器、新技术、新工艺；②怎样对它们进行度量，或者说它们可能达到什么样的性能水平；③什么时候可能达到这样的性能水平；④它们出现的可能性如何、可靠性怎样。我们可以据此概括出探索性预测所包含的四个因素：定性因素、定量因素、定时因素、概率因素。规范性预测方法主要建立在系统分析的基础上，将预测系统分解为各个单元，并且对各个单元的相互联系进行研究。规范性预测

① Miles I. The development of technology foresight: A review [J]. Technological Forecasting and Social Change, 2010, 77: 1448-1456.

② Martin B R, Johnston R. Technology foresight for wiring up the national innovation system: Experiences in Britain, Australia and New Zealand [J]. Technological Forecasting and Social Change, 1999, 60 (1): 37-54.

③ 王瑞祥，穆荣平. 从技术预测到技术预见：理论与方法 [J]. 世界科学，2003，(4): 49-51.

常用的方法有：矩阵分析法、目标树法、统筹法、系统分析法、技术关联分析预测法、产业关联分析预测法等，规范性预测方法在系统工程、运筹学等学科中均有所涉及。

值得指出的是，技术预测往往是考虑相对短期的未来，力图准确地预言、推测未来的技术发展方向。技术预见则旨在通过识别未来可能的发展趋势及带来这些发展变化的因素，为政府和企业决策提供支撑。穆荣平认为，技术预见有两个基本假定：一是未来存在多种可能性，二是未来是可以选择的。就对未来的态度而言，预见比预测更积极。它所涉及的不仅仅是"推测"，更多的则是对我们（从无限多的可能之中）所选择的未来进行"塑造"乃至"创造"[1]。需要进一步指出的是，技术预见的兴起并不意味着技术预测会退出历史舞台，技术预测的方法（如趋势预测）仍然可以作为技术预见的辅助手段。

技术预见是一个知识收集、整理和加工的过程，是一种不断修正对未来发展趋势认识的动态调整机制。定期开展基于大型德尔菲调查的技术预见活动，有利于把握未来中长期技术发展趋势和识别重要技术发展方向，不断修正对远期技术发展趋势的判断。因此，技术预见活动的影响不仅体现在预见结果对现实的指导意义，还体现在预见活动过程本身所产生的溢出效应[2]。通常认为技术预见收益主要体现在五个方面：一是沟通（communication），技术预见活动促进了企业之间、产业部门之间及企业、政府和学术界之间的沟通和交流；二是集中于长期目标（concentration on the longer term），技术预见活动有助于促使政产学研各方共同将注意力集中在长期性、战略性问题上，着眼于国家和企业的可持续发展；三是协商一致（consensus），技术预见活动有助于技术预见参与各方就未来社会发展图景达成一致认识；四是协作（co-ordination），技术预见活动有助于各参与者相互了解，协调企业与企业、企业与科研部门为共同发展图景而努力；五是承诺（commitment），技术预见活动有助于大家在协商一致的基础上，不断调整各自的发展战略，将创意转化为行动。

技术预见已经成为科技政策研究与制定的重要支撑。技术预见通过系统地研究科学、技术、经济和社会的未来发展趋势及其主要驱动力，识别和选择有可能带来最大经济效益和社会效益的战略研究领域或通用新技术，为国家宏观

①《技术预见报告》编委会.技术预见报告 2005 [M]．北京：科学出版社，2005．
② 穆荣平，王瑞祥.技术预见的发展及其在中国的应用 [J]．中国科学院院刊，2004，（4）：259-263．

科技管理、科技战略规划提供决策依据。Da Costa 等①认为，技术预见在政策制定过程中有 6 项功能：一是为政策设计提供信息（informing policy）；二是促进政策实施（facilitating policy implementation）；三是参与政策过程（embedding participation in policy-making）；四是支持政策定义（supporting policy definition）；五是重构政策体系（reconfiguring the policy system）；六是传递政策信号（symbolic function）。日本、韩国等国家的技术预见实践证明，技术预见已经融入公共政策过程并发挥着重要作用。

二、中国技术预见实践

1. 中国政府有关部门组织技术预见

我国技术预见实践始于 20 世纪 90 年代初国家计划委员会（简称国家计委）和国家科学技术委员会（简称国家科委）组织开展的关键技术选择活动。关键技术选择既是对美国发布《国家关键技术清单》的一种响应，更是在由计划经济体制向市场经济体制转型时期政府宏观科技管理模式的一种改革性探索，关键技术选择与国家科技攻关组织和国家科技规划制定结合比较紧密。国家计委于 1993 年 3 月组织开展关键技术选择，并于 1993 年 8 月发布了"九十年代我国经济发展的关键技术"②，从农业、能源与环境、交通运输、原材料与资源、信息与通信、制造技术、生物技术七大领域遴选了 35 项关键技术。1997 年 4 月，国家计委在分析"九十年代我国经济发展的关键技术"实施效果和未来 15 年经济社会发展目标与世界科技发展趋势基础上，发布了《未来十年中国经济发展关键技术》③，从农业、能源、交通运输、制造、电子信息、生物工程、材料、石化与化工、轻工与纺织、城镇建设十大领域遴选了 29 个主题 134 项关键技术。1992 年，国家科委组织开展"国家关键技术选择"研究，并于 1995 年 5 月将主要成果编辑出版④，遴选出信息、生物、制造和材料四大领域 24 项关键技术和 124 个重点技术项目。在关键技术选择实践中，有关国家关键技术选择的方法

① Da Costa O，Warnke P，Cagnin C，et al. The impact of foresight on policy-making: Insights from the FORLEARN mutual learning process [J]. Technology Analysis & Strategic Management，2008，20: 369-387.

② 国家计划委员会科技司. 国家计划委员会科技报告选编 [M]. 北京：中国计划出版社，1994.

③ 国家计划委员会科技司. 国家计划委员会科技报告选编 [M]. 北京：中国计划出版社，1998.

④ 周永春，李思一. 国家关键技术选择——新一轮技术优势争夺战 [M]. 北京：科学技术文献出版社，1995.

得到了试验和发展，为此后的国家技术预见和区域技术预见实践提供了借鉴。限于篇幅，本文没有综述区域技术预见实践。

国家科委组织开展的"国家重点领域技术预测"研究（1997～1999 年）被认为是第三次国家技术预测，也是我国技术预见活动的方法系统化、国际化的开端。本次技术预测选择农业、信息和先进制造三大领域，采用德尔菲调查方法，组织了 1200 名专家对技术发展进行咨询调查。通过两轮调查、分析评价及反复论证，最终选择出 128 项国家关键技术。这次技术预见活动积累了技术预见理论方法与实践经验，培养了一批专门从事技术预测研究的人才队伍和专家网络。

2003～2006 年，科技部组织开展了第四次国家技术预测，涉及信息、生物、新材料、先进制造、资源环境、能源、农业、人口与健康、公共安全九大领域。本次技术预测借鉴日本、德国、英国和韩国等国家开展技术预见的经验，主要开展了三方面的工作：一是分析经济社会发展趋势、中长期国家总体战略目标和基本国情，确定技术需求；二是组织科技、经济和社会领域专家开展大规模德尔菲调查；三是在德尔菲调查基础上，综合运用文献调查、专家会议、国际比较等方法，组织专家研讨、论证，根据国情选择未来 10 年我国经济和社会发展急需的重大关键技术群，提出可能的重大科技专项，该次技术预测遴选出 794 项关键技术，出版了《中国技术前瞻报告：信息、生物和新材料 2003》[①]和《中国技术前瞻报告：国家技术路线图研究 2006—2007》等一系列研究成果[②]。

2013 年，科技部组织开展第五次国家技术预测，按照"技术摸底、技术预见、关键技术选择"三个阶段推进，采用文献计量与德尔菲调查等定性和定量相结合的方法，完成了包括信息、生物、新材料、制造、地球观测与导航、能源、资源环境、人口健康、农业、海洋、交通、公共安全、城镇化 13 个领域的调查，选出 100 项核心技术和 280 项领域（行业）关键技术。从科技整体状况、领域发展状况和重大科技典型案例等方面，分析了中国与世界先进水平的差距，客观评价了中国技术发展水平，为国家"十三五"科技创新规划制定提供

① 技术预测与国家关键技术选择研究组. 中国技术前瞻报告：信息、生物和新材料 2003 [M]. 北京：科学技术文献出版社，2004.

② 国家技术前瞻研究组. 中国技术前瞻报告：国家技术路线图研究 2006—2007 [M]. 北京：科学技术文献出版社，2008.

了支撑。2019 年，科技部启动第六次国家技术预测，旨在支撑新一轮国家中长期科学技术发展规划纲要研究编制。此次技术预测的重点工作包括技术竞争评价、重大科技需求分析、科技前沿趋势分析、领域技术调查、关键技术选择 5 个方面，涉及信息、新材料、制造、空天、能源、交通、现代服务业、农业农村、食品、生物、资源、环境、人口健康、海洋、公共安全、城镇化与城市发展、前沿交叉 17 个领域。

2. 中国学术咨询机构组织实施预见

2003～2005 年，中国科学院组织开展"中国未来 20 年技术预见研究"[①]，涉及信息、通信与电子技术，先进制造技术，生物技术与药物技术，能源技术，化学与化工技术，资源与环境技术，空间科学与技术，材料科学与技术在内的 8 个技术领域，63 个技术子领域。研究主要包括 4 方面内容：一是构建了系统化技术预见方法论，包括"未来 20 年社会发展情景构建与科技需求分析流程"、"德尔菲调查技术路径"和"优先技术课题和技术子领域选择方法"等；二是首次[②]将"愿景构建"纳入技术预见过程，从全球化社会、信息化社会、城市化社会、工业化社会、循环型社会和消费型社会 6 个方面构建了 2020 年中国全面小康社会发展愿景，研究提出了全面建设小康社会的科技需求，为技术选择提供依据；三是聘请 70 余名著名专家组成 8 个技术预见领域专家组，聘请 400 余名专家组成 63 个技术预见子领域专家组，结合主要国家和地区技术预见结果和技术发展趋势分析结果，提出技术课题备选清单；四是设计德尔菲调查问卷并邀请 2000 余名专家参与德尔菲调查，对技术课题的重要性、预计实现时间、实现可能性、当前我国研究开发水平、国际领先国家或地区、发展制约因素等进行独立判断，确定了中国面向 2020 年最重要的 737 项技术课题，遴选出 200 个重要技术课题，20 个重要发展技术子领域，83 个优先发展技术课题，公开出版了《中国未来 20 年技术预见》[③]、《中国未来 20 年技术预见（续）》[④]、《技术

---

① 穆荣平任"中国未来 20 年技术预见"研究组组长兼首席科学家，曾主持 2000 年国家软科学研究计划资助的"技术预见与政策选择方法论研究"和北京市资助的"若干领域技术预见与政策选择研究"。

② 穆荣平，王瑞祥. 全面建设小康社会的科技需求//《中国未来 20 年技术预见》研究组. 中国未来 20 年技术预见 [M]. 北京：科学出版社，2006.

③ 中国未来 20 年技术预见研究组. 中国未来 20 年技术预见 [M]. 北京：科学出版社，2006.

④ 中国未来 20 年技术预见研究组. 中国未来 20 年技术预见（续）[M]. 北京：科学出版社，2008.

预见报告 2005》①和《技术预见报告 2008》②。

2015 年，中国科学院科技战略咨询研究院启动"支撑创新驱动转型关键领域技术预见与发展战略研究"重大咨询项目，展开了新时代"中国未来 20 年技术预见研究"，由穆荣平研究员担任组长。此次技术预见中，使用了文献计量法、专家研讨、情景分析法和德尔菲调查法。首先，项目组系统梳理了主要国家和国际组织近年来发布的面向中远期的科技和创新战略规划、研究报告等，总结分析中国经济、社会和国家安全等领域的中长期发展规划中对未来发展目标的设定，综合采用情景分析、专家研讨等方法，分析未来经济、社会和国家安全重大需求，从创新全球化、制造智能化、服务数字化、城乡一体化、消费健康化和环境绿色化 6 个方面系统描绘 2035 年中国创新发展愿景，提出未来经济、社会发展面临的若干重大问题，明确相应的科技需求。其次，项目组开展主要学科领域文献计量分析，并把结果用于支撑技术课题的遴选、专家选择及德尔菲调查等技术预见的关键环节。再次，项目组组织开展两轮大规模德尔菲调查，聚焦先进能源、空间、信息、生命健康、生态环境、海洋等事关国家长远发展的重点领域，精炼出 2035 年关键领域重大技术课题及其发展趋势。这次技术预见活动的预见周期较长，面向中远期科技发展目标，领域专家选择涵盖多方的利益相关者；由于不与科技规划、计划等直接利益挂钩，在重点领域和技术课题选择等方面受专家自身利益的影响相对较小。

2015 年，中国工程院与国家自然科学基金委员会共同组织开展"中国工程科技 2035 发展战略研究"项目，应用文献计量、专利分析、德尔菲调查和技术路线图等方法（图 1），提出了面向 2035 年中国工程科技的发展目标、重点发展领域、需要突破的关键技术、需要建设的重大工程及需要优先开展的基础研究方向，为国家工程科技及相关领域基础研究的系统谋划和前瞻部署提供了有力支撑③。在这个项目中，技术预见问卷针对五个方面进行了调查：技术本身的重要性、技术应用的重要性、预期实现时间、技术基础与竞争力、技术发展的制约因素。其中，技术本身的重要性包括技术核心性、通用性、带动性和非

---

① 《技术预见报告》编委会. 技术预见报告 2005 [M]. 北京：科学出版社，2005.

② 《技术预见报告》编委会. 技术预见报告 2008 [M]. 北京：科学出版社，2008.

③ "中国工程科技 2035 发展战略研究"项目组. 中国工程科技 2035 发展战略：技术预见报告 [M]. 北京：科学出版社，2019.

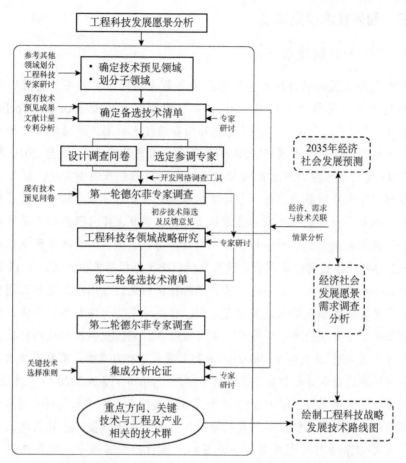

图 1　基于战略研究方法体系的中国工程科技 2035 技术预见流程图

资料来源：《中国工程科技 2035 发展战略·技术预见报告》，作者整理

连续性四个方面；技术应用的重要性包括技术对经济发展、社会发展、国防安全三方面的作用；在预期实现时间方面，为突出工程科技可用性的判断和纵横向比较分析，设置了世界技术实现时间、中国技术实现时间及中国社会实现时间三个问题。为进一步征集专家对未来技术发展的判断，调查中设置了开放性问题，包括备选技术清单之外的重要技术方向、2035 年可能出现的重大产品，以及需要提前部署的基础研究方向等。项目还针对此次技术预见的调查需求开发了在线问卷调查系统，加强了问卷调查的直观性、灵活性，有效提高了调查效率和轮次间反馈的有效性。同时，网上调查系统开设了技术预见调查管理模块，各领域组技术预见专员可以实时查询、监测专家调查进展情况，及时采取推进措施。

三、国外技术预见实践

1. 日本和韩国技术预见

日本是开展国家层面技术预见最系统和最成功的国家之一，经历了从技术预测到技术预见的转变。1971 年，日本科学技术厅（Science and Technology Agency）①组织实施了第一次基于德尔菲调查的技术预测，并确定每五年实施一次基于德尔菲调查的技术预测，2000 年改为技术预见活动②，截至 2019 年底共完成了 11 次技术预见。日本前 6 次技术预见均以德尔菲调查为主，第 7 次技术预见在德尔菲调查的基础上增加了经济社会需求分析，第 8 次技术预见又新增了情景分析和用于分析新兴技术的文献计量方法，第 9 次技术预见综合采用重大挑战分析、德尔菲调查、情景分析和专家会议等方法，第 10 次技术预见综合采用未来社会分析、在线德尔菲调查、情景分析、交叉分析等多种方法，第 11 次技术预见引入了水平扫描和人工智能方法。值得指出的是，日本从制定第三期科技基本计划开始将技术预见纳入政策制定过程，预见结果作为编制科技基本计划的重要研究基础。第 8 次技术预见为第三期科技基本计划优先科技领域选择提供了依据，为日本《创新 25 战略》（Innovation 25）提供了有力支撑。第 9 次技术预见为日本第四期科技基本计划和日本文部科学省的 "Japan Vision 2020"（日本 2020 愿景）均提供了重要支撑。第 10 次技术预见主要支撑了日本第五期科技基本计划。

第 11 次技术预见侧重于构建社会愿景，综合水平扫描、愿景构建、专家研讨等构建了未来理想社会情景。在此目标下进行德尔菲调查，并且使用人工智能技术（以机器学习和自然语言处理为中心的智能和相关技术），对德尔菲关键技术进行聚类，提出了面向未来的交叉融合领域和重点发展领域及技术③。日本第 11 次技术预见由日本文部科学省科学技术政策研究所负责实施，分为四部分。一是从现有资料中收集、整理、提取未来趋势的有关信息，然后组织专家研讨未来世界的可能情形及国内各地区的可能变化，以把握未来发展趋势。二是邀请各领域、各专业研究人员参与展望未来的研讨会，通过小组讨论和整体讨论的方式，提取了 50 幅社会未来图景及 4 种社会价值。三是组织成立技术预见专家组，筛选并提取了健康、医疗和生命科学，农业水产、食品和生物技

---

① 自 1992 年第 5 次技术预见起，日本科学技术政策研究所（National Institute of Science and Technology Policy，NISTEP）开始负责组织实施日本的技术预见。

② 2000 年日本将技术预测德尔菲调查改为技术预见的德尔菲调查。

③ National Institute of Science and Technology Policy. Close-up science and technology areas for the future［R］. Tokyo，2019.

术，环境、资源和能源，ICT 分析和服务，材料、设备和工艺，城市、建筑、土木和交通，宇宙、海洋、地球和科学基础七大领域，59 个子领域的 702 项关键技术开展两轮德尔菲调查。四是以"社会 5.0"（Social 5.0）为基础，探讨了社会未来发展的基本情形，总结了支撑日本社会未来发展的科学技术并且提出了相关科技政策①（图 2）。

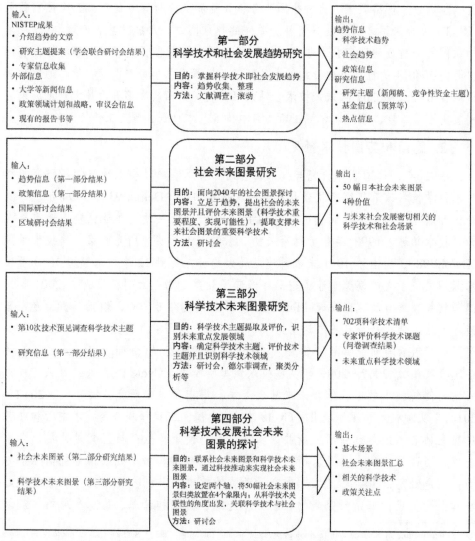

图 2　日本第 11 次技术预见实施流程

资料来源：日本第 11 次技术预见报告，作者翻译整理

---

① National Institute of Science and Technology Policy. Science and Technology Foresight 2019［R］. Tokyo，2019.

韩国于 1993 年启动第一次技术预见（面向 2015 年），1998～1999 年启动第二次技术预见（面向 2025 年），2003 年启动第三次技术预见（面向 2030 年），2010年启动第四次技术预见（面向 2035 年），2015 年启动第五次技术预见（面向 2040年）。前两次技术预见运用了德尔菲调查法和头脑风暴，第三次和第四次技术预见采用情景分析、横向扫描、德尔菲调查等方法，第五次技术预见采用水平扫描、德尔菲调查、网络调查、大数据网络分析和临界点分析等方法。第五次技术预见（图 3）综合采用多种方法分析社会关注的热点问题，形成"热点问题群"，采用知识图谱分析方法研究技术领域之间的关联性，把握各研究领域发展趋势，遴选出面向 2040 年的社会基础设施、生态环保、机器人、生命与医疗、信息通信和制造融合 6 个领域 267 项未来技术。韩国第三次、第四次和第五次技术预见成果分别应用于第二期、第三期和第四期《科学技术基本计划》制定工作[①]。

2. 德国和英国技术预见

1992 年，德国联邦研究与技术部资助弗劳恩霍夫协会系统与创新研究所和日本科学技术政策研究所联合开展第一次技术预见（Delphi'93），1994 年进一步合作开展了小型德尔菲调查（mini Delphi），涉及第一次德尔菲调查中最重要或新兴技术领域。1998 年弗劳恩霍夫协会系统与创新研究所完成第二次技术预见（Delphi'98），提出了 19 个未来科技发展大趋势，针对 12 个技术领域 1070 项技术课题进行了大规模德尔菲调查，并遴选了最重要的九大创新领域[②]。2001 年，德国联邦教育与研究部发起"Futur 计划"，采用德尔菲调查、情景分析、专家座谈等方法，通过社会各界广泛对话来识别未来技术需求和优先领域[③]。2007 年，德国联邦教育与研究部启动着眼于 2030 年技术预见"Foresight Process"，分两个阶段实施[④]。2007～2009 年实施技术预见阶段 I（Cycle I），通过专家访谈方式调研传统技术领域，结合未来社会需求，得出了未来研究关键领域。2012～2014 年实施技术预见阶段 II（Cycle II），由德国工程师联合会技术中心和弗劳恩霍夫协会系统与创新研究所共同实施，综合使用情景分析、文献计量、专家会议、访谈等方法，并且聘请了国际顾问小组参与。本次技术预见包括三个方面：一是研究 2030 年社会发展趋势和面临的挑战，识别出未来 60 个社会发展趋势和七大挑战；二是研究生物、服务、能源、健康和营养、信息和通信、流动

① Korea Institute of Science and Technology Evaluation and Planning. The 5th Science and Technology Foresight (2016-2040) [R]. Republic of Korea: Korea Institute of S & T Evaluation and Planning, 2017.

② Cuhls K. Foresight in Germany. The Handbook of Technology Foresight: Concepts and Practice [M]. Cheltenham: Edward Elgar Publishing, 2008: 131-153.

③ Federal Ministry of Education and Research. Future: future lead visions complete document [R]. Berlin, 2002.

④ Zweck A, Holtmannspötter D, Braun M, et al. Stories from the future 2030 Volume 3 of results from the search phase of BMBF Foresight Cycle II（Vol. Future Technologies Vol. 104）[R]. Germany, Department for Innovation Management and Consultancy, 2017.

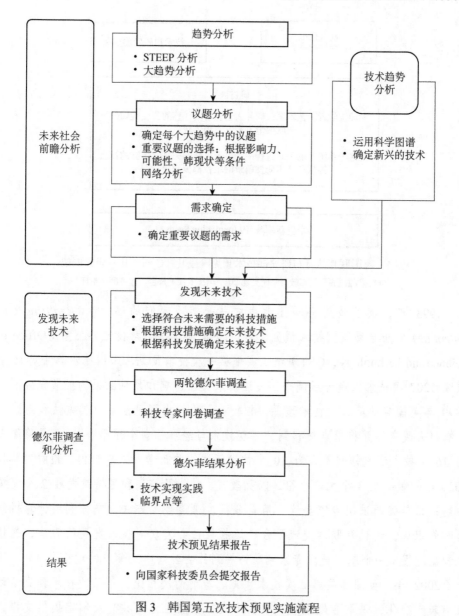

图 3　韩国第五次技术预见实施流程

资料来源：Choi M J. Foresight activities in Korea［C］. The 7th International Conference of the Government Foresight Organization. Network，2016，作者翻译整理

性、纳米技术、光子、生产、安全、材料科学技术 11 个技术领域未来发展趋势；三是综合分析社会挑战和技术趋势，识别出 2030 年九大创新领域。技术预见工作流程如图 4 所示，技术预见活动结果有效支撑了德国高技术战略制定。

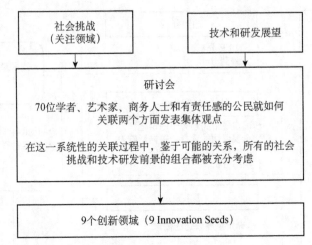

图 4　德国联邦教育与研究部技术预见阶段 II（Cycle II）研究框架

资料来源：德国联邦教育与研究部 2017 年技术预见报告，作者翻译整理

　　1993 年，英国政府科学技术白皮书《实现我们的潜力》（*Realizing Our Potential*）宣布启动英国技术预见计划。1994 年英国科学技术办公室（Office of Science and Technology，OST）组织实施第一次技术预见，采用德尔菲法对 16 个领域 1207 项技术课题开展调查，关注技术负面影响和预见结果的扩散和应用。1999 年英国启动第二次技术预见，相较前一次技术预见活动，其方法和组织形式有很大改变，并将重点转移到"实现技术与经济社会全面整合"。一是将原来的 16 个技术研究领域整合为 10 个技术领域，并新增人口老龄化、预防犯罪和 2020 年的制造业 3 个主题小组，以及教育、技能及培训和可持续发展 2 个支撑主题；二是强调采用专家会议、情景分析、座谈会等方法，充分利用计算机网络和知识库，通过互联网交流平台广泛收集社会公众对技术发展的看法，是技术预见过程从一个基于技术专家判断拓展到社会公众广泛参与的过程。

　　2002 年，英国开展第三次技术预见。与前两次相比，第三次技术预见活动又有较大变化，采取专题滚动项目的形式，重点在为公共政策制定提供支撑，采用情景分析、德尔菲调查、专家座谈等方法。英国科学技术办公室在前三次技术预见活动中担当重要角色，后更名为英国政府科学办公室（Government Office for Science, GOS），主要负责支持和推动公共领域的科学研究。2010 年，英国政府科学办公室发布了第三次技术预见第一轮技术预见报告，提出了面向 2030 年的材料和纳米技术、能源和低碳技术、生物和制药技术及数字和网络技术四大领域的 53 项关键技术[①]。2012 年底发布第二轮技术预见报告,更新了上一轮 53 项关键技术,遴选出 3 个新兴主题以及生物能源和"负排放"、备用间歇性电源、实时电网模拟和高压直流电网、服务机器人、智能服装、传感器技术 6 项相关技术[②]。2017 年,英国发布第三轮技术预见报告,采用情景分析、德尔菲调查、专家座谈等方法展望未来产业融合的数字世界,探讨了传感器、数据、自动化和使用者之间的互动,提出了未来健康、食品、生活、交通、能源领域的场景,报告指出,已有技术和新兴技术之间的交互是未来发展的重要方向[③]。

3. 俄罗斯和印度技术预见

1998 年,俄罗斯组织开展第一次基于德尔菲调查的技术预见,1000 多名专家参与调查,评估科学技术长期发展前景,确定优先支持技术领域[④]。2004 年,俄罗斯教育与科学部组织新一轮关键技术选择,遴选出信息通信系统、纳米产业和材料、生活系统、资源合理使用、电力工程和节能、运输、航空和空间系统、安全和应对反恐、未来军备和军事特种设备 8 个优先领域关键技术[⑤],技术预见结果支撑了"2007—2012 年俄罗斯科学技术综合优先发展方向研究开发"[⑥]的制定。

2007 年,俄罗斯教育与科学部再次启动国家层面的技术预见。第一轮技术预见面向 2025 年,针对俄罗斯宏观经济、科学技术和工业发展进行研究,2000 多名专家参与德尔菲调查,遴选出 10 个领域 800 多项技术课题。2008~2009 年,俄罗斯启动面向 2030 年的第二轮技术预见,对上一次技术预见遴选的关键技术清单进行德尔菲调查,识别了 250 个关键技术集群,遴选出信息通信技术、

---

① Government Office for Science. Technology and Innovation Futures: UK Growth Opportunities for the 2020s [R]. The United Kingdom, Foresight Horizon Scanning Centre, 2010.

② Government Office for Science. Technology and Innovation Futures: UK Growth Opportunities for the 2020s—2012 Refresh [R]. The United Kingdom, Foresight Horizon Scanning Centre, 2012.

③ Government Office for Science. Technology and Innovation Futures 2017 [R]. The United Kingdom: Foresight Horizon Scanning Centre, 2017.

④ Alexander V, Sokolov, Alexander A, et.al. Long-term Science and Technology Policy—Russia Priorities for 2030 [R]. Moscow, Series: Science, Technology and Innovation, 2013.

⑤ Sokolov A. Russia Critical Technologies 2015 [R]//European Foresight Monitoring Network Brief: 313-318.

⑥ Shashnov S, Poznyak A. S&T priorities for modernization of Russian economy [J]. Foresight-Russia, 2011, 5 (2), 48-56.

纳米产业与材料、生活系统、自然资源合理利用、运输和航空航天、能源 6 个领域 25 个重要技术子领域。2011~2013 年，俄罗斯启动面向 2030 年的第三轮技术预见，研究了全球有关组织机构的 200 余份技术预见相关材料①，采用专利文献计量、情景分析、技术路线图、全球挑战分析、水平扫描、弱信号等多种方法，识别了俄罗斯未来发展中面临的关键性问题、巨大挑战和"窗口发展机遇"，遴选出信息和通信技术、生物技术、医药和健康、新材料和纳米技术、自然资源合理利用、运输和空间系统、能效与节能 7 个领域 53 项优先发展的技术②。

"俄罗斯 2030：科学和技术预见"③结果被俄罗斯电信和大众通信部、卫生部、交通部、财政部、经济发展部、工业和贸易部、自然资源和环境部、能源部、俄罗斯联邦航天局和俄罗斯科学院认同并采纳，支撑了俄罗斯"2030 年社会经济长期发展预测"、"2020 年科技发展"和"2035 年俄罗斯能源战略"等多项规划的制定④。"俄罗斯 2030：科学和技术预见"指导了俄罗斯社会、经济、科学和技术发展战略，对俄罗斯发展产生了深远影响⑤。

1993 年，印度技术信息、预测和评估委员会（Technology Information，Forecasting and Assessment Council，TIFAC）组织实施了印度第一次技术预见（Technology Vision 2020）⑥，选择了食品和农业、农产品加工、生命科学与生物技术、医疗保健、电子通信、电信、陆路运输、水路航道、民用航空、工程工业、材料与加工、化学加工工业、电力、战略产业、先进传感器和服务 16 个领域 100 多项子领域技术，技术预见结果服务于印度政府有关部门远景规划，并在农业和渔业、农业食品加工、道路建设和运输设备、纺织品、医疗保健和教育

---

① 包括经济合作与发展组织（OECD）、欧盟（EU）、联合国（UN）、联合国工业发展组织（UNIDO）、世界银行（WB）等国际组织，英国、德国、日本、美国、中国等国家，壳牌、英国石油公司、西门子、微软等企业，兰德公司、曼彻斯特大学、韩国科技评估与规划研究院等顶尖预见机构的技术预见报告及分析材料，并且检索分析了美国、欧洲、世界知识产权组织等主要国家、地区和机构的专利数据库，WOS、SCOPUS 等国际期刊数据库等，共计 200 余份相关信息材料。

② Gokhberg L. Russia 2030：Science and Technology Foresight [R]. Ministry of Education and Science of the Russian Federation，National Research University Higher School of Economics，2016.

③ "俄罗斯 2030：科学技术预见"包括 2007 年的面向 2025 年的技术预见。

④ Gokhberg L. Russia 2030：Science and Technology Foresight [R]. Ministry of Education and Science of the Russian Federation, National Research University Higher School of Economics，2016.

⑤ President R F. Message from the President of the Russian Federation to Federal Assembly [EB/OL]. Retrieved from http://kremlin.ru/news/17118.

⑥ 印度将此类技术前瞻性预见活动称为"Technology Vision"，但其本质仍然为技术预见，本文不做详细区分，统一称为"技术预见"。

等领域与企业和研发机构合作培育了一批优势产业。

2012 年，印度技术信息、预测和评估委员会启动了新一轮技术预见（Technology Vision 2035）。本次技术预见进行大规模的专家调查，5000 余名专家参与直接调查，20 000 余名专家参与到间接调查中，选择出 12 个技术子领域[①]的196 项关键支撑技术。本次技术预见主要分为五部分：一是识别印度社会需求；二是遴选出技术子领域和关键技术（四个阶段）[②]；三是分析技术子领域实现的必要条件，强调发展基础性技术（材料、制造和信息通信技术），建设支撑性基础设施以及加大基础研究；四是分析印度技术能力和制约因素，从技术领先、技术独立、技术创新、技术应用、技术依赖、技术限制 6 个方面分析了印度技术发展能力，认为现阶段应该采用有针对性的方法来推进印度国家技术能力建设；五是分析了印度研究机构、大学、政府部门等主体在技术转型过程中应采取的行动和举措。Technology Vision 2035 技术预见绘制了教育、医学和保健、食物和农业、水、能源、环境、生活环境、交通运输、基础设施、制造业、材料、信息通信技术 12 个领域技术路线图[③]。

4. 美国国家关键技术选择

1990 年，美国总统办公厅科技政策办公室成立国家关键技术委员会，从1991 年开始向总统和国会提交双年度的《国家关键技术报告》。1992 年，美国国会命令创建关键技术研究所，由国家科学基金会主持，兰德公司管理，参与制定《国家关键技术报告》。1998 年，该研究所更名为科技政策研究所，主要任务更改为协助美国政府改进公共政策。1991～1998 年，美国共发布过四个《国家关键技术报告》，对美国科技政策的制定和科技界产生了巨大影响。《国家关键技术报告》列出了美国关键技术发展清单，为各级政府科技投入提供了指南，加强了联邦政府在科技投入方面的宏观调控作用；《国家关键技术报告》为美国企业研发投资指明了方向，加强了企业之间、企业与政府、企业与研发机构之间的合作；《国家关键技术报告》重视技术评估，对于全社会了解未来技术发展

---

① 12 个技术子领域指清洁的空气和饮用水；粮食和营养安全；全民保健和公共卫生；全天候能源；体面的居住环境；优质教育、生计和机会；安全和迅速的移动；公共安全和国家安全；文化的多样性；透明高效的政府治理；灾害和气候应对能力以及自然资源和生态保护。

② 四个阶段分为：可以广泛应用、产业化、研究、仍然处于想象阶段。

③ Technology Information，Forecasting and Assessment Council. Technology Vision 2035 [R]. New Deli，2015.

趋势，了解美国技术发展现状有重要作用。美国关键技术研究所也曾发布《国际关键技术清单》，该清单汇集美国、日本、英国、法国、德国和经济合作与发展组织 6 个国家和组织的 8 份技术预测报告，在对近年来各国技术预测方法、准则、具体技术项目进行比较分析的基础上发布，提出了面向未来 10 年的在信息和通信，环境，能源，生命健康，制造，材料，运输，金融、海啸、建筑、空间等在内的 8 个技术领域，38 个技术类别，130 个技术子列，375 个能够实现的重点技术。美国产业界为了应对国际化竞争和争取政府的研发支持等，也开展了许多"类预见"活动，预见活动的时间范围主要是未来 5～10 年，所运用的方法主要包括情景分析、德尔菲调查、技术情报、技术路线图等，专家在"类预见"活动中发挥了重要的作用。

四、未来技术预见展望

从 1970 年日本开展基于德尔菲调查方法的技术预测，到 20 世纪 90 年代初美国发布《国家关键技术报告》，越来越多的国家和企业关注技术发展趋势及其带来的战略机遇，使得技术预见取代技术预测最终成为世界潮流。进入 21 世纪以来，创新发展逐步成为世界潮流，世界主要国家和地区纷纷提出建设创新型国家，2006 年中国政府提出 2020 年进入创新型国家行列目标，美国通过《美国创新与竞争力法案》、英国发布《创新型国家白皮书》、欧盟发布《创造一个创新型欧洲》、日本发布《面向创新的日本》等，技术预见活动逐步融入科技创新政策形成过程，并且在科学决策与政策制定过程中发挥越来越重要的作用，例如日本、韩国将技术预见纳入国家科学技术基本计划制定过程。

50 年技术预见持续不断的大规模实践，在塑造未来科技、经济、社会和环境发展新格局方面成效显著，成就了一批战略家和预言家。50 年技术预见理论方法持续不断地探索与创新，丰富完善了系统化技术预见思想体系和工作体系，实现了从技术预见向科学技术预见的转变，催生了一批预见理论和方法集成创新。在新技术革命和产业变革关键历史时期，在创新全球化与区域一体化双向作用引发的全球竞争格局动态演化的关键历史时期，迫切需要强化"愿景驱动与需求拉动"共同塑造未来、创造未来的功能。科学技术预见作为构建社会发展愿景、识别科学技术需求、凝聚社会各界共识、协调创新主体行为的综合集成平台作用将会进一步加强，并将向着专业化、模块化、网络化、智能化、数字化方向发展，成为决策科学化的重要支撑力量。

1. 科学技术预见平台化发展趋势加速

创新发展政策的复杂性导致科学技术预见平台化发展趋势加速。科学技术预见平台化是指科学技术预见从服务国家科学技术发展规划和政策制定的支撑工作向服务国家创新发展规划和政策制定的综合集成平台转变的过程。创新发展规划和政策制定涉及科技、经济、社会和环境发展等方面，受到政治、法律、伦理、人口以及国际发展环境等众多因素影响，具有影响因素多、不确定性高等特点，对未来科学技术预见工作提出了更新更高的要求。未来的科学技术预见平台化发展需要将技术预见活动嵌入政策过程，重点加强五个方面的工作。一是加强国家经济、社会、环境发展与数字转型趋势分析，构建社会发展愿景，识别发展主要驱动力；二是加强全球科学技术发展趋势分析和科研数字转型趋势分析，识别国际合作伙伴，把握科学技术发展和数字转型机遇；三是加强未来科学技术课题德尔菲调查方法创新与网络建设，识别重要科学技术课题，分析相关伦理、法规和政策制约因素；四是加强技术选择方法创新与能力建设，确定优先发展科学技术课题和优先发展科学技术子领域，支撑科技发展规划和政策制定；五是加强科学技术发展动态监测能力建设，识别优先发展科学技术课题和子领域发展存在的重大问题，支撑科技创新资源配置与学科布局动态调整。

2. 科学技术预见模块化发展趋势加速

科学技术预见平台化发展导致科学技术预见活动目标多元化、问题复杂化、知识专业化、主体多样化，加速了科学技术预见活动模块化发展趋势。未来的科学技术预见平台主要包括四个模块。一是世界科技趋势模块，致力于综合集成全球科学家专业知识，分析世界科学技术发展趋势，识别科学技术发展机遇，选择国际科技合作伙伴；二是社会发展愿景模块，致力于综合集成已有情报资源和理论方法，研究全球政治经济竞争格局演进及其主要驱动力，分析国家经济、社会、环境发展趋势，整合利益相关者的创造力、专业能力和沟通能力，有效参与构建社会发展愿景，识别社会发展愿景驱动力；三是科学技术选择模块，致力于动员创新主体参与未来科学技术课题大规模德尔菲调查，分析相关伦理、法规和政策制约因素，确定优先发展科学技术课题和优先发展科学技术子领域；四是创新发展政策模块，致力于分析优先发展科学技术课题和子领域对经济、社会、环境发展的影响，动员创新主体进行科学技术和创新发展政策实验，定期评估国家（区域）创新发展水平和能力，支撑科技创新资源配置战略调整与动态优化。

3. 科学技术预见数字化转型趋势加速

科学技术预见平台化发展导致科学技术预见系统利益相关者数量和相关数据量呈几何级数增长，科学技术预见数字化转型趋势明显并呈加速演化态势。未来的科学技术预见数字化转型趋势主要体现在五个方面。一是科学技术预见工作平台数字化，统领科学技术预见各个模块的数字化。建立数字化、网络化、智能化平台工作机制和大数据中心，扩大政产学研等创新主体有效参与技术预见活动范围，提升数据获取和处理以及分析结果可视化的智能化水平。二是全球发展趋势分析评价系统的数字化。建立全球政治、经济、社会、环境发展大趋势信息获取与处理数字化模拟系统，提高大趋势及其驱动力数字化分析能力。三是国家社会发展愿景分析系统的数字化。建立国家经济、社会、环境发展趋势信息获取与处理数字化模拟系统，有效整合不同创新主体和利益相关者的创造力、专业能力和沟通能力，推动创新主体就社会发展愿景进行多视角沟通并达成共识。四是科学技术选择的数字化。建立优先发展科学技术课题和优先发展科学技术子领域选择辅助系统，支持利益相关者在线研讨，精准识别创新主体的创造力、专业能力和沟通能力，动态遴选优先发展科学技术课题并提供合法合规判断。五是创新发展政策模拟系统的数字化。建立创新发展数字化政策模拟系统和政策实验室，迭代支撑科技创新资源配置战略调整与动态优化。

目 录
CONTENTS

加强技术预见研究　提升科技创新能力（总序） ……………………………… i

前言 ……………………………………………………………………………… iii

技术预见历史回顾与展望（引言） …………………………………………… v

第一章　中国生命健康 2035 技术预见研究简介 …………………………… 1

　　第一节　技术预见方法设计 ……………………………………………… 1

　　第二节　成立技术预见专家组 …………………………………………… 3

　　第三节　技术预见子领域划分 …………………………………………… 4

　　第四节　提出技术课题备选清单 ………………………………………… 5

　　第五节　德尔菲调查 ……………………………………………………… 5

　　第六节　专家会议 ………………………………………………………… 10

第二章　德尔菲调查结果综合分析 ………………………………………… 12

　　第一节　德尔菲调查概述 ………………………………………………… 12

　　第二节　德尔菲调查统计方法 …………………………………………… 13

　　第三节　生命健康领域最重要技术课题 ………………………………… 18

　　第四节　技术课题的预计实现时间 ……………………………………… 28

　　第五节　中国生命健康技术研究开发水平 ……………………………… 31

　　第六节　技术课题的目前领先国家和地区 ……………………………… 35

　　第七节　技术课题的实现可能性 ………………………………………… 44

第八节　技术发展的制约因素 …………………………………… 57

第三章　生命健康领域技术发展趋势 …………………………… **71**

第一节　生命健康领域技术发展趋势概述 ……………………… 71

第二节　慢性非传染性疾病子领域发展趋势 …………………… 76

第三节　传染性疾病子领域发展趋势 …………………………… 83

第四节　创新药物研发子领域发展趋势 ………………………… 88

第五节　再生医学子领域发展趋势 ……………………………… 94

第六节　生殖健康子领域发展趋势 ……………………………… 100

第七节　精神健康子领域发展趋势 ……………………………… 104

第八节　生命科学与医疗健康设备子领域发展趋势 …………… 109

第九节　营养与食品安全保障子领域发展趋势 ………………… 115

第十节　卫生应急子领域发展趋势 ……………………………… 121

第十一节　环境与健康子领域发展趋势 ………………………… 129

第十二节　人工智能与智慧医疗子领域发展趋势 ……………… 137

第十三节　生物安全子领域发展趋势 …………………………… 143

第四章　生命健康领域关键技术展望 …………………………… **150**

第一节　动态生物过程的临界预测方法和理论展望 …………… 150

第二节　以病原组大数据为核心的传染病人工智能监测预警
　　　　技术展望 ………………………………………………… 154

第三节　传染病广谱预防与治疗技术展望 ……………………… 162

第四节　基于大数据和人工智能的精准药物设计技术展望 …… 168

第五节　新型抗菌药物研发及其技术展望 ……………………… 173

第六节　体外自体器官制造技术展望 …………………………… 181

第七节　通过干细胞和药物延缓机体衰老，治疗 PD/AD 等
　　　　老年神经退行性疾病的方法展望 ……………………… 188

第八节　再生医学在治疗肝衰竭、肝硬化、心衰等严重影响
　　　　国民健康的慢性病中的应用展望 ……………………… 194

第九节　胎儿先天缺陷的监测及干预技术展望 ………………… 203

第十节　快速起效的抗抑郁药物的研发展望 …………………………… 212

第十一节　基于跨学科技术的精神疾病预测和诊断技术展望 ……… 218

第十二节　面向生命健康领域的脑机接口技术展望 ………………… 228

第十三节　智能化/超高场医学磁共振影像技术展望 ……………… 234

第十四节　生物三维电子显微成像技术展望 ………………………… 241

第十五节　"营养天网"系统应用展望 ……………………………… 256

第十六节　基于人工智能和多网整合技术的卫生应急管理决策
　　　　　体系展望 …………………………………………………… 268

第十七节　环境健康危害的识别、风险评估及干预控制技术展望 … 273

第十八节　具有边缘计算能力的医疗设备物联网接入终端
　　　　　应用展望 …………………………………………………… 281

第十九节　面向未来医学的智能决策支持系统应用展望 …………… 288

第二十节　针对合成生物威胁因子的相关侦测技术展望 …………… 296

附录 ………………………………………………………………………… 303

附录 1　"支撑创新驱动转型关键领域技术预见与发展战略研究"
　　　　生命健康领域第二轮德尔菲调查问卷 …………………… 303

附录 2　德尔菲调查回函专家名单 …………………………………… 332

第一章
中国生命健康
2035 技术预见研究简介

新时代"中国未来 20 年技术预见研究"是"支撑创新驱动转型关键领域技术预见与发展战略研究"项目的成果之一，是继 2003 年中国科学院成功组织"中国未来20年技术预见研究"项目后，再次根据新时代国家重大科技战略需求启动的重大研究项目。

中国生命健康2035技术预见是新时代"中国未来20年技术预见研究"的重要组成部分。由中国科学院科技战略咨询研究院书记穆荣平研究员担任研究组组长，由中国疾病预防控制中心主任高福院士担任专家组组长，邀请国内著名专家担任领域专家组成员。

生命健康领域技术预见着眼于未来生命健康领域技术发展趋势，旨在提出未来生命健康领域符合国家战略需求的技术清单，即结合经济、社会和国家安全需求，遴选出 2035 年前重要的技术领域和关键技术。研究成果将提供给国家发展和改革委员会、科学技术部、中国科学院、国家自然科学基金委员会等部门参考，为制定新一轮国家中长期科技发展规划（2021—2035 年）和推动创新驱动转型提供重要的战略支撑。

第一节 技术预见方法设计

技术预见常用的方法包括德尔菲法、情景分析法、相关树法、趋势外推法、技术投资组合法、专利分析、文献计量和交叉影响矩阵法等（中国未来 20 年技术预见研究组，2006）。本次技术预见聚焦于生命健康领域，结合生命健康领域发展的战略需求，对未来社会的发展情景进行构建，以勾勒出 2035 年生命健康领域技术发展的可能需求。通过多轮会议研讨，在广泛听取技术专家的意见和建议的基础上，划分出子领域，筛选出生命健康领域的重要技术课题。再开展大规模德尔菲调查，以集成专家的集体智慧，确定生命健康领域的关键技术课题。最后，针对调查所得到的成果，组织专家组成员进行专题研讨，依据关键技术课题的选择原则，分析并遴选出 2035 年前生命健康领域最重要的技术子领域和关键技术。技术预见流程如图 1-1-1 所示。

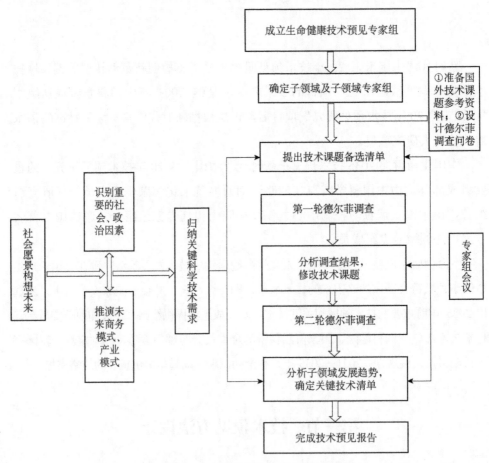

图 1-1-1　生命健康领域技术预见流程图

本次技术预见延续"中国未来 20 年技术预见研究"技术课题的产生方法，综合采用情景分析法和专家提名法确定技术课题。具体过程如下：第一步，研究组面向 2035 年提出未来中国创新发展的愿景。在中国创新发展阶段定位与国内外相关研究的基础上，结合全球竞争格局重构与中国创新发展战略研究的相关成果，从全球化、工业化、城市化、智能化、绿色化、健康化等发展趋势出发，构建 2035 年中国创新发展愿景。在 2035 年中国创新发展愿景分析基础上，提出实现 2035 年全球化、工业化、城市化、智能化、绿色化、健康化等发展目标需要解决的重大技术问题。第二步，为提高课题准确性，防止遗漏国际前沿问题，研究组翻译和学习了韩国第四次和第五次、日本第九次和第十次技术预见及英国第三次技术预见等相关材料，供专家和研究组参考。第三步，结合当前中国生命健康领域技术的发展水平，在考虑未来战略发展需求的基础上，各子领域专家经讨论提出了初步的技术课题清单。第四步，研究组汇总各子领域课题清单，经与子领域专家沟通，删除不符合选择原则的技术课题，合并重复的技术课题。第五步，召开专家组会议，对技术课题清单进行审核，讨论并确定第一轮德尔菲调查备选技术课题清单，随后进行第一轮大规模德尔菲问卷调查。第六步，汇总整理第一轮德尔菲调查中获得的大量专家意见，交由专家组在会议上进行讨论，确定需要修订的技术课题清单，会后最终形成第二轮德尔菲调查的备选技术课题清单，进行第二轮大规模德尔菲问卷调查，并汇总最终结果。

第二节　成立技术预见专家组

生命健康技术预见专家组主要负责技术课题的筛选、修改和审定，并为问卷设计等提供咨询和建议。专家组组长首先应当具备极高的专业知识，能够把握生命健康领域技术发展趋势；其次，应当熟悉技术预见方法，准确把控技术预见过程；最后，最重要的是要具有高度的责任感与使命感，能够从国家未来战略角度出发，客观公正地选择对未来发展至关重要的生命健康技术。依据以上原则，新时代"中国未来 20 年技术预见"研究组组长穆荣平研究员聘请中国疾病预防控制中心主任高福院士担任中国生命健康 2035 技术预见专家组组长。

一般来说，领域专家组成员应当由来自政府、企业、高校及研究机构的知名专家构成。本次技术预见着重从以下几个方面选择专家组成员：

（1）专家组成员必须是各个子领域中的知名专家，必须在工作中努力保证公平公正，具有责任感和使命感。

（2）专家组成员整体应当有合理的知识结构。

（3）专家组成员应当熟悉或了解技术预见。

（4）专家组成员必须保证全程参与。

依据以上原则经过与专家组组长商定，最终确定了"中国生命健康 2035 技术预见"专家组的成员。

第三节 技术预见子领域划分

在技术预见中，子领域的划分对后续工作的开展至关重要，必须遵循科学合理的原则。本次生命健康子领域划分主要考虑以下几个方面。

（1）强调学科属性，尽可能涵盖所有重点领域。

（2）相近的技术方向合并到同一子领域，同时尽可能避免不同子领域间的交叉重复。

（3）关注热点领域，充分考虑未来学科融合的趋势。

参考以往生命健康领域技术预见的子领域划分经验及国外相关成果，经过专家组成员的讨论，最终确定将生命健康领域划分为 12 个子领域：慢性非传染性疾病、传染性疾病、创新药物研发、再生医学、生殖健康、精神健康、生命科学与医疗健康设备、营养与食品安全保障、卫生应急、环境与健康、人工智能与智慧医疗和生物安全。在此基础上，成立子领域专家组。

第四节　提出技术课题备选清单

技术课题的遴选必须坚持全面、客观、公开、公正的原则（中国未来 20 年技术预见研究组，2006）。以往经验表明，备选技术课题的描述会影响调查结果的准确性。因此，备选的技术课题必须遵循以下原则（穆荣平和任中保，2006）。

（1）唯一性。技术课题必须严格按照原理阐明、开发成功、实际应用和广泛应用 4 个阶段描述，不允许一个技术课题同时处于多个发展阶段。

（2）前瞻性。技术课题应是在远期未来（10～20 年）最重要的，并且能够解决未来经济社会发展所面临的关键问题。

（3）战略性。战略性体现了技术在未来的重要程度。技术课题的选择应优先着眼于未来能够产生最大经济效益和社会效益的战略研究领域与通用新技术。

（4）可行性。技术课题除了要考虑技术上是否可行（技术可能性）外，还应具备商业价值（商业可行性），且不能忽视对社会的影响（社会可行性）。

（5）一致性。技术课题的遴选要尽可能保持在同一层次上。

（6）完备性。遴选技术课题时要尽可能保证重大技术课题无遗漏，同时避免不同领域间的重复。

第五节　德尔菲调查

一、德尔菲调查问卷

德尔菲调查问卷的设计必须坚持"全面、简洁、客观、可行、一致"的原则（穆荣平等，2006）。本次技术预见项目沿用"中国未来20年技术预见研究"项目调查问卷格式（略有改动，表 1-5-1），设置了 11 个栏，旨在通过调查问卷的方式来获取专家对备选技术课题的六大判断：未来技术实现时间、未来技术的重要性、未来技术的领先国家、未来技术的可能性、未来技术的影响因素、未来技术优先发展领域。

表 1-5-1 "中国生命健康 2035 技术预见研究" 德尔菲调查样卷

技术子领域	技术课题编号	技术课题名称	您对该课题的熟悉程度（仅选择一项）				在中国①预计实现时间（仅选择一项）						对促进经济增长的重要程度	对提高生活质量的重要程度	对保障国家安全的重要程度	当前中国的研究开发水平（仅选择一项）			技术水平领先国家（地区）（可做多项选择）							当前制约该技术课题发展的因素（可做多项选择）						
			很熟悉	熟悉	一般熟悉	不熟悉	2020年前	2021~2025年	2026~2030年	2031~2035年	2035年以后	无法预见				国际领先	接近国际领先水平②	落后国际水平	美国	日本	德国	英国	法国	中国	其他	技术可能性	商业可行性	法规、政策和标准	人力资源	研究开发投入	基础设施	社会伦理
			√					√					C	C	A			√	√										√	√		

① 不包括台湾省、香港特别行政区和澳门特别行政区，下同。

② 这里"国际水平"是指国际先进水平，下同。

调查问卷有 8 个需要被调查专家回答的问题，具体如下：

（1）您对该课题的熟悉程度：A.很熟悉；B.熟悉；C.一般；D.不熟悉

（2）在中国预计实现时间：A.2020 年前；B.2021 至 2025 年；C.2026 至 2030 年；D.2031 至 2035 年；E.2035 年以后；F.无法预见

（3）对促进经济增长的重要程度：A.很重要；B.重要；C.一般；D.不重要

（4）对提高生活质量的重要程度：A.很重要；B.重要；C.一般；D.不重要

（5）对保障国家安全的重要程度：A.很重要；B.重要；C.一般；D.不重要

（6）当前中国的研究开发水平：A.国际领先；B.接近国际水平；C.落后国际水平

（7）技术水平领先国家（地区）（可做多项选择）：A.美国；B.日本；C.德国；D.英国；E.法国；F.中国；G.其他（请填写）

（8）当前制约该技术课题发展的因素（可做多项选择）：A.技术可能性；B.商业可行性；C.法规、政策和标准；D.人力资源；E.研究开发投入；F.基础设施；G.社会伦理

两轮德尔菲调查均主要采用在线问卷的形式开展。最终的调查取得满意的结果，第一轮、第二轮德尔菲问卷回收率分别达到 39.9% 和 40.8%。

二、德尔菲调查专家筛选

被调查专家在很大程度上影响着德尔菲法调查的结果。生命健康领域技术预见项目吸取以往技术预见的经验，在专家筛选上严格把关。

首先，被调查的专家数量必须达到一定规模。专家群体的规模太小，采集的数据无法反映真实的技术发展情况；规模太大，不便操作。本次生命健康技术预见对 1219 名专家进行问卷收集，为调查结果提供了有效的保障。

其次，被调查专家的组成结构要全面。专家筛选的机构要尽可能涵盖政府、企业、高校和科研院所等，以保证调查的全面性。我国研发力量主要分布在大学和科研院所中（袁志彬和任中保，2006），他们对当前技术的发展状况及趋势有更加深入的了解。考虑到这种情况，参与本次技术预见的调查专家来自高校和科研院所的人数相较于政府和企业来说更多。

最后，被调查专家必须具备权威性。专家的权威性是保证调查结果质量的先决条件。本次技术预见所邀请的专家均在相关领域具有高级职称。

依据以上原则，本次技术预见项目采用"专家推荐制"来确定德尔菲调查专家。具体来说，首先由专家组和子领域专家组成员推荐一批专家，然后由这些专家滚动推荐。研究组核查被推荐的专家名单，剔除不合格人选，最终形成德尔菲调查专家库。

三、第一轮德尔菲调查

经典德尔菲调查一般需要经过四轮，直至调查结果趋于一致。但在实际操作中由于成本、周期等问题，调查过程往往会根据具体情况进行修改。本次技术预见调查规模大、涉及范围广、课题数量多，难以采用四轮调查的方法。因此，本次技术预见在实际操作过程中对传统技术预见程序进行合理修改，将部分操作步骤合并，并加以多轮专家审核以保证最后预见结果的可信度。

第一轮德尔菲调查涉及 12 个子领域 158 项技术课题，发放问卷 1219 份，回收有效问卷 486 份。参与作答的专家来自高等院校、科研院所、政府部门、企业和其他的比例分别为 36.9%、37.1%、4.3%、6.3% 和 15.3%（图 1-5-1）。在回收的问卷中，对技术课题"很熟悉"和"熟悉"的专家占回函专家总数的 24.1%，"不熟悉"的专家占 65.4%，平均每个技术课题有效作答人数为 121 人，第一轮德尔菲法调查的结果是客观的（图 1-5-2）。

第一轮德尔菲调查结束后，研究组共收到 135 位专家提出的各种意见和建议。按照子领域整理、分析和汇总后，参与调查专家的意见被及时反馈给专家组。针对这些建议，专家组经过讨论，对原有技术课题做出一定程度上的修正，删减、合并了部分技术课题，并修改了部分技术课题的描述。

总体来看，第一轮德尔菲调查受到广大专家的肯定。专家提出的意见主要针对技术课题的描述，对所选技术本身的质疑声很小。从这个角度上看，本轮调查的结果是可信的。

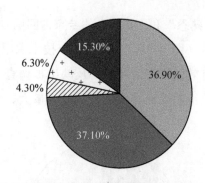

图 1-5-1　第一轮德尔菲调查专家构成情况

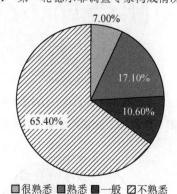

图 1-5-2　第一轮德尔菲调查专家熟悉程度分布

四、第二轮德尔菲调查

第二轮德尔菲调查在第一轮调查修订的基础上进行。参考第一轮调查结果和"中国生命健康 2035 技术预见"专家组的意见，本轮调查增加了 3 项技术课题，即慢性非传染性疾病子领域的"治疗免疫性疾病的新技术"，人工智能与智慧医疗子领域的"面向未来医学的智能决策支持系统"和"适合中国人的中西医结合的权威医学知识库"。还将创新药物研发子领域的"化学药物与生物药组合药物研发技术"技术课题改为了"细胞治疗技术和细胞药物"和"糖类药物及其相关研发技术" 2 项技术课题。

第二轮德尔菲调查涉及 12 个子领域 162 项技术课题，发放问卷 1206 份，回收问卷 492 份。参与作答的专家来自高等院校、科研院所、政府部门、企业和其他的比例分别为 43.7%、32.5%、4.1%、4.5% 和 15.2%（图 1-5-3）。在回收的问卷中，对技术课题"很熟悉"和"熟悉"的专家占回函专家总数的 20.8%，"不熟悉"的专家占 69.1%（图 1-5-4），平均每个技术课题有效回答人数为 126.8 人，相对第一轮而言有效回答有所增加，反映出被调查专家的答题认真程度增加。总体看来，第二轮德尔菲调查所得数据样本量大、可信度高，取得了满意的效果。

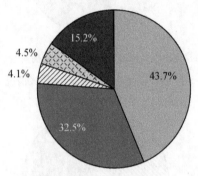

图 1-5-3   第二轮德尔菲调查专家构成情况

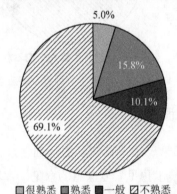

图 1-5-4   第二轮德尔菲调查专家熟悉程度分布

第六节 专 家 会 议

在两轮德尔菲调查结束后，研究组将技术预见调查结果向专家组汇报，并组织召开专家会议对调查结果进行深入分析。专家组结合国家重大战略需求，讨论后筛选出面向 2035 年最重要的 20 项关键技术，即慢性病①发生发展的预测技术，病原组大数据为核心的传染病人工智能监测预警技术，传染病广谱预防技术与治疗药物开发，基于大数据和人工智能的精准药物设计技术，新型抗菌药物研发及其技术，体外自体器官制造技术，通过干细胞和药物延缓机体衰老、治疗帕金森病（PD）/阿尔茨海默病（AD）等老年神经退行性疾病的方法，再生医学在治疗肝衰竭、肝硬化、心衰等严重影响国民健康的慢性病中的应用，胎儿先天缺陷的监测及干预技术，快速起效的抗抑郁药物的研发，基于跨学科技术的精神疾病预测和诊断技术，面向生命健康的脑机接口技术，智能化/超高场医学磁共振影像技术，生物三维电子显微成像技术，"营养天网"系统应用，基于人工智能和多网整合技术的卫生应急管理决策体系，环境健康危害的识别及干预控制技术，具有边缘计算能力的医疗设备物联网接入终端的应用，面向未来医学的智能决策支持系统的应用，针对合成生物威胁因子的相关侦测技术。根据专家会议达成的一致意见，研究组邀请子领域专家撰写各子领域未来发展趋势，由专家组推荐合适人选撰写 20 项关键技术的展望。

本书汇总了德尔菲调查结果、12 个子领域发展趋势及 20 项关键技术的展望，以期对未来制定生命健康领域的发展规划提供战略性支持。

参 考 文 献

穆荣平，任中保，袁思达，等. 2006. 中国未来 20 年技术预见德尔菲调查方法研究 [J]. 科研管理，（1）: 1-7.

穆荣平，任中保. 2006. 技术预见德尔菲调查中技术课题选择研究 [J]. 科学学与科学技术管理，（3）: 22-27.

袁志彬，任中保. 2006. 德尔菲法在技术预见中的应用与思考 [J]. 科技管理研究，（10）: 217-219.

中国未来 20 年技术预见研究组. 2006. 中国未来 20 年技术预见 [M]. 北京：科学出版社.

---

① 慢性非传染性疾病简称慢性病。

第二章
德尔菲调查结果综合分析

第一节 德尔菲调查概述

"支撑创新驱动转型关键领域技术预见与发展战略研究"之"生命健康领域"参考日本第十次技术预见活动的分类方法，结合"中国生命健康技术预见专家组"的意见，进行子领域的分类，并在第一轮调查后根据专家的意见做了适当调整。

回函专家构成情况如图 2-1-1 所示。总体来说，回函专家主要分布在高等院校和科研院所，来自政府部门和企业的专家相对较少。

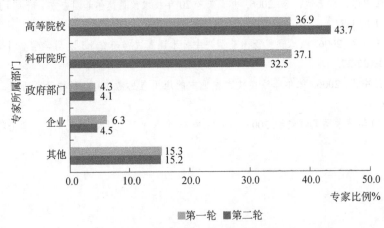

图 2-1-1　生命健康领域德尔菲调查回函专家构成情况

德尔菲调查回函专家的专业背景对于调查结果有重要影响，因此德尔菲调查表中特别区分了专家对技术课题的熟悉程度。从调查结果看，第一轮德尔菲调查中，对技术课题"很熟悉"和"熟悉"的专家分别占回函专家总数的 7.0% 和 17.1%，"一般"和"不熟悉"的专家分别占 10.6%和 65.4%。第二轮德尔菲调查中，对技术课题"很熟悉"和"熟悉"的专家分别占回函专家总数的 5.0% 和 15.8%，"一般"和"不熟悉"的专家分别占 10.1%和 69.1%（图 2-1-2）。

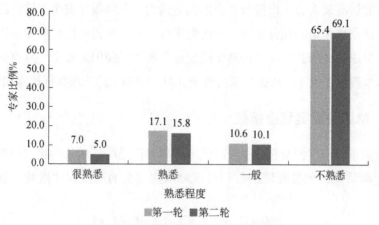

图 2-1-2　德尔菲调查回函专家熟悉情况

第二节　德尔菲调查统计方法

本研究中德尔菲调查有两个基本假设。基本假设 1："很熟悉"技术课题的专家对技术课题重要程度的判断要比"熟悉"技术课题的专家的判断更优，"不熟悉"技术课题的专家的判断可以忽略不计。基本假设 2："促进经济增长"、"提高生活质量"和"保障国家安全"对判定技术课题的重要程度具有同等重要性。

基本假设 1 是由技术的专有属性决定的。技术的专有属性决定了对技术重要程度的判断在很大程度上依赖专家的专业知识水平。长期从事某项技术课题研究开发的高水平专家对该技术课题的重要程度、目前领先国家和地区、国内研究开发水平、实现可能性、制约因素和预计实现时间等问题的判断显然比"一般熟悉"该技术课题的专家的判断要可靠。相应地，一个对技术课题根本"不熟悉"的专家对该技术未来的发展趋势的判断是很难令人信服的。因此，在处理德尔菲调查问卷中"很熟悉"、"熟悉"、"一般"和"不熟悉"四类专家的判断时，分别赋予权重 4、2、1 和 0，用加权回函专家人数取代实际回函专家人数，统计对某一问题的认同度，使判断更趋向于熟悉技术课题的专家的判断。

从"促进经济增长"、"提高生活质量"和"保障国家安全"三者之间关系来看，经济增长能够为提高生活质量和保障国家安全奠定重要的物质基础；提高生活质量能够凝聚人心，增强全社会的创造活力；保障国家安全能够为经济发展和人民生活创造和谐的社会氛围，从而促进经济增长和提高生活质量。因此，可以认为"促进经济增长"、"提高生活质量"和"保障国家安全"具有同等重要地位，基本假设 2 成立；在德尔菲问卷统计时，明确上述三项指标权重相等。

一、单因素重要程度指数

单因素重要程度指数包括 3 项：技术课题对促进经济增长的重要程度指数、对提高生活质量的重要程度指数和对保障国家安全的重要程度指数。其计算公式如下：

$$I = \frac{I_1 \times T_1 \times 4 + I_2 \times T_2 \times 2 + I_3 \times T_3 \times 1}{T_1 \times 4 + T_2 \times 2 + T_3 \times 1}$$

其中，$I_i = \dfrac{N_{i1} \times 100 + N_{i2} \times 50 + N_{i3} \times 25 + N_{i4} \times 0}{N_{i1} + N_{i2} + N_{i3} + N_{i4}}$ $i = 1, 2, 3, 4$

I_1, I_2, I_3, I_4 分别代表根据"很熟悉"、"熟悉"、"一般"和"不熟悉"专家作答情况，计算得出的课题重要度指数。当所有专家都认为该课题的重要性为"很重要"时其指数为 100，当所有专家都认为"不重要"时其指数为 0。当所有专家都认为该技术课题重要时，该指数为 50；当所有专家都认为"一般"时，其指数为 25。$N_{i1}, N_{i2}, N_{i3}, N_{i4}$ 分别代表某种熟悉程度的专家中选择课题"很重要"、"重要"、"一般"和"不重要"的作答数。T_i 代表第 i 熟悉程度的作答人数（表 2-2-1）。

表 2-2-1　重要程度和熟悉程度交叉变量的定义

重要程度 / 熟悉程度	很重要	重要	一般	不重要	总计
很熟悉	N_{11}	N_{12}	N_{13}	N_{14}	T_1
熟悉	N_{21}	N_{22}	N_{23}	N_{24}	T_2
一般	N_{31}	N_{32}	N_{33}	N_{34}	T_3
不熟悉	N_{41}	N_{42}	N_{43}	N_{44}	T_4

二、三因素重要程度综合指数

在德尔菲调查结果的统计分析过程中，除了分别计算技术课题对促进经济增长的重要程度指数、对提高生活质量的重要程度指数和对保障国家安全的重要程度指数外，还需要综合考虑促进经济增长、提高生活质量和保障国家安全 3 个指标，以确定技术课题的综合重要程度指数。为此，需要找出合理的三因素综合重要程度指数的计算方法，以确定优先发展技术课题。从遴选优先发展技术课题出发，本研究提出在计算三因素综合重要程度指数的时候需要"适度强调拔尖"，即充分考虑对某一因素（如促进经济增长、提高生活质量和保障国家安全）的重要程度指数的边际贡献率呈非线性递增趋势，以便选择单项指标突出而不是各项指标平均的技术课题。值得指出的是，三因素综合重要程度计算方法的选择必须充分考虑本研究的假设，即"很熟悉"、"熟悉"、"一般熟悉"和"不熟悉" 4 类专家判断的权重为 4、2、1 和 0，促进经济增长、提高生活质量和保障国家安全 3 个指标权重相等。

线性加权和法、逼近理想解排序法（简称 TOPSIS 法）和平方和加权法是解决类似多目标决策问题常用的计算方法。三因素综合重要程度计算属于典型的多目标决策问题，因此选择三因素综合重要程度指数的计算方法时，重点考察了上述 3 种方法。

线性加权和法比较直观，容易理解和接受，但必须满足 3 个基本假设条件：①指标之间必须具有完全可补偿性；②指标之间价值相互独立；③单项指标边际价值是线性的。因此，采用线性加权和法，不能够满足"单因素重要程度指数的边际贡献率呈非线性递增"的要求，因而不适合本研究。

TOPSIS 法是根据技术课题到正负理想点的距离来判定技术课题的优劣，体现了存在最优方向的思想。最优方向为负理想点到正理想点的连线方向。具体计算时，首先，将单因素指数进行向量规范化处理；其次，在属性空间中确定正负理想点；最后，计算技术课题与正理想点之间的距离 D_n'，与负理想点之间的距离 D_n''，则技术课题综合评价指数（I_n）为

$$I_n = \frac{D_n''}{D_n' + D_n''}$$

由于 TOPSIS 法较多地强调样本不同维度指标之间的均衡，所以它不适用于

解决本研究所面临的问题。

平方和加权法与线性加权和法相比，一定程度上突出了单项指标作用显著的技术课题。具体计算时，需要在属性空间中确定由单因素指数最小值构成的负理想点，然后分别计算每项技术课题由三项指标确定的空间点到负理想点之间的距离，并根据距离对技术课题进行排序，与负理想点之间的距离越大，其重要程度的排名越靠前。

基于对上述 3 种方法的分析，本研究决定采用平方和加权法计算技术课题的综合重要程度指数。它满足了本研究提出的"单因素重要程度指数的边际贡献率呈非线性递增"的要求，计算公式如下：

$$I_{综合} = \sqrt{I_{增}^2 + I_{质}^2 + I_{安}^2}$$

式中，$I_{增}$，$I_{质}$，$I_{安}$ 分别代表三项单因素重要程度指数，即对促进经济增长的重要程度指数、对提高生活质量的重要程度指数和对保障国家安全的重要程度指数。

三、技术课题的预计实现时间

中位数法是国内外德尔菲调查计算预计实现时间的最常用方法。本研究也采用该方法计算某一技术课题的预计实现时间。在德尔菲调查问卷中，"在中国预计实现时间"调查栏目设置了 6 个选项：A.2020 年前；B.2021~2025 年；C.2026~2030 年；D.2031~2035 年；E.2035 年以后；F.无法预见。

在采用中位数法计算每个技术课题的预计实现时间过程中，先将各位专家的预测结果在时间轴上按先后顺序排列，并将考虑专家熟悉程度的加权专家人数分为四等分，则：中分值点的预测结果称为中位数（M），表示专家中有一半人（加权专家人数）预测实现的时间早于它，而另一半人预测的时间晚于它；先于中分点的四分点为下四分点（Q_1）；后于中分点的四分点为上四分点（Q_2）；技术课题预计实现时间 $T_i = M$ （图 2-2-1）。

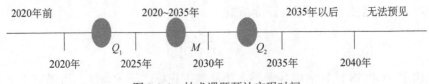

图 2-2-1　技术课题预计实现时间

四、技术课题的实现可能性指数

技术课题的实现可能性主要取决于该技术课题自身的技术推动力（技术可能性）和市场拉动力（商业可行性）。为此，我们把技术课题的实现可能性指数定义为技术可能性指数和商业可行性指数的乘积。如果用 T_i 和 B_i 分别表示技术课题编号为 i 的技术课题受技术可能性和商业可行性制约的专家认同度，那么技术课题 i 的实现可能性指数 R_i 就可以表示为 $R_i = (1 - T_i)(1 - B_i)$，其中 i=（1，2，3，…，n），表示技术课题编号。

五、技术课题的我国目前研究开发水平指数

由于回函专家对技术课题中我国"领先"的认同度普遍很低，可以将"国际领先"认同度和"接近国际水平"认同度简化处理为技术课题的我国目前研究开发水平指数，即用回函专家对技术课题"国际领先"和"接近国际水平"的认同度，来表征我国研究开发水平。技术课题的我国目前研究开发水平指数定义如下：

$$RI = \frac{R_{LX} + 0.5R_{JJ}}{R_{LX} + R_{JJ} + R_{LH}}$$

式中：RI 为技术课题的我国目前研究开发水平指数；R_{LX} 为"国际领先"选项专家选择人数；R_{JJ} 为"接近国际水平"选项专家选择人数；R_{LH} 为"落后国际水平"选项专家选择人数。

技术课题的研究开发水平指数越高，说明该技术课题我国目前的研究开发水平越高；反之，我国目前研究开发水平指数越低，说明我国目前的研究开发水平也就越低。

六、专家认同度

专家认同度是指回函专家选择某选项的人数（考虑专家熟悉程度影响的加权人数）占回函专家总数（考虑专家熟悉程度影响的加权人数）的比例。具体计算公式如下：

$$I = \frac{Q_{i1} \times 4 + Q_{i2} \times 2 + Q_{i3} \times 1 + Q_{i4} \times 0}{E_1 \times 4 + E_2 \times 2 + E_3 \times 1 + E_4 \times 0}$$

式中：I 表示专家认同度；Q_{i1}、Q_{i2}、Q_{i3} 和 Q_{i4} 分别表示选择"i"选项"很熟

悉"、"熟悉"、"一般"和"不熟悉"的专家人数；E_1、E_2、E_3和E_4分别表示回函专家中"很熟悉"、"熟悉"、"一般"和"不熟悉"的专家人数。

第三节　生命健康领域最重要技术课题

为了确定有关技术课题的重要程度，本研究在德尔菲调查问卷设计过程中，提出了"促进经济增长"、"提高生活质量"和"保障国家安全" 3 个判据。并且在分别判断技术课题重要程度的基础上，用三因素综合重要程度指数计算方法将技术课题"促进经济增长"、"提高生活质量"和"保障国家安全"的重要程度加以综合，得到技术课题的综合重要程度排序。利用单因素重要程度指数和三因素综合重要程度指数计算方法对第二轮德尔菲调查数据进行分析，分别选出对"促进经济增长"、"提高生活质量"和"保障国家安全"最重要的 20 项技术课题和综合考虑上述 3 项指标的最重要的 20 项技术课题。

一、对"促进经济增长"最重要的 20 项技术课题

根据技术课题"对促进经济增长的重要程度"，遴选出未来对"促进经济增长"最重要的 20 项技术课题，其中以"智能化/超高场医学磁共振影像技术得到广泛应用"最为重要，其他依次是"基于大数据和人工智能的精准药物设计技术开发成功"、"新策略抗菌药物研发技术开发成功"、"用于治疗 PD/AD 等神经退行性疾病的干细胞技术得到实际应用"、"生物三维电子显微成像技术得到广泛应用"、"基于干细胞诱导、三维培养和增材制造①等技术的体外自体器官制造技术开发成功"、"糖类药物及其相关研发技术得到广泛应用"、"贴近临床的药物筛选和评价关键技术得到广泛应用"、"高效特异性抗体的人工设计、合成及制备技术得到实际应用"、"慢性病发生发展的预测技术得到实际应用"、"通过干细胞或药物延缓机体衰老的方法开发成功，有效减少衰老相关疾病的发生"、"基于新型生物标志物的重大疾病治疗药物研发技术

---

① 增材制造，在国内又称 3D 打印。

得到实际应用”、"基于大数据的中药和民族药研发技术得到实际应用"、
"再生医学在治疗肝衰竭、肝硬化、心衰等严重影响国民健康的慢性病中得到
实际应用"、"非电离辐射类分子影像技术在临床转化中得到实际应用"、
"细胞治疗技术和细胞药物得到广泛应用"、"人造细胞技术在生命健康领域
得到实际应用"、"医学影像大数据和云计算平台得到广泛应用"、"智能化
工程技术在实现复杂生理功能再生中得到广泛应用"和"根据阿尔茨海默病发
病前的生物标记物，制定延缓疾病进程的先期治疗方案的技术得到实际应用"
（表 2-3-1）。

表 2-3-1　生命健康领域对"促进经济增长"最重要的 20 项技术课题

排名	技术课题名称	子领域	预计实现年份	实现可能性指数*	目前领先国家和地区		制约因素	
					第一	第二	第一	第二
1	智能化/超高场医学磁共振影像技术得到广泛应用	生命科学与医疗健康设备	2025	0.45	美国	德国	研究开发投入	人力资源
2	基于大数据和人工智能的精准药物设计技术开发成功	创新药物研发	2027	0.32	美国	日本	研究开发投入	基础设施
3	新策略抗菌药物研发技术开发成功	创新药物研发	2026	0.35	美国	日本	研究开发投入	基础设施
4	用于治疗 PD/AD 等老年神经退行性疾病的干细胞技术得到实际应用	再生医学	2025	0.48	美国	日本	人力资源	基础设施
5	生物三维电子显微成像技术得到广泛应用	生命科学与医疗健康设备	2024	0.56	美国	日本	研究开发投入	人力资源
6	基于干细胞诱导、三维培养和增材制造等技术的体外自体器官制造技术开发成功	再生医学	2026	0.34	美国	日本	研究开发投入	法规、政策和标准；社会伦理
7	糖类药物及其相关研发技术得到广泛应用	创新药物研发	2025	0.33	美国	日本	研究开发投入	基础设施
8	贴近临床的药物筛选和评价关键技术得到广泛应用	创新药物研发	2025	0.26	美国	日本	研究开发投入	人力资源
9	高效特异性抗体的人工设计、合成及制备技术得到实际应用	传染性疾病	2024	0.41	美国	日本	研究开发投入	人力资源
10	慢性病发生发展的预测技术得到实际应用	慢性非传染性疾病	2027	0.62	美国	日本	研究开发投入	人力资源
11	通过干细胞或药物延缓机体衰老的方法开发成功，有效减少衰老相关疾病的发生	再生医学	2025	0.47	美国	日本	法规、政策和标准	社会伦理
12	基于新型生物标志物的重大疾病治疗药物研发技术得到实际应用	创新药物研发	2026	0.31	美国	日本	研究开发投入	人力资源
13	基于大数据的中药和民族药研发技术得到实际应用	创新药物研发	2025	0.35	日本	美国	人力资源	研究开发投入

续表

排名	技术课题名称	子领域	预计实现年份	实现可能性指数*	目前领先国家和地区		制约因素	
					第一	第二	第一	第二
14	再生医学在治疗肝衰竭、肝硬化、心衰等严重影响国民健康的慢性病中得到实际应用	再生医学	2027	0.59	美国	日本	法规、政策和标准	研究开发投入
15	非电离辐射类分子影像技术在临床转化中得到实际应用	生命科学与医疗健康设备	2024	0.35	美国	德国	法规、政策和标准	研究开发投入
16	细胞治疗技术和细胞药物得到广泛应用	创新药物研发	2024	0.32	美国	日本	法规、政策和标准；人力资源	研究开发投入
17	人造细胞技术在生命健康领域得到实际应用	生命科学与医疗健康设备	2025	0.17	美国	日本	人力资源	研究开发投入
18	医学影像大数据和云计算平台得到广泛应用	人工智能与智慧医疗	2023	0.38	美国	日本	法规、政策和标准	研究开发投入；基础设施
19	智能化工程技术在实现复杂生理功能再生中得到广泛应用	再生医学	2026	0.72	美国	日本	人力资源	法规、政策和标准
20	根据阿尔茨海默病发病前的生物标记物，制定延缓疾病进程的先期治疗方案的技术得到实际应用	精神健康	2027	0.47	美国	日本	研究开发投入	人力资源

注：*实现可能性指数值为修约值，下同。

从子领域分布看，上述 20 项技术课题中，"创新药物研发"子领域有 7 项，"再生医学"子领域有 5 项，"生命科学与医疗健康设备"子领域有 4 项，"传染性疾病"、"慢性非传染性疾病"、"人工智能与智慧医疗"和"精神健康"子领域各有 1 项。从预计实现时间看，上述 20 项技术课题中，有 12 项技术课题预计在近中期（2021~2025 年）得以实现，有 8 项技术课题预计在中长期（2026~2030 年）实现，其中最早实现的技术课题预计 2023 年实现，最晚实现的技术课题预计 2027 年实现。从技术课题的实现可能性指数看，上述 20 项技术课题中，"智能化工程技术在实现复杂生理功能再生中得到广泛应用"的实现可能性最大，"人造细胞技术在生命健康领域得到实际应用"的实现可能性最小。从制约因素看，上述 20 项技术课题面临的第一制约因素中，"研究开发投入"有 11 项，"人力资源"和"法规、政策和标准"分别有 5 项，其中"人力资源"和"法规、政策和标准"并列为"细胞治疗技术和细胞药物得到广泛应用"技术课题面临的第一制约因素；技术课题面临的第二制约因素中"人力资源"有 7 项，"研究开发投入"有 6 项，"基础设施"有 5 项，"法规、政策和标准"和"社会伦理"分别有 2 项，其中"法规、政策和标准"和"社会伦理"并列为"基于干细胞诱导、三维培养和增材制造等技术的体外自体器官制造技术开发成功"技术课题面临的第二制约因素，"研究开发投入"和"基础设施"并列为"医学影像大数据和云计算平台得到广泛应用"技术课题面临的第二制约因素。从目前领先国家和地区来看，美国在上述 20 项技术课题中有 19 项技术课题的研究开发水平为世界第一，1 项名列世界第二；日本有 1 项技术课题名列世界第一，17 项名列世界第二；德国有 2 项名列世界第二。

二、对"提高生活质量"最重要的 20 项技术课题

根据技术课题对"提高生活质量"的重要程度，遴选出未来对"提高生活质量"最重要的 20 项技术课题，其中以"基于跨学科技术的精神疾病预测和诊断模型开发成功"最为重要，其他依次是"快速起效的抗精神病药物开发成功"、"慢性病发生发展的预测技术得到实际应用"、"孕期胎儿先天缺陷监测及干预新技术得到实际应用"、"面向未来医学的智能决策支持系统得到实际应用"、"用于治疗 PD/AD 等老年神经退行性疾病的干细胞技术得到实际应用"、"康复机器人在助老助残等方面获得广泛应用"、"利用脑影像学技术结合认知损害的内表型，成功构建精神疾病的生物学分类体系"、"针对重要慢性传染性疾病的功能性治愈与根治技术开发成功"、"智能可穿戴诊疗器件得到实际应用"、"再生医学在治疗肝衰竭、肝硬化、心衰等严重影响国民健康的慢性病中得到实际应用"、"基于信息科学技术的神经精神疾病患者社区康复及复发预防系统开发成功"、"慢性病个体化诊疗的大数据分析技术得到广泛应用"、"基于干细胞诱导、三维培养和增材制造等技术的体外自体器官制造技术开发成功"、"根据阿尔茨海默病发病前的生物标记物，制定延缓疾病进程的先期治疗方案的技术得到实际应用"、"基于人工智能技术的精神疾病评估、筛查、诊断、治疗方案建议系统得到广泛应用"、"用于遗传疾病阻断的早期胚胎筛查与检测新技术开发成功"、"生命早期影响人口素质的关键因子研究和控制技术得到实际应用"、"针对高变异病原体的广谱疫苗的设计和制备技术开发成功"和"重要环境相关性疾病的识别技术开发成功"（表 2-3-2）。

表 2-3-2 生命健康领域对"提高生活质量"最重要的 20 项技术课题

排名	技术课题名称	子领域	预计实现年份	实现可能性指数	目前领先国家和地区		制约因素	
					第一	第二	第一	第二
1	基于跨学科技术的精神疾病预测和诊断模型开发成功	精神健康	2028	0.40	美国	英国	研究开发投入	基础设施
2	快速起效的抗精神病药物开发成功	精神健康	2027	0.49	美国	日本	研究开发投入	人力资源；基础设施
3	慢性病发生发展的预测技术得到实际应用	慢性非传染性疾病	2027	0.62	美国	日本	研究开发投入	人力资源
4	孕期胎儿先天缺陷监测及干预新技术得到实际应用	生殖健康	2024	0.65	美国	日本	研究开发投入	社会伦理
5	面向未来医学的智能决策支持系统得到实际应用	人工智能与智慧医疗	2025	0.38	美国	日本	法规、政策和标准	研究开发投入
6	用于治疗 PD/AD 等老年神经退行性疾病的干细胞技术得到实际应用	再生医学	2025	0.48	美国	日本	人力资源	基础设施
7	康复机器人在助老助残等方面获得广泛应用	生命科学与医疗健康设备	2023	0.48	美国	日本	研究开发投入	人力资源
8	利用脑影像学技术结合认知损害的内表型，成功构建精神疾病的生物学分类体系	精神健康	2027	0.51	美国	英国	研究开发投入	人力资源
9	针对重要慢性传染性疾病的功能性治愈与根治技术开发成功	传染性疾病	2028	0.36	美国	日本	研究开发投入	法规、政策和标准
10	智能可穿戴诊疗器件得到实际应用	生命科学与医疗健康设备	2023	0.46	美国	日本	研究开发投入	法规、政策和标准
11	再生医学在治疗肝衰竭、肝硬化、心衰等严重影响国民健康的慢性病中得到实际应用	再生医学	2027	0.59	美国	日本	法规、政策和标准	研究开发投入
12	基于信息科学技术的神经精神疾病患者社区康复及复发预防系统开发成功	精神健康	2025	0.52	美国	英国	人力资源	法规、政策和标准；研究开发投入
13	慢性病个体化诊疗的大数据分析技术得到广泛应用	慢性非传染性疾病	2026	0.50	美国	日本	法规、政策和标准	研究开发投入
14	基于干细胞诱导、三维培养和增材制造等技术的体外自体器官制造技术开发成功	再生医学	2026	0.34	美国	日本	研究开发投入	法规、政策和标准；社会伦理
15	根据阿尔茨海默病发前的生物标记物，制定延缓疾病进程的先期治疗方案的技术得到实际应用	精神健康	2027	0.47	美国	日本	研究开发投入	人力资源
16	基于人工智能技术的精神疾病评估、筛查、诊断、治疗方案建议系统得到广泛应用	精神健康	2025	0.39	美国	日本	研究开发投入	人力资源
17	用于遗传疾病阻断的早期胚胎筛查与检测新技术开发成功	生殖健康	2021	0.52	美国	中国	法规、政策和标准；研究开发投入	社会伦理

续表

排名	技术课题名称	子领域	预计实现年份	实现可能性指数	目前领先国家和地区		制约因素	
					第一	第二	第一	第二
18	生命早期影响人口素质的关键因子研究和控制技术得到实际应用	生殖健康	2027	0.55	美国	日本	研究开发投入	人力资源
19	针对高变异病原体的广谱疫苗的设计和制备技术开发成功	传染性疾病	2028	0.32	美国	日本	研究开发投入	人力资源
20	重要环境相关性疾病的识别技术开发成功	环境与健康	2025	0.58	美国	德国	研究开发投入	人力资源

从子领域分布看，上述 20 项技术课题中，"精神健康"子领域有 6 项，"生殖健康"和"再生医学"子领域分别有3项，"慢性非传染性疾病"、"生命科学与医疗健康设备"和"传染性疾病"子领域分别有2项，"人工智能与智慧医疗"和"环境与健康"子领域各有 1 项。从预计实现时间看，上述 20 项技术课题中，有 9 项技术课题预计在近中期得以实现，有 11 项技术课题预计在中长期实现，其中最早实现的技术课题预计 2021 年实现，最晚实现的技术课题预计 2028 年实现。从技术课题的实现可能性指数看，上述 20 项技术课题中，"孕期胎儿先天缺陷监测及干预新技术得到实际应用"的实现可能性最大，"针对高变异病原体的广谱疫苗的设计和制备技术开发成功"的实现可能性最小。从制约因素看，上述 20 项技术课题面临的第一制约因素中"研究开发投入"有 15 项，"法规、政策和标准"有 4 项，"人力资源"有 2 项，其中"法规、政策和标准"和"研究开发投入"并列为"用于遗传疾病阻断的早期胚胎筛查与检测新技术开发成功"技术课题面临的第一制约因素；技术课题面临的第二制约因素中"人力资源"有 9 项，"研究开发投入"和"法规、政策和标准"分别有 4 项，"基础设施"和"社会伦理"分别有 3 项，其中"人力资源"和"基础设施"并列为"快速起效的抗精神病药物开发成功"技术课题面临的第二制约因素，"法规、政策和标准"和"研究开发投入"并列为"基于信息科学技术的神经精神疾病患者社区康复及复发预防系统开发成功"技术课题面临的第二制约因素，"法规、政策和标准"和"社会伦理"并列为"基于干细胞诱导、三维培养和增材制造等技术的体外自体器官制造技术开发成功"技术课题面临的第二制约因素。从目前领先国家来看，上述 20 项技术课题研究开发水平美国均为世界第一，日本有 15 项技术课题名列世界第二，英国有 3 项名列世界第二，德国和中国分别有 1 项名列世界第二。

三、对"保障国家安全"最重要的 20 项技术课题

根据技术课题"对保障国家安全的重要程度",遴选出未来对"保障国家安全"最重要的 20 项技术课题,其中以"针对合成生物威胁因子的相关侦测技术原理阐明和方法建立"最为重要,其他依次是"基于人工智能和多网整合技术的卫生应急管理决策体系得到实际应用"、"模块化快速组合式高等级生物安全实验室得到实际应用"、"基于远程探测技术的生物因子快速侦测系统得到实际应用"、"基于现代辐射探测技术和信息化技术的核事故卫生应急新技术得到实际应用"、"针对高变异病原体的广谱疫苗的设计和制备技术开发成功"、"病原组大数据为核心的传染病人工智能监测预警技术得到广泛应用"、"基于大数据的卫生应急风险监测与预警技术得到广泛应用"、"生物安全净评估综合技术平台开发成功"、"无人高级别生物安全实验室技术开发成功"、"烈性病原感染性动物实验非接触式的检验仪器设备开发成功"、"新型生物沾染去除技术与装备得到广泛应用"、"传染病的广谱预防和治疗药物开发成功"、"新发传染病快速检测鉴定一体化设备与试剂得到广泛应用"、"生物安全装备综合效能评估技术体系开发成功"、"面向卫生应急现场处置的无人化、智能化技术得到实际应用"、"仿真技术在生物安全实验室安全性分析评价中得到实际应用"、"重大突发公共卫生事件情景构建技术得到进一步开发与广泛应用"、"生物安全实验室污染风险预警远程自动化识别系统得到广泛应用"和"烈性传染病应对中新一代个人防护技术及装备开发成功并广泛应用"(表 2-3-3)。

表 2-3-3　生命健康领域对"保障国家安全"最重要的 20 项技术课题

排名	技术课题名称	子领域	预计实现年份	实现可能性指数	目前领先国家和地区		制约因素	
					第一	第二	第一	第二
1	针对合成生物威胁因子的相关侦测技术原理阐明和方法建立	生物安全	2026	0.15	美国	英国	研究开发投入	人力资源
2	基于人工智能和多网整合技术的卫生应急管理决策体系得到实际应用	卫生应急	2025	0.59	美国	日本	基础设施	研究开发投入
3	模块化快速组合式高等级生物安全实验室得到实际应用	生物安全	2023	0.40	美国	法国	研究开发投入	基础设施
4	基于远程探测技术的生物因子快速侦测系统得到实际应用	生物安全	2026	0.35	美国	法国	研究开发投入	基础设施
5	基于现代辐射探测技术和信息化技术的核事故卫生应急新技术得到实际应用	卫生应急	2024	0.62	美国	日本	研究开发投入	基础设施

续表

排名	技术课题名称	子领域	预计实现年份	实现可能性指数	目前领先国家和地区		制约因素	
					第一	第二	第一	第二
6	针对高变异病原体的广谱疫苗的设计和制备技术开发成功	传染性疾病	2028	0.32	美国	日本	研究开发投入	人力资源
7	病原组大数据为核心的传染病人工智能监测预警技术得到广泛应用	传染性疾病	2027	0.46	美国	日本	研究开发投入	人力资源
8	基于大数据的卫生应急风险监测与预警技术得到广泛应用	卫生应急	2024	0.43	美国	日本	研究开发投入	人力资源
9	生物安全净评估综合技术平台开发成功	生物安全	2025	0.41	美国	法国	研究开发投入	基础设施
10	无人高级别生物安全实验室技术开发成功	生物安全	2028	0.24	美国	日本	研究开发投入	基础设施
11	烈性病原感染性动物实验非接触式的检验仪器设备开发成功	生物安全	2026	0.30	美国	法国	研究开发投入	人力资源
12	新型生物沾染去除技术与装备得到广泛应用	生物安全	2024	0.41	美国	法国	研究开发投入	人力资源
13	传染病的广谱预防和治疗药物开发成功	传染性疾病	2026	0.29	美国	日本	研究开发投入	人力资源
14	新发传染病快速检测鉴定一体化设备与试剂得到广泛应用	卫生应急	2025	0.41	美国	日本	研究开发投入	人力资源
15	生物安全装备综合效能评估技术体系开发成功	生物安全	2024	0.51	美国	法国	研究开发投入	人力资源
16	面向卫生应急现场处置的无人化、智能化技术得到实际应用	卫生应急	2026	0.43	美国	日本	研究开发投入	人力资源；基础设施
17	仿真技术在生物安全实验室安全性分析评价中得到实际应用	生物安全	2025	0.31	美国	法国	研究开发投入	基础设施
18	重大突发公共卫生事件情景构建技术得到进一步开发与广泛应用	卫生应急	2023	0.59	美国	日本	研究开发投入	人力资源
19	生物安全实验室污染风险预警远程自动化识别系统得到广泛应用	生物安全	2025	0.36	美国	日本	研究开发投入	基础设施
20	烈性传染病应对中新一代个人防护技术及装备开发成功并广泛应用	卫生应急	2024	0.45	美国	德国、法国	研究开发投入	基础设施

从子领域分布看，上述 20 项技术课题中，"生物安全"子领域有 10 项，"卫生应急"子领域有 7 项，"传染性疾病"子领域有 3 项。从预计实现时间看，上述 20 项技术课题中，有 12 项技术课题预计在近中期得以实现，有 8 项技术课题预计在中长期实现，其中最早实现的技术课题预计 2023 年实现，最晚实现的技术课题预计 2028 年实现。从技术课题的实现可能性指数看，上述 20 项技术课题中，"基于现代辐射探测技术和信息化技术的核事故卫生应急新技术得到实际应用"的实现可能性最大，"针对合成生物威胁因子的相关侦测技术原

理阐明和方法建立"的实现可能性最小。从制约因素看，上述 20 项技术课题面临的第一制约因素中，"研究开发投入"有 19 项，"基础设施"有 1 项；技术课题面临的第二制约因素中"人力资源"有 11 项，"基础设施"有 9 项，"研究开发投入"有 1 项，其中"人力资源"和"基础设施"并列为"面向卫生应急现场处置的无人化、智能化技术得到实际应用"技术课题面临的第二制约因素。从目前领先国家来看，上述 20 项技术课题研究开发水平中，美国均为世界第一，日本有 11 项技术课题名列世界第二，法国有 8 项名列世界第二，英国有 1 项名列世界第二，德国与法国有 1 项并列为世界第二。

四、对中国未来发展最重要的 20 项技术课题

采用三因素综合重要程度指数计算方法遴选出对中国未来发展最重要的 20 项技术课题，其中以"针对高变异病原体的广谱疫苗的设计和制备技术开发成功"最为重要，其他依次是"新策略抗菌药物研发技术开发成功"、"传染病的广谱预防和治疗药物开发成功"、"基于大数据和人工智能的精准药物设计技术开发成功"、"针对合成生物威胁因子的相关侦测技术原理阐明和方法建立"、"用于治疗 PD/AD 等老年神经退行性疾病的干细胞技术得到实际应用"、"脑机接口①在生命健康领域得到实际应用"、"快速起效的抗精神病药物开发成功"、"慢性病发生发展的预测技术得到实际应用"、"基于人工智能和多网整合技术的卫生应急管理决策体系得到实际应用"、"智能化/超高场医学磁共振影像技术得到广泛应用"、"基于干细胞诱导、三维培养和增材制造等技术的体外自体器官制造技术开发成功"、"病原组大数据为核心的传染病人工智能监测预警技术得到广泛应用"、"基于跨学科技术的精神疾病预测和诊断模型开发成功"、"孕期胎儿先天缺陷监测及干预新技术得到实际应用"、"再生医学在治疗肝衰竭、肝硬化、心衰等严重影响国民健康的慢性病中得到实际应用"、"生物三维电子显微成像技术得到广泛应用"、"具有边缘计算能力的医疗设备物联网接入终端得到实际应用"、"面向未来医学的智能决策支持系统得到实际应用"和"通过干细胞或药物延缓机体衰老的方法开发成功，有效减少衰老相关疾病的发生"（表 2-3-4）。

---

① 脑机接口：brain computer interface，BCI。

表 2-3-4　生命健康领域对中国未来发展最重要的 20 项技术课题

排名	技术课题名称	子领域	预计实现年份	实现可能性指数	目前领先国家和地区		制约因素	
					第一	第二	第一	第二
1	针对高变异病原体的广谱疫苗的设计和制备技术开发成功	传染性疾病	2028	0.32	美国	日本	研究开发投入	人力资源
2	新策略抗菌药物研发技术开发成功	创新药物研发	2026	0.35	美国	日本	研究开发投入	基础设施
3	传染病的广谱预防和治疗药物开发成功	传染性疾病	2026	0.29	美国	日本	研究开发投入	人力资源
4	基于大数据和人工智能的精准药物设计技术开发成功	创新药物研发	2027	0.32	美国	日本	研究开发投入	基础设施
5	针对合成生物威胁因子的相关侦测技术原理阐明和方法建立	生物安全	2026	0.15	美国	英国	研究开发投入	人力资源
6	用于治疗 PD/AD 等老年神经退行性疾病的干细胞技术得到实际应用	再生医学	2025	0.48	美国	日本	人力资源	基础设施
7	脑机接口在生命健康领域得到实际应用	生命科学与医疗健康设备	2026	0.30	美国	日本	人力资源	法规、政策和标准；研究开发投入
8	快速起效的抗精神病药物开发成功	精神健康	2027	0.49	美国	日本	研究开发投入	人力资源；基础设施
9	慢性病发生发展的预测技术得到实际应用	慢性非传染性疾病	2027	0.62	美国	日本	研究开发投入	人力资源
10	基于人工智能和多网整合技术的卫生应急管理决策体系得到实际应用	卫生应急	2025	0.59	美国	日本	基础设施	研究开发投入
11	智能化/超高场医学磁共振影像技术得到广泛应用	生命科学与医疗健康设备	2025	0.45	美国	德国	研究开发投入	人力资源
12	基于干细胞诱导、三维培养和增材制造等技术的体外自体器官制造技术开发成功	再生医学	2026	0.34	美国	日本	研究开发投入	法规、政策和标准；社会伦理
13	病原组大数据为核心的传染病人工智能监测预警技术得到广泛应用	传染性疾病	2027	0.46	美国	日本	研究开发投入	人力资源
14	基于跨学科技术的精神疾病预测和诊断模型开发成功	精神健康	2028	0.40	美国	英国	研究开发投入	基础设施
15	孕期胎儿先天缺陷监测及干预新技术得到实际应用	生殖健康	2024	0.65	美国	日本	研究开发投入	社会伦理
16	再生医学在治疗肝衰竭、肝硬化、心衰等严重影响国民健康的慢性病中得到实际应用	再生医学	2027	0.59	美国	日本	法规、政策和标准	研究开发投入
17	生物三维电子显微成像技术得到广泛应用	生命科学与医疗健康设备	2024	0.56	美国	日本	研究开发投入	人力资源
18	具有边缘计算能力的医疗设备物联网接入终端得到实际应用	人工智能与智慧医疗	2025	0.35	美国	日本	基础设施	研究开发投入
19	面向未来医学的智能决策支持系统得到实际应用	人工智能与智慧医疗	2025	0.38	美国	日本	法规、政策和标准	研究开发投入
20	通过干细胞或药物延缓机体衰老的方法开发成功，有效减少衰老相关疾病的发生	再生医学	2025	0.47	美国	日本	法规、政策和标准	社会伦理

从子领域分布看，上述 20 项技术课题中，"再生医学"子领域有 4 项，"传染性疾病"和"生命科学与医疗健康设备"子领域均有 3 项，"创新药物研发"、"精神健康"和"人工智能与智慧医疗"子领域均有 2 项，"慢性非传染性疾病"、"卫生应急"、"生殖健康"和"再生医学"子领域各有 1 项。从预计实现时间看，上述 20 项技术课题中，有 8 项技术课题预计在近中期得以实现，有 12 项技术课题预计在中长期实现，其中最早实现的技术课题预计 2024 年实现，最晚实现的技术课题预计 2028 年实现。从技术课题的实现可能性指数看，上述 20 项技术课题中，"孕期胎儿先天缺陷监测及干预新技术得到实际应用"的实现可能性最大，"针对合成生物威胁因子的相关侦测技术原理阐明和方法建立"的实现可能性最小。从制约因素看，上述 20 项技术课题面临的第一制约因素中，"研究开发投入"有 13 项，"法规、政策和标准"有 3 项，"人力资源"和"基础设施"各有 2 项；技术课题面临的第二制约因素中，"人力资源"有 8 项，"基础设施"和"研究开发投入"各有 5 项，"社会伦理"有 3 项，"法规、政策和标准"有 2 项，其中"法规、政策和标准"和"研究开发投入"并列为"脑机接口在生命健康领域得到实际应用"技术课题面临的第二制约因素，"人力资源"和"基础设施"并列为"快速起效的抗精神病药物开发成功"技术课题面临的第二制约因素，"法规、政策和标准"和"社会伦理"并列为"基于干细胞诱导、三维培养和增材制造等技术的体外自体器官制造技术开发成功"技术课题面临的第二制约因素。从目前领先国家来看，上述 20 项技术课题研究开发水平美国均为世界第一，日本有 17 项技术课题名列世界第二，英国有 2 项名列世界第二，德国有 1 项名列世界第二。

第四节　技术课题的预计实现时间

一、技术课题的预计实现时间概述

技术课题预计实现时间与技术课题实现可能性具有一定的相关性，技术课题的预计实现时间与技术课题所处发展阶段也有一定相关性。从预计实现时间看，生命健康领域多数技术课题预计实现时间集中在 2025 年前后，预计在 2023～2028 年实现的技术课题占 96.9%（图 2-4-1）。

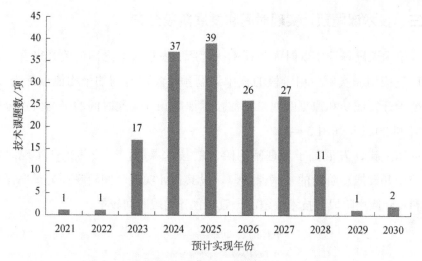

图 2-4-1　生命健康领域技术课题预计实现时间分布

二、技术课题预计实现时间与实现可能性

从技术课题预计实现时间与实现可能性之间的关系来看，预计实现时间越晚的技术课题，一般而言其实现可能性也越小（图 2-4-2）。

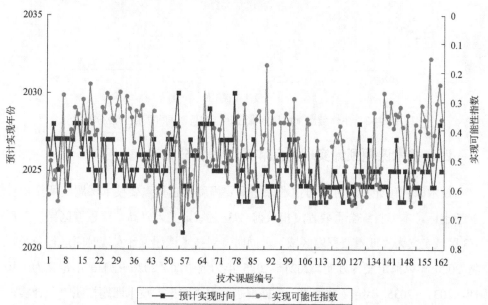

图 2-4-2　生命健康领域技术课题预计实现时间与实现可能性关系图

注：课题编号指德尔菲调查问卷中技术课题的顺序编号，详见附录，本书余同。

三、技术课题预计实现时间和发展阶段分布

从技术课题预计实现时间与技术课题所处发展阶段之间的关系来看，未来处于广泛应用和实际应用阶段的技术课题预计实现时间的平均值点都为 2025 年，处于开发成功和原理阐明阶段的技术课题预计实现时间的平均值点分别是 2026 年和 2027 年（图 2-4-3）。

总体上讲，发展处于原理阐明阶段的技术课题，一般其预计实现时间最晚；处于开发成功阶段的技术课题，一般其预计实现时间较晚；处于广泛应用阶段和实际应用阶段的技术课题，一般其预计实现时间较早。

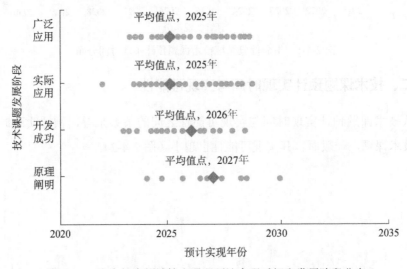

图 2-4-3　生命健康领域技术课题预计实现时间和发展阶段分布

四、技术课题预计实现时间和重要程度分布

技术课题预计实现时间与技术课题重要程度是选择重要技术课题的两个重要参考指标。本书将综合重要程度指数前 1/3 区域定义为"高重要程度区域"，后 1/3 区域定义为"低重要程度区域"。同时，对技术课题预计实现时间进行分类，将 2020 年以前定义为近期，2021～2025 年为近中期，2026～2030 年定义为中长期，2031～2035 年定义为远期。根据德尔菲调查结果，技术课题按照"预计实现时间"和"综合重要程度指数"两个指标进行分类，结果如图 2-4-4 所示。

所有 162 项技术课题中没有预计近期或远期实现的技术课题，处于"高重要

程度区域"的技术课题中，预计近中期能够实现的技术课题有 24 项，预计中长期能够实现的技术课题有 30 项。

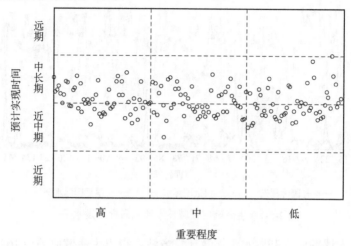

图 2-4-4　生命健康领域技术课题重要程度排名与预计实现时间分布

第五节　中国生命健康技术研究开发水平

一、研究开发水平概述

我国生命健康技术研究开发水平是确定优先发展技术课题的重要依据之一，也是决定我国生命健康领域国际科技合作模式的重要影响因素之一。根据德尔菲调查回函专家对"当前中国的研究开发水平"问题的认同度，即认定我国的研究开发水平是处于国际领先，还是接近国际水平或是落后国际水平，来确定被调查技术课题的我国当前研究开发水平。

调查结果显示，我国生命健康领域技术课题的总体研究开发水平远远低于国际水平，只有少量技术课题具有世界可比性。达到"国际领先"研究开发水平的专家认同度最高的技术课题是"用于遗传疾病阻断的早期胚胎筛查与检测新技术开发成功"，有 34.76%的专家认为我国处于世界领先地位。在所有 162 项技术课题中，达到"国际领先"研究开发水平的专家认同度平均值仅为 4.21%，其中认同度大于 10%的技术课题仅有 20 项，有 72 项技术课题的认同度为零（图 2-5-1）。

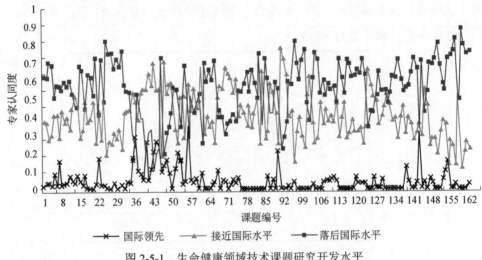

图 2-5-1 生命健康领域技术课题研究开发水平

根据技术课题研究开发水平指数计算方法，得出生命健康领域 162 项技术课题的研究开发水平指数，中国生命健康技术研发水平平均值为 0.24。其中技术课题"用于遗传疾病阻断的早期胚胎筛查与检测新技术开发成功"的研究开发水平指数最高，技术课题"新型生物沾染去除技术与装备得到广泛应用"的研究开发水平指数最低。研究开发水平指数大于 0.50 的技术课题有 6 项，处于 0.30～0.50 的技术课题有 33 项，处于 0.10～0.30 的技术课题有 119 项，低于 0.10 的技术课题有 4 项（图 2-5-2）。

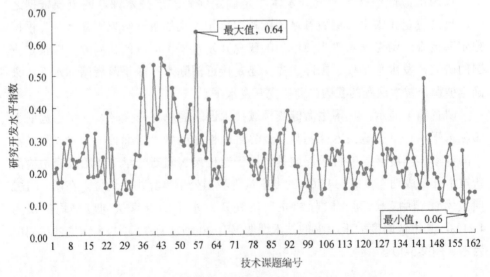

图 2-5-2 生命健康领域我国目前研究开发水平指数分布

二、我国目前研究开发水平最高的 20 项技术课题

根据我国目前研究开发水平指数遴选出我国研究开发水平最高的 20 项技术课题，包括"用于遗传疾病阻断的早期胚胎筛查与检测新技术开发成功"、"基于化合物与细胞微环境的对人细胞命运的自由操纵技术开发成功"、"治疗严重遗传性疾病的胚胎基因精准纠正技术开发成功"、"在体重编程技术在疾病治疗中得到实际应用"、"基于固定剂量组合的中药和民族药现代化技术得到实际应用"、"单细胞水平的发育、疾病发生过程中细胞命运调控精确机制得到阐明"和"适合中国人的中西医结合的权威医学知识库得到实际应用"、"造血干细胞、肝实质细胞等细胞体外扩增技术开发成功"、"基于大数据的中药和民族药研发技术得到实际应用"、"通过干细胞或药物延缓机体衰老的方法开发成功，有效减少衰老相关疾病的发生"、"人类配子发生障碍大动物模型的研制及治疗关键技术得到广泛应用"、"人类干细胞体外分化为功能配子技术在治疗不孕不育症中得到实际应用"、"通过精确基因组定位的表观遗传调控干预细胞命运技术开发成功"、"生物三维电子显微成像技术得到广泛应用"、"消除部分贫穷相关的重要传染病综合策略得到广泛应用"、"用于治疗 PD/AD 等老年神经退行性疾病的干细胞技术得到实际应用"、"基于信息科学技术的神经精神疾病患者社区康复及复发预防系统开发成功"、"在干细胞水平对疾病基因突变进行精确纠正从而治疗成体相关疾病的技术得到实际应用"、"超分辨显微光学成像技术在临床诊断中得到实际应用"和"阐明肠道菌群调控精神疾病发病的机理，针对改善不同精神疾病状态的肠道菌群调节药物/食品开发成功"（表 2-5-1）。

表 2-5-1　生命健康领域我国研究开发水平最高的 20 项技术课题

排名	技术课题名称	子领域	我国目前研究开发水平指数	预计实现年份	实现可能性指数	目前领先国家和地区		制约因素	
						第一	第二	第一	第二
1	用于遗传疾病阻断的早期胚胎筛查与检测新技术开发成功	生殖健康	0.64	2021	0.52	美国	中国	法规、政策和标准；研究开发投入	社会伦理
2	基于化合物与细胞微环境的对人细胞命运的自由操纵技术开发成功	再生医学	0.55	2025	0.41	美国	中国	法规、政策和标准	社会伦理
3	治疗严重遗传性疾病的胚胎基因精准纠正技术开发成功	再生医学	0.53	2026	0.50	美国	中国	社会伦理	法规、政策和标准

排名	技术课题名称	子领域	我国目前研究开发水平指数	预计实现年份	实现可能性指数	目前领先国家和地区		制约因素	
						第一	第二	第一	第二
3	在体重编程技术在疾病治疗中得到实际应用	再生医学	0.53	2027	0.33	美国	日本	法规、政策和标准	社会伦理
3	基于固定剂量组合的中药和民族药现代化技术得到实际应用	创新药物研发	0.53	2024	0.44	日本	中国	法规、政策和标准	人力资源
6	单细胞水平的发育、疾病发生过程中细胞命运调控精确机制得到阐明	再生医学	0.51	2025	0.71	美国	中国	法规、政策和标准；基础设施	人力资源
7	适合中国人的中西医结合的权威医学知识库得到实际应用	人工智能与智慧医疗	0.49	2027	0.34	日本	美国、中国	研究开发投入	人力资源
8	造血干细胞、肝实质细胞等细胞体外扩增技术开发成功	再生医学	0.46	2024	0.67	美国	日本	法规、政策和标准	人力资源
9	基于大数据的中药和民族药研发技术得到实际应用	创新药物研发	0.43	2025	0.35	日本	美国	人力资源	研究开发投入
9	通过干细胞或药物延缓机体衰老的方法开发成功，有效减少衰老相关疾病的发生	再生医学	0.43	2025	0.47	美国	日本	法规、政策和标准	社会伦理
11	人类配子发生障碍大动物模型的研制及治疗关键技术得到广泛应用	生殖健康	0.42	2026	0.46	美国	日本	研究开发投入	基础设施
12	人类干细胞体外分化为功能配子技术在治疗不孕不育症中得到实际应用	生殖健康	0.41	2028	0.44	美国	日本	社会伦理	法规、政策和标准
13	通过精确基因组定位的表观遗传调控干细胞命运技术开发成功	再生医学	0.39	2026	0.55	美国	日本	法规、政策和标准	人力资源
13	生物三维电子显微成像技术得到广泛应用	生命科学与医疗健康设备	0.39	2024	0.56	美国	日本	研究开发投入	人力资源
13	消除部分贫穷相关的重要传染病综合策略得到广泛应用	传染性疾病	0.39	2025	0.63	美国	日本	人力资源	研究开发投入
16	用于治疗 PD/AD 等老年神经退行性疾病的干细胞技术得到实际应用	再生医学	0.37	2025	0.48	美国	日本	人力资源	基础设施
16	基于信息科学技术的神经精神疾病患者社区康复及复发预防系统开发成功	精神健康	0.37	2025	0.52	美国	英国	人力资源	法规、政策和标准；研究开发投入

续表

排名	技术课题名称	子领域	我国目前研究开发水平指数	预计实现年份	实现可能性指数	目前领先国家和地区		制约因素	
						第一	第二	第一	第二
18	在干细胞水平对疾病基因突变进行精确纠正从而治疗成体相关疾病的技术得到实际应用	再生医学	0.36	2025	0.57	美国	日本	法规、政策和标准	社会伦理
18	超分辨显微光学成像技术在临床诊断中得到实际应用	生命科学与医疗健康设备	0.36	2024	0.33	美国	德国	研究开发投入	人力资源
20	阐明肠道菌群调控精神疾病发病的机理，针对改善不同精神疾病状态的肠道菌群调节药物/食品开发成功	精神健康	0.35	2029	0.51	美国	日本	研究开发投入	基础设施

从子领域分布上看，"再生医学"子领域有 9 项技术课题，"生殖健康"子领域有 3 项技术课题，"创新药物研发"、"生命科学与医疗健康设备"和"精神健康"子领域各有 2 项技术课题，"人工智能与智慧医疗"和"传染性疾病"子领域各有 1 项技术课题。从发展阶段看，技术课题处于开发成功和实际应用阶段的各有 8 项，处于广泛应用阶段的有 3 项，处于原理阐明阶段的有 1 项。从预计实现时间看，有 13 项技术课题预计在近中期实现，有 7 项技术课题预计在中长期实现。

第六节　技术课题的目前领先国家和地区

一、目前领先国家和地区概述

德尔菲调查结果表明，美国在生命健康领域技术研究开发上处于绝对领先地位，162 项技术课题中有 158 项技术课题研究开发水平名列世界第一，2 项技术课题研究开发水平名列世界第二。日本研究开发水平居世界第二，有 5 项技术课题研究开发水平名列世界第一，其中 1 项技术课题研究开发水平与美国并列世界第一，121 项技术课题研究开发水平名列世界第二。德国研究开发水平位居世界第三，有 18 项技术课题研究开发水平名列世界第二。英国有 10 项技术课题研究开发水平名列世界第二，其中 1 项技术课题与日本并列世界第二。法国有 8 项技术课题研究开发水平名列世界第二，其中 1 项技术课题与德国并列世界第二。中国有 6 项技术课题研究开发水平名列世界第二，其中 1 项技术课题与美国并列世界第二（图 2-6-1）。

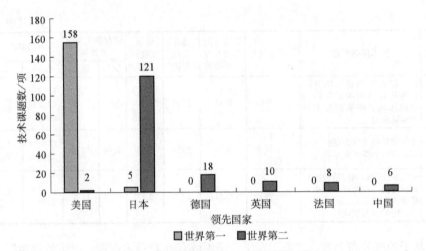

图 2-6-1　生命健康领域目前领先国家分布

二、美国最领先的技术课题

美国生命健康技术研究开发水平总体上处于世界领先地位，162 项技术课题中有 27 项"美国领先"的专家认同度为 1.00，包括"基于蛋白相互作用和构象变化的创新药物研发关键技术得到广泛应用"、"基于生物大分子新型修饰调控的新药发现技术得到广泛应用"、"新型双（多）特异性抗体药物分子的构建技术得到广泛应用"、"高生物利用度口服生物技术药物研发技术得到实际应用"、"单细胞水平的发育、疾病发生过程中细胞命运调控精确机制得到阐明"、"通过干细胞或药物延缓机体衰老的方法开发成功，有效减少衰老相关疾病的发生"、"基于跨学科技术的精神疾病预测和诊断模型开发成功"、"利用脑影像学技术结合认知损害的内表型，成功构建精神疾病的生物学分类体系"、"非电离辐射类分子影像技术在临床转化中得到实际应用"、"基于原子磁强计的脑磁图在临床中得到实际应用"、"智能化/超高场医学磁共振影像技术得到广泛应用"、"脑机接口在生命健康领域得到实际应用"、"微创手术机器人设备得到实际应用"、"超声深脑刺激和神经调控原理得到阐明"、"具有光子计数能谱甄别能力的碳纳米管静态 CT[①] 系统得到实际应用"、"智能可穿戴诊疗器件得到实际应用"、"人体器官芯片得到实际应用"、"人造细胞技术在生命健康领域得到实际应用"、"超分辨显微光学成

---

① CT：计算机断层扫描。

像技术在临床诊断中得到实际应用"、"单细胞精准分析/分离技术得到广泛应用"、"基于组学的食物整体测评模型和网络路线图开发成功"、"基于定位靶向技术的植物营养素肿瘤治疗技术得到实际应用"、"遥感诊断技术在灾后突发公共卫生事件应对中得到广泛应用"、"基于现代辐射探测技术和信息化技术的核事故卫生应急新技术得到实际应用"、"可用于机器学习的重点疾病正常人群非病变组织与器官基础影像数据库得到实际应用"、"人工智能评测和干预老年认知能力退行算法得到实际应用"和"基于区块链技术的个人电子病历集成与可信共享系统得到实际应用"（表 2-6-1）

表 2-6-1 生命健康领域美国最领先的 27 项技术课题

世界排名	技术课题名称	子领域	"美国领先"的专家认同度	我国目前研究开发水平指数	预计实现年份	实现可能性指数	制约因素	
							第一	第二
1	基于蛋白相互作用和构象变化的创新药物研发关键技术得到广泛应用	创新药物研发	1.00	0.09	2027	0.27	研究开发投入	人力资源
1	基于生物大分子新型修饰调控的新药发现技术得到广泛应用	创新药物研发	1.00	0.13	2027	0.36	研究开发投入	人力资源；基础设施
1	新型双（多）特异性抗体药物分子的构建技术得到广泛应用	创新药物研发	1.00	0.21	2024	0.50	研究开发投入	人力资源
1	高生物利用度口服生物技术药物研发技术得到实际应用	创新药物研发	1.00	0.25	2026	0.28	研究开发投入；人力资源	基础设施
1	单细胞水平的发育、疾病发生过程中细胞命运调控精确机制得到阐明	再生医学	1.00	0.51	2025	0.71	法规、政策和标准；基础设施	人力资源
1	通过干细胞或药物延缓机体衰老的方法开发成功，有效减少衰老相关疾病的发生	再生医学	1.00	0.43	2025	0.47	法规、政策和标准	社会伦理
1	基于跨学科技术的精神疾病预测和诊断模型开发成功	精神健康	1.00	0.20	2028	0.40	研究开发投入	基础设施
1	利用脑影像学技术结合认知损害的内表型，成功构建精神疾病的生物学分类体系	精神健康	1.00	0.32	2027	0.51	研究开发投入	人力资源
1	非电离辐射类分子影像技术在临床转化中得到实际应用	生命科学与医疗健康设备	1.00	0.18	2024	0.35	法规、政策和标准	研究开发投入
1	基于原子磁强计的脑磁图在临床中得到实际应用	生命科学与医疗健康设备	1.00	0.23	2023	0.57	法规、政策和标准	研究开发投入
1	智能化/超高场医学磁共振影像技术得到广泛应用	生命科学与医疗健康设备	1.00	0.17	2025	0.45	研究开发投入	人力资源

续表

世界排名	技术课题名称	子领域	"美国领先"的专家认同度	我国目前研究开发水平指数	预计实现年份	实现可能性指数	制约因素	
							第一	第二
1	脑机接口在生命健康领域得到实际应用	生命科学与医疗健康设备	1.00	0.21	2026	0.30	人力资源	法规、政策和标准；研究开发投入
1	微创手术机器人设备得到实际应用	生命科学与医疗健康设备	1.00	0.12	2023	0.55	研究开发投入	人力资源
1	超声深脑刺激和神经调控原理得到阐明	生命科学与医疗健康设备	1.00	0.32	2026	0.54	研究开发投入	法规、政策和标准
1	具有光子计数能谱甄别能力的碳纳米管静态CT系统得到实际应用	生命科学与医疗健康设备	1.00	0.14	2027	0.60	法规、政策和标准	研究开发投入
1	智能可穿戴诊疗器件得到实际应用	生命科学与医疗健康设备	1.00	0.32	2023	0.46	研究开发投入	法规、政策和标准
1	人体器官芯片得到实际应用	生命科学与医疗健康设备	1.00	0.21	2025	0.41	人力资源	研究开发投入
1	人造细胞技术在生命健康领域得到实际应用	生命科学与医疗健康设备	1.00	0.33	2025	0.17	人力资源	研究开发投入
1	超分辨显微光学成像技术在临床诊断中得到实际应用	生命科学与医疗健康设备	1.00	0.36	2024	0.33	研究开发投入	人力资源
1	单细胞精准分析/分离技术得到广泛应用	生命科学与医疗健康设备	1.00	0.31	2022	0.37	法规、政策和标准；人力资源	研究开发投入
1	基于组学的食物整体测评模型和网络路线图开发成功	营养与食品安全保障	1.00	0.20	2025	0.34	研究开发投入	人力资源
1	基于定位靶向技术的植物营养素肿瘤治疗技术得到实际应用	营养与食品安全保障	1.00	0.24	2024	0.36	研究开发投入	人力资源
1	遥感诊断技术在灾后突发公共卫生事件应对中得到广泛应用	卫生应急	1.00	0.29	2023	0.64	基础设施	研究开发投入
1	基于现代辐射探测技术和信息化技术的核事故卫生应急新技术得到实际应用	卫生应急	1.00	0.14	2024	0.62	研究开发投入	基础设施
1	可用于机器学习的重点疾病正常人群非病变组织与器官基础影像数据库得到实际应用	人工智能与智慧医疗	1.00	0.18	2025	0.50	法规、政策和标准	研究开发投入

续表

世界排名	技术课题名称	子领域	"美国领先"的专家认同度	我国目前研究开发水平指数	预计实现年份	实现可能性指数	制约因素	
							第一	第二
1	人工智能评测和干预老年认知能力退行算法得到实际应用	人工智能与智慧医疗	1.00	0.14	2026	0.65	研究开发投入	人力资源；基础设施
1	基于区块链技术的个人电子病历集成与可信共享系统得到实际应用	人工智能与智慧医疗	1.00	0.16	2024	0.38	研究开发投入	人力资源

从子领域分布上看，上述 27 项技术课题中，"生命科学与医疗健康设备"子领域有 12 项，"创新药物研发"子领域有 4 项，"人工智能与智慧医疗"子领域有 3 项，"再生医学"、"精神健康"、"营养与食品安全保障"和"卫生应急"子领域分别有 2 项。从发展阶段看，有 15 项处于实际应用阶段，有 6 项处于广泛应用阶段，有 4 项处于开发成功阶段，有 2 项处于原理阐明阶段。从预计实现时间看，有 18 项预计在近中期可以实现，有 9 项预计在中长期实现。

三、日本相对领先的 20 项技术课题

日本在生命健康领域研究开发水平处于领先地位的技术课题数量仅次于美国。在 162 项技术课题中，日本领先（按专家认同度排名前 20）的技术有 5 项排名世界第一，15 项排名世界第二，依次是："老年退行性疾病的个体化营养干预技术得到广泛应用"、"人工智能评测和干预老年认知能力退行算法得到实际应用"、"营养迭代效应测定和'营养天网'系统得到实际应用"、"基于大数据的中药和民族药研发技术得到实际应用"、"智能型人体营养状况评估技术得到广泛应用"、"基于定位靶向技术的植物营养素肿瘤治疗技术得到实际应用"、"阿尔茨海默病早期诊断及营养早期干预技术得到实际应用"、"儿童及青春期生殖健康预测与管理体系得到实际应用"、"突发中毒事件毒物现场检测技术开发成功"、"新烹饪技术和智能厨房系统得到广泛应用"、"用于慢性病全程管理的生物传感器技术得到实际应用"、"人造细胞技术在生命健康领域得到实际应用"、"人体能量消耗测定技术得到广泛应用"、"智能化自动膳食摄入调查技术得到广泛应用"、"人类干细胞体外分化为功能配子技术在治疗不孕不育症中得到实际应用"、"基于固定剂量组合的中药和民族药现代化技术得到实际应用"、"康复机器人在助老助残等方面获得广泛应用"、"智能化工程技术在实现复杂生理功能再生中得到广泛应用"、

"再生医学在治疗肝衰竭、肝硬化、心衰等严重影响国民健康的慢性病中得到实际应用"和"突发事件现场危重伤病员重要脏器保护性技术开发成功"（表2-6-2）。

表 2-6-2 生命健康领域日本相对领先的 20 项技术课题

世界排名	技术课题名称	子领域	"日本领先"的专家认同度	我国目前研究开发水平指数	预计实现年份	实现可能性指数	制约因素	
							第一	第二
1	老年退行性疾病的个体化营养干预技术得到广泛应用	营养与食品安全保障	0.87	0.14	2026	0.57	人力资源	研究开发投入；基础设施
2	人工智能评测和干预老年认知能力退行算法得到实际应用	人工智能与智慧医疗	0.86	0.14	2026	0.65	研究开发投入	人力资源；基础设施
2	营养迭代效应测定和"营养天网"系统得到实际应用	营养与食品安全保障	0.86	0.26	2027	0.29	人力资源；研究开发投入	法规、政策和标准
1	基于大数据的中药和民族药研发技术得到实际应用	创新药物研发	0.82	0.43	2025	0.35	人力资源	研究开发投入
2	智能型人体营养状况评估技术得到广泛应用	营养与食品安全保障	0.81	0.20	2025	0.42	研究开发投入	基础设施
2	基于定位靶向技术的植物营养素肿瘤治疗技术得到实际应用	营养与食品安全保障	0.80	0.24	2024	0.36	研究开发投入	人力资源
2	阿尔茨海默病早期诊断及营养早期干预技术得到实际应用	营养与食品安全保障	0.80	0.13	2024	0.49	人力资源	研究开发投入
2	儿童及青春期生殖健康预测与管理体系得到实际应用	生殖健康	0.79	0.15	2026	0.69	研究开发投入	人力资源
1	突发中毒事件毒物现场检测技术开发成功	卫生应急	0.77	0.20	2023	0.43	研究开发投入	人力资源
1	新烹饪技术和智能厨房系统得到广泛应用	营养与食品安全保障	0.77	0.31	2023	0.64	研究开发投入	人力资源
2	用于慢性病全程管理的生物传感器技术得到实际应用	慢性非传染性疾病	0.76	0.29	2025	0.64	研究开发投入	基础设施
2	人造细胞技术在生命健康领域得到实际应用	生命科学与医疗健康设备	0.76	0.33	2025	0.17	人力资源	研究开发投入
2	人体能量消耗测定技术得到广泛应用	营养与食品安全保障	0.75	0.21	2024	0.50	研究开发投入	法规、政策和标准
2	智能化自动膳食摄入调查技术得到广泛应用	营养与食品安全保障	0.74	0.22	2024	0.37	研究开发投入	人力资源
2	人类干细胞体外分化为功能配子技术在治疗不孕不育症中得到实际应用	生殖健康	0.74	0.41	2028	0.44	社会伦理	法规、政策和标准

续表

世界排名	技术课题名称	子领域	"日本领先"的专家认同度	我国目前研究开发水平指数	预计实现年份	实现可能性指数	制约因素	
							第一	第二
1	基于固定剂量组合的中药和民族药现代化技术得到实际应用	创新药物研发	0.73	0.53	2024	0.44	法规、政策和标准	人力资源
2	康复机器人在助老助残等方面获得广泛应用	生命科学与医疗健康设备	0.71	0.25	2023	0.48	研究开发投入	人力资源
2	智能化工程技术在实现复杂生理功能再生中得到广泛应用	再生医学	0.70	0.33	2026	0.72	人力资源	法规、政策和标准
2	再生医学在治疗肝衰竭、肝硬化、心衰等严重影响国民健康的慢性病中得到实际应用	再生医学	0.69	0.28	2027	0.59	法规、政策和标准	研究开发投入
2	突发事件现场危重伤病员重要脏器保护性技术开发成功	卫生应急	0.69	0.24	2024	0.61	研究开发投入	人力资源

从子领域分布上看，上述 20 项技术课题中，"营养与食品安全保障"子领域有 8 项，"创新药物研发"、"生殖健康"、"卫生应急"、"生命科学与医疗健康设备"和"再生医学"子领域分别有 2 项，"人工智能与智慧医疗"和"慢性非传染性疾病"子领域分别有 1 项。从发展阶段看，有 11 项处于实际应用阶段，有 7 项处于广泛应用阶段，有 2 项处于开发成功阶段。从预计实现时间看，有 13 项预计在近中期可以实现，有 7 项预计在中长期实现。

四、德国相对领先的 10 项技术课题

德国在生命健康领域研究开发水平处于领先地位的技术课题数量仅次于美国和日本。在 162 项技术课题中，德国领先（按专家认同度排名前 10）的技术课题有 8 项排名世界第二，2 项排名世界第三，依次为："非电离辐射类分子影像技术在临床转化中得到实际应用"、"具有光子计数能谱甄别能力的碳纳米管静态 CT 系统得到实际应用"、"减少典型环境污染物个体暴露的精准防护技术得到实际应用"、"新烹饪技术和智能厨房系统得到广泛应用"、"智能化/超高场医学磁共振影像技术得到广泛应用"、"电磁辐射健康影响评价技术开发成功"、"重要环境相关性疾病的识别技术开发成功"、"用于慢性病全程管理的生物传感器技术得到实际应用"、"无损个体暴露检测设备和材料研发技术得到广泛应用"、"绿色高效智能消毒技术得到广泛应用"（表 2-6-3）。

表 2-6-3　生命健康领域德国相对领先的 10 项技术课题

世界排名	技术课题名称	子领域	"德国领先"的专家认同度	我国目前研究开发水平指数	预计实现年份	实现可能性指数	制约因素	
							第一	第二
2	非电离辐射类分子影像技术在临床转化中得到实际应用	生命科学与医疗健康设备	0.67	0.18	2024	0.35	法规、政策和标准	研究开发投入
2	具有光子计数能谱甄别能力的碳纳米管静态 CT 系统得到实际应用	生命科学与医疗健康设备	0.64	0.14	2027	0.60	法规、政策和标准	研究开发投入
2	减少典型环境污染物个体暴露的精准防护技术得到实际应用	环境与健康	0.63	0.14	2025	0.58	研究开发投入	人力资源
2	新烹饪技术和智能厨房系统得到广泛应用	营养与食品安全保障	0.63	0.31	2023	0.64	研究开发投入	人力资源
2	智能化/超高场医学磁共振影像技术得到广泛应用	生命科学与医疗健康设备	0.62	0.17	2025	0.45	研究开发投入	人力资源
2	电磁辐射健康影响评价技术开发成功	环境与健康	0.61	0.19	2025	0.33	基础设施	研究开发投入
2	重要环境相关性疾病的识别技术开发成功	环境与健康	0.60	0.24	2025	0.58	研究开发投入	人力资源
3	用于慢性病全程管理的生物传感器技术得到实际应用	慢性非传染性疾病	0.59	0.29	2025	0.64	研究开发投入	基础设施
2	无损个体暴露检测设备和材料研发技术得到广泛应用	环境与健康	0.58	0.19	2024	0.58	研究开发投入	人力资源
3	绿色高效智能消毒技术得到广泛应用	生物安全	0.58	0.24	2024	0.52	研究开发投入	基础设施

从子领域分布上看，上述 10 项技术课题中"环境与健康"子领域有 5 项，"生命科学与医疗健康设备"子领域有 3 项，"慢性非传染性疾病"、"营养与食品安全保障"和"生物安全"子领域有 1 项。从发展阶段看，分别有 4 项处于实际应用阶段和广泛应用阶段，有 2 项处于开发成功阶段。从预计实现时间看，有 9 项预计在近中期可以实现，有 1 项预计在中长期实现。

五、英国相对领先的 10 项技术课题

英国在生命健康领域研究开发水平处于领先地位的技术课题数量仅次于美国、日本和德国。在 162 项技术课题中，英国领先（按专家认同度排名前 10）的技术课题有 2 项排名世界第二，8 项排名世界第三，依次为："适用于慢性病诊疗的纳米医学技术得到广泛应用"、"用于指导干预手段开发的睡眠障碍的遗传与神经调控机制得到阐明"、"具有系统分类和语义关联的专业化临床医

学术语体系得到实际应用"、"儿童及青春期生殖健康预测与管理体系得到实际应用"、"消除部分贫穷相关的重要传染病综合策略得到广泛应用"、"根据阿尔茨海默病发病前的生物标记物，制定延缓疾病进程的先期治疗方案的技术得到实际应用"、"基于信息科学技术的神经精神疾病患者社区康复及复发预防系统开发成功"、"康复机器人在助老助残等方面获得广泛应用"、"应用于精神疾病临床治疗的携带药物跨越血脑屏障的载体技术开发成功"、"病原体耐药的检测、监测、评估及消除技术得到实际应用"（表2-6-4）。

表 2-6-4　生命健康领域英国相对领先的 10 项技术课题

世界排名	技术课题名称	子领域	"英国领先"的专家认同度	我国目前研究开发水平指数	预计实现年份	实现可能性指数	制约因素	
							第一	第二
3	适用于慢性病诊疗的纳米医学技术得到广泛应用	慢性非传染性疾病	0.62	0.29	2027	0.28	研究开发投入	人力资源
2	用于指导干预手段开发的睡眠障碍的遗传与神经调控机制得到阐明	精神健康	0.59	0.23	2027	0.50	研究开发投入	人力资源
3	具有系统分类和语义关联的专业化临床医学术语体系得到实际应用	人工智能与智慧医疗	0.58	0.10	2025	0.56	研究开发投入	基础设施
3	儿童及青春期生殖健康预测与管理体系得到实际应用	生殖健康	0.57	0.15	2026	0.69	研究开发投入	人力资源
3	消除部分贫穷相关的重要传染病综合策略得到广泛应用	传染性疾病	0.56	0.39	2025	0.63	人力资源	研究开发投入
3	根据阿尔茨海默病发病前的生物标记物，制定延缓疾病进程的先期治疗方案的技术得到实际应用	精神健康	0.56	0.26	2027	0.47	研究开发投入	人力资源
2	基于信息科学技术的神经精神疾病患者社区康复及复发预防系统开发成功	精神健康	0.55	0.37	2025	0.52	人力资源	法规、政策和标准；研究开发投入
3	康复机器人在助老助残等方面获得广泛应用	生命科学与医疗健康设备	0.53	0.25	2023	0.48	研究开发投入	人力资源
3	应用于精神疾病临床治疗的携带药物跨越血脑屏障的载体技术开发成功	精神健康	0.53	0.28	2028	0.50	研究开发投入	人力资源
3	病原体耐药的检测、监测、评估及消除技术得到实际应用	传染性疾病	0.51	0.32	2025	0.41	研究开发投入	人力资源

从子领域分布上看，上述 10 项技术课题中，"精神健康"子领域有 4 项，"传染性疾病"子领域有 2 项，"慢性非传染性疾病"、"人工智能与智慧医疗"、"生殖健康"、"生命科学与医疗健康设备"子领域分别有 1 项。从发展

阶段看，有4项处于实际应用阶段，有3项处于广泛应用阶段，有2项处于开发成功阶段，有1项处于原理阐明阶段。从预计实现时间看，有5项预计在近中期可以实现，有5项预计在中长期实现。

第七节　技术课题的实现可能性

一、实现可能性概述

根据"技术课题的实现可能性指数"的计算方法，得出生命健康领域162项技术课题实现可能性指数的均值为 0.46。技术课题"智能化工程技术在实现复杂生理功能再生中得到广泛应用"实现可能性指数最大，为 0.72；技术课题"针对合成生物威胁因子的相关侦测技术原理阐明和方法建立"实现可能性指数最小，为0.15。实现可能性指数处于0.3～0.6的技术课题占76.5%（图2-7-1）。

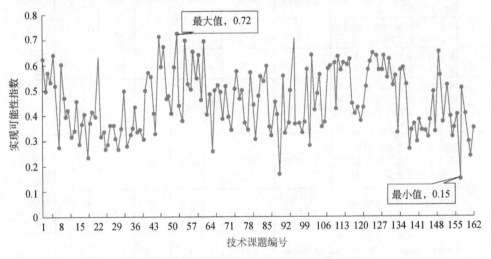

图 2-7-1　生命健康领域技术课题实现可能性指数

二、实现可能性最大的 20 项技术课题

生命健康领域实现可能性最大的 20 项技术课题包括"智能化工程技术在实现复杂生理功能再生中得到广泛应用"、"单细胞水平的发育、疾病发生过程中细胞命运调控精确机制得到阐明"、"食物蛋白质过敏原高通量快速芯片检

测诊断技术得到广泛应用"、"中老年人生殖健康综合管理体系得到实际应用"、"儿童及青春期生殖健康预测与管理体系得到实际应用"、"造血干细胞、肝实质细胞等细胞体外扩增技术开发成功"、"人工智能评测和干预老年认知能力退行算法得到实际应用"、"孕期胎儿先天缺陷监测及干预新技术得到实际应用"、"基于大数据的个体暴露评估和预测预警技术得到广泛应用"、"用于慢性病全程管理的生物传感器技术得到实际应用"、"新烹饪技术和智能厨房系统得到广泛应用"、"遥感诊断技术在灾后突发公共卫生事件应对中得到广泛应用"、"环境因素与生殖健康综合评估技术开发成功"、"未知（新型）污染物识别和检测技术得到广泛应用"、"新型污染物健康危害识别和预测技术得到广泛应用"、"消除部分贫穷相关的重要传染病综合策略得到广泛应用"、"基于现代辐射探测技术和信息化技术的核事故卫生应急新技术得到实际应用"、"面向群体的环境健康风险评估技术得到广泛应用"、"慢性病发生发展的预测技术得到实际应用"和"人体生物样本中痕量污染物高通量高灵敏度检测技术得到广泛应用"（表 2-7-1）。

表 2-7-1　生命健康领域实现可能性最大的 20 项技术课题

排名	技术课题名称	子领域	预计实现年份	实现可能性指数	影响技术课题实现的因素（专家认同度）		我国目前研究开发水平指数	制约因素（专家认同度）				
					技术可能性	商业可行性		法规、政策和标准	人力资源	研究开发投入	基础设施	社会伦理
1	智能化工程技术在实现复杂生理功能再生中得到广泛应用	再生医学	2026	0.72	0.20	0.10	0.33	0.35	0.40	0.30	0.25	0.20
2	单细胞水平的发育、疾病发生过程中细胞命运调控精确机制得到阐明	再生医学	2025	0.71	0.12	0.19	0.51	0.12	0.10	0.08	0.12	0.05
3	食物蛋白质过敏原高通量快速芯片检测诊断技术得到广泛应用	营养与食品安全保障	2025	0.70	0.22	0.14	0.21	0.11	0.19	0.19	0.10	0.05
3	中老年人生殖健康综合管理体系得到实际应用	生殖健康	2025	0.70	0.25	0.07	0.18	0.23	0.43	0.48	0.29	0.13
5	儿童及青春期生殖健康预测与管理体系得到实际应用	生殖健康	2026	0.69	0.24	0.09	0.15	0.29	0.47	0.51	0.37	0.16
6	造血干细胞、肝实质细胞等细胞体外扩增技术开发成功	再生医学	2024	0.67	0.25	0.11	0.46	0.30	0.11	0.08	0.04	0.08

续表

排名	技术课题名称	子领域	预计实现年份	实现可能性指数	影响技术课题实现的因素（专家认同度）		我国目前研究开发水平指数	制约因素（专家认同度）				
					技术可能性	商业可行性		法规、政策和标准	人力资源	研究开发投入	基础设施	社会伦理
7	人工智能评测和干预老年认知能力退行算法得到实际应用	人工智能与智慧医疗	2026	0.65	0.24	0.14	0.14	0.28	0.41	0.48	0.41	0.34
7	孕期胎儿先天缺陷监测及干预新技术得到实际应用	生殖健康	2024	0.65	0.31	0.06	0.31	0.19	0.14	0.28	0.18	0.21
7	基于大数据的个体暴露评估和预测预警技术得到广泛应用	环境与健康	2024	0.65	0.22	0.17	0.29	0.25	0.34	0.43	0.33	0.11
10	用于慢性病全程管理的生物传感器技术得到实际应用	慢性非传染性疾病	2025	0.64	0.23	0.17	0.29	0.22	0.16	0.36	0.29	0.01
10	新烹饪技术和智能厨房系统得到广泛应用	营养与食品安全保障	2023	0.64	0.25	0.15	0.31	0.10	0.17	0.25	0.15	0.04
10	遥感诊断技术在灾后突发公共卫生事件应对中得到广泛应用	卫生应急	2023	0.64	0.29	0.09	0.29	0.18	0.21	0.25	0.27	0.06
10	环境因素与生殖健康综合评估技术开发成功	生殖健康	2026	0.64	0.30	0.08	0.24	0.16	0.26	0.42	0.32	0.04
10	未知（新型）污染物识别和检测技术得到广泛应用	环境与健康	2023	0.64	0.19	0.21	0.32	0.12	0.30	0.35	0.21	0.04
10	新型污染物健康危害识别和预测技术得到广泛应用	环境与健康	2025	0.64	0.30	0.09	0.26	0.14	0.35	0.35	0.25	0.06
16	消除部分贫穷相关的重要传染病综合策略得到广泛应用	传染性疾病	2025	0.63	0.18	0.23	0.39	0.25	0.28	0.26	0.18	0.08
17	基于现代辐射探测技术和信息化技术的核事故卫生应急新技术得到实际应用	卫生应急	2024	0.62	0.28	0.14	0.14	0.21	0.37	0.51	0.42	0.05
17	面向群体的环境健康风险评估技术得到广泛应用	环境与健康	2024	0.62	0.28	0.14	0.26	0.28	0.26	0.32	0.26	0.09
17	慢性病发生发展的预测技术得到实际应用	慢性非传染性疾病	2027	0.62	0.32	0.09	0.20	0.21	0.22	0.40	0.20	0.07
17	人体生物样本中痕量污染物高通量高灵敏度检测技术得到广泛应用	环境与健康	2023	0.62	0.24	0.19	0.33	0.13	0.23	0.39	0.20	0.09

从子领域分布看，上述 20 项技术课题中，"环境与健康"子领域有 5 项，"生殖健康"子领域有 4 项，"再生医学"子领域有 3 项，"营养与食品安全保障"、"慢性非传染性疾病"和"卫生应急"子领域各有 2 项，"人工智能与智慧医疗"和"传染性疾病"子领域各有 1 项。从预计实现时间看，上述 20 项技术课题中有 15 项预计在近中期可以实现，有 5 项预计在中长期实现。从发展阶段看，有 10 项处于广泛应用阶段，有 7 项处于实际应用阶段，有 2 项处于开发成功阶段，有 1 项处于原理阐明阶段。

三、受"技术可能性"制约最大的 21 项技术课题

生命健康领域受"技术可能性"制约最大的 21 项技术课题（有 5 项技术课题并列第 17 位）包括"针对合成生物威胁因子的相关侦测技术原理阐明和方法建立"、"合成生物学在传染病研究和防治中得到实际应用"、"人造细胞技术在生命健康领域得到实际应用"、"基于蛋白相互作用和构象变化的创新药物研发关键技术得到广泛应用"、"无人高级别生物安全实验室技术开发成功"、"脑机交互技术在精神疾病治疗中得到实际应用"、"糖类药物及其相关研发技术得到广泛应用"、"高生物利用度口服生物技术药物研发技术得到实际应用"、"适用于慢性病诊疗的纳米医学技术得到广泛应用"、"传染病的广谱预防和治疗药物开发成功"、"面向医务人员的沉浸式多角色交互的虚拟现实重点救治环节技术得到广泛应用"、"基于大数据和人工智能的精准药物设计技术开发成功"、"基于远程探测技术的生物因子快速侦测系统得到实际应用"、"贴近临床的药物筛选和评价关键技术得到广泛应用"、"基于生物大分子新型修饰调控的新药发现技术得到广泛应用"、"人工智能重点疾病信息关联模型的原理得到阐明"、"人类生殖器官再生技术研发成功"、"基于新型生物标志物的重大疾病治疗药物研发技术得到实际应用"、"构建精神疾病的脑分子网络图谱和疾病分子分型体系，精神疾病发病机制得到阐明"、"脑机接口在生命健康领域得到实际应用"和"泛素介导的靶向蛋白降解技术在新药研发中得到实际应用"（表 2-7-2）。

表 2-7-2 生命健康领域受"技术可能性"制约最大的 21 项技术课题

排名	技术课题名称	子领域	预计实现年份	实现可能性指数	影响技术课题实现的因素（专家认同度）		我国目前研究开发水平指数	制约因素（专家认同度）				
					技术可能性	商业可行性		法规、政策和标准	人力资源	研究开发投入	基础设施	社会伦理
1	针对合成生物威胁因子的相关侦测技术原理阐明和方法建立	生物安全	2026	0.15	0.79	0.30	0.10	0.15	0.45	0.56	0.39	0.08
2	合成生物学在传染病研究和防治中得到实际应用	传染性疾病	2027	0.24	0.71	0.17	0.18	0.33	0.35	0.36	0.17	0.23
3	人造细胞技术在生命健康领域得到实际应用	生命科学与医疗健康设备	2025	0.17	0.69	0.45	0.33	0.48	0.66	0.59	0.24	0.48
4	基于蛋白相互作用和构象变化的创新药物研发关键技术得到广泛应用	创新药物研发	2027	0.27	0.67	0.18	0.09	0.16	0.37	0.54	0.32	0.14
4	无人高级别生物安全实验室技术开发成功	生物安全	2028	0.24	0.67	0.29	0.13	0.14	0.27	0.53	0.48	0.08
6	脑机交互技术在精神疾病治疗中得到实际应用	精神健康	2028	0.26	0.65	0.25	0.21	0.17	0.25	0.37	0.30	0.24
7	糖类药物及其相关研发技术得到广泛应用	创新药物研发	2025	0.33	0.64	0.07	0.29	0.14	0.24	0.45	0.31	0.05
7	高生物利用度口服生物技术药物研发技术得到实际应用	创新药物研发	2026	0.28	0.64	0.21	0.25	0.21	0.46	0.46	0.32	0.21
7	适用于慢性病诊疗的纳米医学技术得到广泛应用	慢性非传染性疾病	2027	0.28	0.64	0.23	0.29	0.15	0.28	0.33	0.21	0.23
10	传染病的广谱预防和治疗药物开发成功	传染性疾病	2026	0.29	0.62	0.24	0.18	0.16	0.24	0.45	0.18	0.09
11	面向医务人员的沉浸式多角色交互的虚拟现实重点救治环节技术得到广泛应用	人工智能与智慧医疗	2025	0.30	0.61	0.24	0.14	0.30	0.30	0.48	0.30	0.06
12	基于大数据和人工智能的精准药物设计技术开发成功	创新药物研发	2027	0.32	0.60	0.20	0.15	0.17	0.27	0.45	0.32	0.12
12	基于远程探测技术的生物因子快速侦测系统得到实际应用	生物安全	2026	0.35	0.60	0.12	0.13	0.12	0.22	0.42	0.30	0.03
14	贴近临床的药物筛选和评价关键技术得到广泛应用	创新药物研发	2025	0.26	0.59	0.35	0.16	0.34	0.46	0.47	0.31	0.16
14	基于生物大分子新型修饰调控的新药发现技术得到广泛应用	创新药物研发	2027	0.36	0.59	0.12	0.13	0.08	0.15	0.32	0.15	0.08
14	人工智能重点疾病信息关联模型的原理得到阐明	人工智能与智慧医疗	2024	0.34	0.59	0.17	0.17	0.28	0.52	0.34	0.14	0.28

续表

排名	技术课题名称	子领域	预计实现年份	实现可能性指数	影响技术课题实现的因素（专家认同度）		我国目前研究开发水平指数	制约因素（专家认同度）				
					技术可能性	商业可行性		法规、政策和标准	人力资源	研究开发投入	基础设施	社会伦理
17	人类生殖器官再生技术研发成功	生殖健康	2030	0.38	0.58	0.08	0.28	0.20	0.19	0.25	0.13	0.43
17	基于新型生物标志物的重大疾病治疗药物研发技术得到实际应用	创新药物研发	2026	0.31	0.58	0.26	0.14	0.16	0.30	0.44	0.17	0.10
17	构建精神疾病的脑分子网络图谱和疾病分子分型体系，精神疾病发病机制得到阐明	精神健康	2030	0.37	0.58	0.11	0.21	0.29	0.36	0.53	0.25	0.04
17	脑机接口在生命健康领域得到实际应用	生命科学与医疗健康设备	2026	0.30	0.58	0.27	0.21	0.35	0.45	0.35	0.15	0.24
17	泛素介导的靶向蛋白降解技术在新药研发中得到实际应用	创新药物研发	2027	0.28	0.58	0.32	0.13	0.16	0.37	0.66	0.35	0.16

从子领域分布看，上述 21 项技术课题中，"创新药物研发"子领域有 8 项，"生物安全"子领域有 3 项，"传染性疾病"、"生命科学与医疗健康设备"、"精神健康"和"人工智能与智慧医疗"子领域各有 2 项，"慢性非传染性疾病"和"生殖健康"子领域各有 1 项。从发展阶段看，有 8 项处于实际应用阶段，有 6 项处于广泛应用阶段，有 4 项处于开发成功阶段，有 3 项处于原理阐明阶段。从预计实现时间看，上述 21 项技术课题中有 5 项预计在近中期可以实现，有 16 项预计在中长期实现。从实现可能性看，上述 21 项技术课题实现可能性普遍较小。所有 21 项技术课题实现可能性指数均低于被调查技术课题的平均值。从研究开发水平看，上述 21 项技术课题的我国目前研究开发水平普遍偏低，有 16 项技术课题的目前研究开发水平低于被调查技术课题的平均水平。

四、受"技术可能性"制约最小的21项技术课题

生命健康领域受技术可能性制约最小的 21 项技术课题（有 3 项技术课题并列第 19 位）包括"单细胞水平的发育、疾病发生过程中细胞命运调控精确机制得到阐明"、"物联网边缘计算技术在现场卫生应急小分队及单兵装备系统得

到实际应用"、"消除部分贫穷相关的重要传染病综合策略得到广泛应用"、"未知（新型）污染物识别和检测技术得到广泛应用"、"智能化工程技术在实现复杂生理功能再生中得到广泛应用"、"突发事件再现及仿真技术在卫生应急培训中得到实际应用"、"基于原子磁强计的脑磁图在临床中得到实际应用"、"基于大数据的个体暴露评估和预测预警技术得到广泛应用"、"食物蛋白质过敏原高通量快速芯片检测诊断技术得到广泛应用"、"用于慢性病全程管理的生物传感器技术得到实际应用"、"再生医学在治疗肝衰竭、肝硬化、心衰等严重影响国民健康的慢性病中得到实际应用"、"卫生应急信息移动整合技术在现场处置中得到实际应用"、"人体生物样本中痕量污染物高通量高灵敏度检测技术得到广泛应用"、"人工智能评测和干预老年认知能力退行算法得到实际应用"、"儿童及青春期生殖健康预测与管理体系得到实际应用"、"造血干细胞、肝实质细胞等细胞体外扩增技术开发成功"、"中老年人生殖健康综合管理体系得到实际应用"、"新烹饪技术和智能厨房系统得到广泛应用"、"在干细胞水平对疾病基因突变进行精确纠正从而治疗成体相关疾病的技术得到实际应用"、"具有光子计数能谱甄别能力的碳纳米管静态 CT 系统得到实际应用"和"人体发育的计算机数字模型开发成功，实现发育过程的计算机模拟"（表 2-7-3）。

表 2-7-3 生命健康领域受"技术可能性"制约最小的 21 项技术课题

排名	技术课题名称	子领域	预计实现年份	实现可能性指数	影响技术课题实现的因素（专家认同度）		我国目前研究开发水平指数	制约因素（专家认同度）				
					技术可能性	商业可行性		法规、政策和标准	人力资源	研究开发投入	基础设施	社会伦理
1	单细胞水平的发育、疾病发生过程中细胞命运调控精确机制得到阐明	再生医学	2025	0.71	0.12	0.19	0.51	0.12	0.10	0.08	0.12	0.05
2	物联网边缘计算技术在现场卫生应急小分队及单兵装备系统得到实际应用	卫生应急	2024	0.58	0.15	0.31	0.14	0.10	0.13	0.31	0.23	0.03
3	消除部分贫穷相关的重要传染病综合策略得到广泛应用	传染性疾病	2025	0.63	0.18	0.23	0.39	0.25	0.28	0.26	0.18	0.08

续表

排名	技术课题名称	子领域	预计实现年份	实现可能性指数	影响技术课题实现的因素（专家认同度）		我国目前研究开发水平指数	制约因素（专家认同度）				
					技术可能性	商业可行性		法规、政策和标准	人力资源	研究开发投入	基础设施	社会伦理
4	未知（新型）污染物识别和检测技术得到广泛应用	环境与健康	2023	0.64	0.19	0.21	0.32	0.12	0.30	0.35	0.21	0.04
5	智能化工程技术在实现复杂生理功能再生中得到广泛应用	再生医学	2026	0.72	0.20	0.10	0.33	0.35	0.40	0.30	0.25	0.20
6	突发事件再现及仿真技术在卫生应急培训中得到实际应用	卫生应急	2023	0.61	0.21	0.22	0.20	0.07	0.28	0.36	0.24	0.04
7	基于原子磁强计的脑磁图在临床中得到实际应用	生命科学与医疗健康设备	2023	0.57	0.22	0.27	0.23	0.27	0.10	0.17	0.07	0.05
7	基于大数据的个体暴露评估和预测预警技术得到广泛应用	环境与健康	2024	0.65	0.22	0.17	0.29	0.25	0.34	0.43	0.33	0.11
7	食物蛋白质过敏原高通量快速芯片检测诊断技术得到广泛应用	营养与食品安全保障	2025	0.70	0.22	0.10	0.21	0.11	0.19	0.19	0.10	0.05
10	用于慢性病全程管理的生物传感器技术得到实际应用	慢性非传染性疾病	2025	0.64	0.23	0.17	0.29	0.22	0.16	0.36	0.29	0.01
10	再生医学在治疗肝衰竭、肝硬化、心衰等严重影响国民健康的慢性病中得到实际应用	再生医学	2027	0.59	0.23	0.23	0.28	0.42	0.21	0.23	0.15	0.15
12	卫生应急信息移动整合技术在现场处置中得到实际应用	卫生应急	2023	0.61	0.24	0.20	0.26	0.13	0.23	0.28	0.26	0.04
12	人体生物样本中痕量污染物高通量高灵敏度检测技术得到广泛应用	环境与健康	2023	0.62	0.24	0.19	0.33	0.13	0.23	0.39	0.20	0.09
12	人工智能评测和干预老年认知能力退行算法得到实际应用	人工智能与智慧医疗	2026	0.65	0.24	0.14	0.14	0.28	0.41	0.48	0.41	0.34
12	儿童及青春期生殖健康预测与管理体系得到实际应用	生殖健康	2026	0.69	0.24	0.09	0.15	0.29	0.47	0.51	0.37	0.16
16	造血干细胞、肝实质细胞等细胞体外扩增技术开发成功	再生医学	2024	0.67	0.25	0.11	0.46	0.30	0.11	0.08	0.04	0.08

续表

排名	技术课题名称	子领域	预计实现年份	实现可能性指数	影响技术课题实现的因素（专家认同度）		我国目前研究开发水平指数	制约因素（专家认同度）				
					技术可能性	商业可行性		法规、政策和标准	人力资源	研究开发投入	基础设施	社会伦理
16	中老年人生殖健康综合管理体系得到实际应用	生殖健康	2025	0.70	0.25	0.07	0.18	0.23	0.43	0.48	0.29	0.13
16	新烹饪技术和智能厨房系统得到广泛应用	营养与食品安全保障	2023	0.64	0.25	0.15	0.31	0.10	0.17	0.25	0.15	0.04
19	在干细胞水平对疾病基因突变进行精确纠正从而治疗成体相关疾病的技术得到实际应用	再生医学	2025	0.57	0.27	0.22	0.36	0.27	0.14	0.23	0.15	0.24
19	具有光子计数能谱甄别能力的碳纳米管静态 CT 系统得到实际应用	生命科学与医疗健康设备	2027	0.60	0.27	0.18	0.14	0.55	0.27	0.36	0.18	0.18
19	人体发育的计算机数字模型开发成功，实现发育过程的计算机模拟	再生医学	2026	0.60	0.27	0.18	0.18	0.27	0.09	0.09	0.09	0.18

从子领域分布看，上述 21 项技术课题中，"再生医学"子领域有 6 项，"卫生应急"和"环境与健康"子领域各有 3 项，"生命科学与医疗健康设备"、"营养与食品安全保障"和"生殖健康"子领域各有 2 项，"传染性疾病"、"慢性非传染性疾病"和"人工智能与智慧医疗"子领域各有 1 项。从发展阶段看，有 11 项处于实际应用阶段，有 7 项处于广泛应用阶段，有 2 项处于开发成功阶段，有 1 项处于原理阐明阶段。从预计实现时间看，上述 21 项技术课题中，有 15 项预计在近中期可以实现，有 6 项预计在中长期实现。从实现可能性看，上述 21 项技术课题实现可能性普遍较大。所有 21 项技术课题实现可能性指数均高于被调查技术课题的平均值。从研究开发水平看，上述 21 项技术课题的我国目前研究开发水平相对较高，有 12 项技术课题的目前研究开发水平高于被调查技术课题的平均水平。

五、受"商业可行性"制约最大的 20 项技术课题

生命健康领域受"商业可行性"制约最大的 20 项技术课题包括"超分辨显

微光学成像技术在临床诊断中得到实际应用"、"人造细胞技术在生命健康领域得到实际应用"、"面向个人健康管理的虚拟智能助手得到广泛应用"、"适合中国人的中西医结合的权威医学知识库得到实际应用"、"面向慢性病管理的规范化电子健康档案与智能化生活指导系统得到广泛应用"、"非电离辐射类分子影像技术在临床转化中得到实际应用"、"具有边缘计算能力的医疗设备物联网接入终端得到实际应用"、"在体重编程技术在疾病治疗中得到实际应用"、"面向医务人员的虚拟智能助手得到实际应用"、"血糖无创检测技术得到实际应用"、"基于组学的食物整体测评模型和网络路线图开发成功"、"仿真技术在生物安全实验室安全性分析评价中得到实际应用"、"医学影像大数据和云计算平台得到广泛应用"、"基于区块链技术的个人电子病历集成与可信共享系统得到实际应用"、"基于定位靶向技术的植物营养素肿瘤治疗技术得到实际应用"、"全身高灵敏度 PET-CT，PET-MR 技术得到广泛应用"、"贴近临床的药物筛选和评价关键技术得到广泛应用"、"通过干细胞或药物延缓机体衰老的方法开发成功，有效减少衰老相关疾病的发生"、"应用于孤独症的行为干预的智能人形机器人开发成功"和"营养迭代效应测定和'营养天网'系统得到实际应用"（表 2-7-4）。

表 2-7-4 生命健康领域受"商业可行性"制约最大的 20 项技术课题

排名	技术课题名称	子领域	预计实现年份	实现可能性指数	影响技术课题实现的因素（专家认同度）		我国目前研究开发水平指数	制约因素（专家认同度）				
					技术可能性	商业可行性		法规、政策和标准	人力资源	研究开发投入	基础设施	社会伦理
1	超分辨显微光学成像技术在临床诊断中得到实际应用	生命科学与医疗健康设备	2024	0.33	0.29	0.53	0.36	0.29	0.36	0.56	0.31	0.22
2	人造细胞技术在生命健康领域得到实际应用	生命科学与医疗健康设备	2025	0.17	0.69	0.45	0.33	0.48	0.66	0.59	0.24	0.48
2	面向个人健康管理的虚拟智能助手得到广泛应用	人工智能与智慧医疗	2024	0.27	0.51	0.45	0.28	0.42	0.44	0.45	0.32	0.21
4	适合中国人的中西医结合的权威医学知识库得到实际应用	人工智能与智慧医疗	2027	0.34	0.39	0.44	0.49	0.31	0.39	0.58	0.25	0.33
4	面向慢性病管理的规范化电子健康档案与智能化生活指导系统得到广泛应用	人工智能与智慧医疗	2024	0.35	0.38	0.44	0.24	0.38	0.46	0.49	0.36	0.26

续表

排名	技术课题名称	子领域	预计实现年份	实现可能性指数	影响技术课题实现的因素（专家认同度）		我国目前研究开发水平指数	制约因素（专家认同度）				
					技术可能性	商业可行性		法规、政策和标准	人力资源	研究开发投入	基础设施	社会伦理
6	非电离辐射类分子影像技术在临床转化中得到实际应用	生命科学与医疗健康设备	2024	0.35	0.42	0.40	0.18	0.49	0.22	0.44	0.24	0.11
7	具有边缘计算能力的医疗设备物联网接入终端得到实际应用	人工智能与智慧医疗	2025	0.35	0.44	0.38	0.15	0.12	0.18	0.32	0.44	0.06
7	在体重编程技术在疾病治疗中得到实际应用	再生医学	2027	0.33	0.47	0.38	0.53	0.37	0.24	0.15	0.11	0.30
9	面向医务人员的虚拟智能助手得到实际应用	人工智能与智慧医疗	2023	0.37	0.41	0.37	0.18	0.31	0.36	0.48	0.25	0.13
9	血糖无创检测技术得到实际应用	生命科学与医疗健康设备	2023	0.33	0.48	0.37	0.29	0.37	0.39	0.45	0.28	0.19
9	基于组学的食物整体测评模型和网络路线图开发成功	营养与食品安全保障	2025	0.34	0.47	0.37	0.20	0.28	0.47	0.56	0.33	0.23
9	仿真技术在生物安全实验室安全性分析评价中得到实际应用	生物安全	2025	0.31	0.50	0.37	0.21	0.20	0.31	0.44	0.35	0.11
9	医学影像大数据和云计算平台得到广泛应用	人工智能与智慧医疗	2023	0.38	0.39	0.37	0.23	0.43	0.26	0.33	0.33	0.08
14	基于区块链技术的个人电子病历集成与可信共享系统得到实际应用	人工智能与智慧医疗	2024	0.38	0.41	0.36	0.16	0.32	0.39	0.43	0.23	0.09
14	基于定位靶向技术的植物营养素肿瘤治疗技术得到实际应用	营养与食品安全保障	2024	0.36	0.44	0.36	0.24	0.32	0.48	0.52	0.32	0.12
14	全身高灵敏度 PET-CT，PET-MR 技术得到广泛应用	生命科学与医疗健康设备	2024	0.36	0.45	0.36	0.23	0.29	0.20	0.34	0.21	0.11
17	贴近临床的药物筛选和评价关键技术得到广泛应用	创新药物研发	2025	0.26	0.59	0.35	0.16	0.34	0.46	0.47	0.31	0.16
17	通过干细胞或药物延缓机体衰老的方法开发成功，有效减少衰老相关疾病的发生	再生医学	2025	0.47	0.29	0.35	0.43	0.53	0.35	0.39	0.37	0.43
19	应用于孤独症的行为干预的智能人形机器人开发成功	精神健康	2027	0.35	0.48	0.33	0.32	0.22	0.44	0.59	0.37	0.11
19	营养迭代效应测定和"营养天网"系统得到实际应用	营养与食品安全保障	2027	0.29	0.57	0.33	0.26	0.57	0.67	0.67	0.48	0.29

从子领域分布看，上述 20 项技术课题中，"人工智能与智慧医疗"子领域有 7 项，"生命科学与医疗健康设备"子领域有 5 项，"营养与食品安全保障"子领域有 3 项，"再生医学"子领域有 2 项，"生物安全"、"创新药物研发"和"精神健康"子领域各有 1 项。从发展阶段看，有 12 项处于实际应用阶段，有 5 项处于广泛应用阶段，有 3 项处于开发成功阶段。从预计实现时间看，上述 20 项技术课题中有 16 项预计在近中期可以实现，有 4 项预计在中长期实现。从实现可能性看，上述 20 项技术课题实现可能性普遍较小。所有 20 项技术课题中有 19 项实现可能性指数低于被调查技术课题的平均值。从研究开发水平看，上述 20 项技术课题的我国目前研究开发水平普遍偏高，有 11 项技术课题的目前研究开发水平高于被调查技术课题的平均水平。

六、受"商业可行性"制约最小的 20 项技术课题

生命健康领域受"商业可行性"制约最小的 20 项技术课题包括"孕期胎儿先天缺陷监测及干预新技术得到实际应用"、"生命早期影响人口素质的关键因子研究和控制技术得到实际应用"、"基于多组学的环境相关疾病的发病机制得到阐明"、"中老年人生殖健康综合管理体系得到实际应用"、"人类配子发生障碍大动物模型的研制及治疗关键技术得到广泛应用"、"糖类药物及其相关研发技术得到广泛应用"、"人类生殖器官再生技术研发成功"、"环境因素与生殖健康综合评估技术开发成功"、"儿童及青春期生殖健康预测与管理体系得到实际应用"、"新型污染物健康危害识别和预测技术得到广泛应用"、"慢性病发生发展的预测技术得到实际应用"、"遥感诊断技术在灾后突发公共卫生事件应对中得到广泛应用"、"食物蛋白质过敏原高通量快速芯片检测诊断技术得到广泛应用"、"智能化工程技术在实现复杂生理功能再生中得到广泛应用"、"安全有效的脑区靶向给药/电双通道刺激技术在重性精神疾病的治疗中得到实际应用"、"快速起效的抗精神病药物开发成功"、"构建精神疾病的脑分子网络图谱和疾病分子分型体系，精神疾病发病机制得到阐明"、"造血干细胞、肝实质细胞等细胞体外扩增技术开发成功"、"重大环境相关疾病干预控制技术得到实际应用"和"防治慢性病发生的肠道菌群干预技术得到广泛应用"（表 2-7-5）。

表 2-7-5　生命健康领域受"商业可行性"制约最小的 20 项技术课题

排名	技术课题名称	子领域	预计实现年份	实现可能性指数	影响技术课题实现的因素（专家认同度）		我国目前研究开发水平指数	制约因素（专家认同度）				
					技术可能性	商业可行性		法规、政策和标准	人力资源	研究开发投入	基础设施	社会伦理
1	孕期胎儿先天缺陷监测及干预新技术得到实际应用	生殖健康	2024	0.65	0.31	0.06	0.31	0.19	0.14	0.28	0.18	0.21
1	生命早期影响人口素质的关键因子研究和控制技术得到实际应用	生殖健康	2027	0.55	0.42	0.06	0.28	0.21	0.31	0.44	0.24	0.13
3	基于多组学的环境相关疾病的发病机制得到阐明	环境与健康	2028	0.58	0.38	0.07	0.17	0.15	0.32	0.44	0.25	0.06
3	中老年人生殖健康综合管理体系得到实际应用	生殖健康	2025	0.70	0.25	0.07	0.18	0.23	0.43	0.48	0.29	0.13
3	人类配子发生障碍大动物模型的研制及治疗关键技术得到广泛应用	生殖健康	2026	0.46	0.50	0.07	0.42	0.19	0.21	0.36	0.26	0.23
3	糖类药物及其相关研发技术得到广泛应用	创新药物研发	2025	0.33	0.64	0.07	0.29	0.14	0.24	0.45	0.31	0.05
7	人类生殖器官再生技术研发成功	生殖健康	2030	0.38	0.58	0.08	0.28	0.20	0.19	0.25	0.13	0.43
7	环境因素与生殖健康综合评估技术开发成功	生殖健康	2026	0.64	0.42	0.08	0.24	0.16	0.26	0.42	0.32	0.04
9	儿童及青春期生殖健康预测与管理体系得到实际应用	生殖健康	2026	0.69	0.24	0.09	0.15	0.29	0.47	0.51	0.37	0.16
9	新型污染物健康危害识别和预测技术得到广泛应用	环境与健康	2025	0.64	0.30	0.09	0.26	0.14	0.35	0.35	0.25	0.06
9	慢性病发生发展的预测技术得到实际应用	慢性非传染性疾病	2027	0.62	0.32	0.09	0.20	0.21	0.22	0.40	0.20	0.07
9	遥感诊断技术在灾后突发公共卫生事件应对中得到广泛应用	卫生应急	2023	0.64	0.29	0.09	0.29	0.18	0.21	0.25	0.27	0.06
13	食物蛋白质过敏原高通量快速芯片检测诊断技术得到广泛应用	营养与食品安全保障	2025	0.70	0.22	0.10	0.21	0.11	0.19	0.19	0.10	0.05
13	智能化工程技术在实现复杂生理功能再生中得到广泛应用	再生医学	2026	0.72	0.20	0.10	0.33	0.35	0.40	0.30	0.25	0.20
13	安全有效的脑区靶向给药/电双通道刺激技术在重性精神疾病的治疗中得到实际应用	精神健康	2028	0.50	0.44	0.10	0.16	0.14	0.27	0.31	0.29	0.08
16	快速起效的抗精神病药物开发成功	精神健康	2027	0.49	0.45	0.11	0.17	0.07	0.35	0.50	0.35	0.06

续表

排名	技术课题名称	子领域	预计实现年份	实现可能性指数	影响技术课题实现的因素（专家认同度）		我国目前研究开发水平指数	制约因素（专家认同度）				
					技术可能性	商业可行性		法规、政策和标准	人力资源	研究开发投入	基础设施	社会伦理
16	构建精神疾病的脑分子网络图谱和疾病分子分型体系，精神疾病发病机制得到阐明	精神健康	2030	0.37	0.58	0.11	0.21	0.29	0.36	0.53	0.25	0.04
16	造血干细胞、肝实质细胞等细胞体外扩增技术开发成功	再生医学	2024	0.67	0.25	0.11	0.46	0.30	0.11	0.08	0.04	0.08
19	重大环境相关疾病干预控制技术得到实际应用	环境与健康	2025	0.59	0.33	0.12	0.20	0.16	0.35	0.45	0.20	0.10
19	防治慢性病发生的肠道菌群干预技术得到广泛应用	慢性非传染性疾病	2027	0.52	0.41	0.12	0.22	0.17	0.17	0.27	0.18	0.08

从子领域分布看，上述 20 项技术课题中，"生殖健康"子领域有 7 项，"环境与健康"和"精神健康"子领域各有3项，"慢性非传染性疾病"和"再生医学"子领域各有2项，"创新药物研发"、"卫生应急"和"营养与食品安全保障"子领域各有1项。从发展阶段看，分别有7项处于实际应用和广泛应用阶段，有 4 项处于开发成功阶段，有 2 项处于原理阐明阶段。从预计实现时间看，上述20项技术课题中，有 8 项预计在近中期可以实现，有 12 项预计在中长期实现。从实现可能性看，上述 20 项技术课题实现可能性普遍较大。所有 20 项技术课题中有 17 项实现可能性指数高于（或等于）被调查技术课题的平均值。从研究开发水平看，上述20项技术课题中有 10 项技术课题的我国目前研究开发水平高于被调查技术课题的平均水平。

第八节 技术发展的制约因素

一、制约因素概述

总体上看，生命健康领域 162 项技术课题受"研究开发投入"因素影响最大，第二是"人力资源"，第三是"基础设施"，第四是"法规、政策和标准"，最后是"社会伦理"（图 2-8-1）。

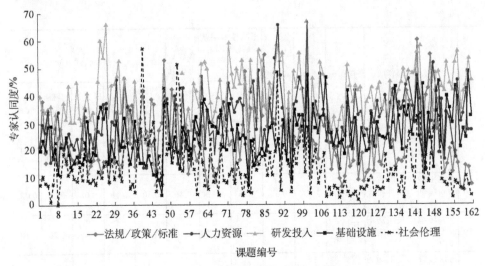

图 2-8-1　生命健康领域技术课题制约因素

生命健康领域 162 项技术课题中有 118 项技术课题的第一制约因素是"研究开发投入"，有 23 项技术课题的第一制约因素是"法规、政策和标准"，有 22 项技术课题的第一制约因素是"人力资源"，有 5 项技术课题的第一制约因素是"基础设施"，有 3 项技术课题的第一制约因素是"社会伦理"（有 9 项技术课题存在两个制约因素并列第一的情况）；有 79 项技术课题的第二制约因素是"人力资源"，有 41 项技术课题的第二制约因素是"基础设施"，有 29 项技术课题的第二制约因素是"研究开发投入"，有 19 项技术课题的第二制约因素是"法规、政策和标准"，有 10 项技术课题的第二制约因素是"社会伦理"（图 2-8-2，有 14 项技术课题存在两个制约因素并列第二的情况，有 1 项技术课题存在三个制约因素并列第二的情况）。

二、受"研究开发投入"因素制约最大的 21 项技术课题

"研究开发投入"是制约生命健康技术发展的瓶颈，有 118 项技术课题的第一制约因素是"研究开发投入"。受"研究开发投入"制约最大的 21 项技术课题（按专家认同度排名前 20，第 21 项和第 20 项并列）包括"营养迭代效应测定和'营养天网'系统得到实际应用"、"泛素介导的靶向蛋白降解技术在新药研发中得到实际应用"、"DNA 编码集中库的合成及筛选技术得到广泛应用"、"应用于孤独症的行为干预的智能人形机器人开发成功"、"人造细胞技术在

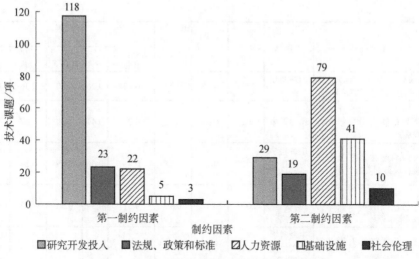

图 2-8-2　生命健康领域技术课题前两位制约因素分布

生命健康领域得到实际应用"、"适合中国人的中西医结合的权威医学知识库得到实际应用"、"微创手术机器人设备得到实际应用"、"针对合成生物威胁因子的相关侦测技术原理阐明和方法建立"、"面向未来医学的智能决策支持系统得到实际应用"、"基于组学的食物整体测评模型和网络路线图开发成功"、"超分辨显微光学成像技术在临床诊断中得到实际应用"、"基于蛋白相互作用和构象变化的创新药物研发关键技术得到广泛应用"、"无人高级别生物安全实验室技术开发成功"、"智能化/超高场医学磁共振影像技术得到广泛应用"、"超声深脑刺激和神经调控原理得到阐明"、"生物三维电子显微成像技术得到广泛应用"、"新策略抗菌药物研发技术开发成功"、"构建精神疾病的脑分子网络图谱和疾病分子分型体系，精神疾病发病机制得到阐明"、"基于跨学科技术的精神疾病预测和诊断模型开发成功"、"模块化快速组合式高等级生物安全实验室得到实际应用"和"生物安全净评估综合技术平台开发成功"（表 2-8-1）。

表 2-8-1　生命健康领域受"研究开发投入"因素制约最大的 21 项技术课题

排名	技术课题名称	子领域	预计实现年份	实现可能性指数	我国目前研究开发水平指数	制约因素（专家认同度）				
						法规、政策和标准	人力资源	研究开发投入	基础设施	社会伦理
1	营养迭代效应测定和"营养天网"系统得到实际应用	营养与食品安全保障	2027	0.29	0.26	0.57	0.67	0.67	0.48	0.29
1	泛素介导的靶向蛋白降解技术在新药研发中得到实际应用	创新药物研发	2027	0.28	0.13	0.16	0.37	0.66	0.35	0.16

续表

排名	技术课题名称	子领域	预计实现年份	实现可能性指数	我国目前研究开发水平指数	制约因素（专家认同度）				
						法规、政策和标准	人力资源	研究开发投入	基础设施	社会伦理
1	DNA 编码集中库的合成及筛选技术得到广泛应用	创新药物研发	2024	0.33	0.27	0.12	0.26	0.60	0.36	0.10
1	应用于孤独症的行为干预的智能人形机器人开发成功	精神健康	2027	0.35	0.32	0.22	0.44	0.59	0.37	0.11
2	人造细胞技术在生命健康领域得到实际应用	生命科学与医疗健康设备	2025	0.17	0.33	0.48	0.66	0.59	0.24	0.48
1	适合中国人的中西医结合的权威医学知识库得到实际应用	人工智能与智慧医疗	2027	0.34	0.49	0.31	0.39	0.58	0.25	0.33
1	微创手术机器人设备得到实际应用	生命科学与医疗健康设备	2023	0.55	0.12	0.19	0.49	0.57	0.19	0.15
1	针对合成生物威胁因子的相关侦测技术原理阐明和方法建立	生物安全	2026	0.15	0.10	0.15	0.45	0.56	0.39	0.08
2	面向未来医学的智能决策支持系统得到实际应用	人工智能与智慧医疗	2025	0.38	0.18	0.60	0.47	0.56	0.44	0.32
1	基于组学的食物整体测评模型和网络路线图开发成功	营养与食品安全保障	2025	0.34	0.20	0.28	0.47	0.56	0.33	0.23
1	超分辨显微光学成像技术在临床诊断中得到实际应用	生命科学与医疗健康设备	2024	0.33	0.36	0.29	0.36	0.56	0.31	0.22
1	基于蛋白相互作用和构象变化的创新药物研发关键技术得到广泛应用	创新药物研发	2027	0.27	0.09	0.16	0.37	0.54	0.32	0.14
1	无人高级别生物安全实验室技术开发成功	生物安全	2028	0.24	0.13	0.14	0.27	0.53	0.48	0.08
1	智能化/超高场医学磁共振影像技术得到广泛应用	生命科学与医疗健康设备	2025	0.45	0.17	0.35	0.41	0.53	0.24	0.04
1	超声深脑刺激和神经调控原理得到阐明	生命科学与医疗健康设备	2026	0.54	0.32	0.32	0.21	0.53	0.21	0.18
1	生物三维电子显微成像技术得到广泛应用	生命科学与医疗健康设备	2024	0.56	0.39	0.08	0.47	0.53	0.17	0.06
1	新策略抗菌药物研发技术开发成功	创新药物研发	2026	0.35	0.13	0.11	0.20	0.53	0.22	0.11
1	构建精神疾病的脑分子网络图谱和疾病分子分型体系，精神疾病发病机制得到阐明	精神健康	2030	0.37	0.21	0.29	0.36	0.53	0.25	0.04

续表

排名	技术课题名称	子领域	预计实现年份	实现可能性指数	我国目前研究开发水平指数	制约因素（专家认同度）				
						法规、政策和标准	人力资源	研究开发投入	基础设施	社会伦理
1	基于跨学科技术的精神疾病预测和诊断模型开发成功	精神健康	2028	0.40	0.20	0.13	0.21	0.52	0.39	0.07
1	模块化快速组合式高等级生物安全实验室得到实际应用	生物安全	2023	0.40	0.27	0.15	0.34	0.52	0.40	0.07
1	生物安全净评估综合技术平台开发成功	生物安全	2025	0.41	0.12	0.20	0.17	0.52	0.43	0.09

从子领域分布看，上述 21 项技术课题中，"生命科学与医疗健康设备"子领域有 6 项，"创新药物研发"和"生物安全"子领域各有 4 项，"精神健康"子领域有 3 项，"营养与食品安全保障"和"人工智能与智慧医疗"子领域各有 2 项。从发展阶段看，有 8 项处于实际应用阶段，有 6 项处于开发成功阶段，有 4 项处于广泛应用阶段，有 3 项处于原理阐明阶段。从预计实现时间看，上述 21 项技术课题中，有 10 项预计在近中期可以实现，有 11 项预计在中长期实现。从实现可能性看，上述 21 项技术课题实现可能性普遍较小。所有 21 项技术课题中有 18 项实现可能性指数低于被调查技术课题的平均值。从研究开发水平看，上述 21 项技术课题中有 12 项技术课题的我国目前研究开发水平低于被调查技术课题的平均水平。

三、受"人力资源"因素制约最大的 20 项技术课题

"人力资源"是制约生命健康技术发展的重要因素之一，列为第一制约因素的技术课题有 22 项，列为第二制约因素的技术课题有 79 项。受"人力资源"因素限制最大的 20 项技术课题（按专家认同度排名前 20）依次是："营养迭代效应测定和'营养天网'系统得到实际应用"、"人造细胞技术在生命健康领域得到实际应用"、"人体器官芯片得到实际应用"、"人工智能重点疾病信息关联模型的原理得到阐明"、"微创手术机器人设备得到实际应用"、"基于定位靶向技术的植物营养素肿瘤治疗技术得到实际应用"、"生物三维电子显微成像技术得到广泛应用"、"儿童及青春期生殖健康预测与管理体系得到实际应用"、"面向未来医学的智能决策支持系统得到实际应用"、"基于组学的食物整体测评模型

和网络路线图开发成功"、"高生物利用度口服生物技术药物研发技术得到实际应用"、"面向慢性病管理的规范化电子健康档案与智能化生活指导系统得到广泛应用"、"贴近临床的药物筛选和评价关键技术得到广泛应用"、"针对合成生物威胁因子的相关侦测技术原理阐明和方法建立"、"脑机接口在生命健康领域得到实际应用"、"应用于孤独症的行为干预的智能人形机器人开发成功"、"面向个人健康管理的虚拟智能助手得到广泛应用"、"中老年人生殖健康综合管理体系得到实际应用"、"生命孕育营养精准供给调控技术开发成功"和"环境污染健康风险评估模拟与关联疾病暴发的预测技术得到实际应用"（表 2-8-2）。

表 2-8-2　生命健康领域受"人力资源"因素制约最大的 20 项技术课题

排名	技术课题名称	子领域	预计实现年份	实现可能性指数	我国目前研究开发水平指数	制约因素（专家认同度）				
						法规、政策和标准	人力资源	研究开发投入	基础设施	社会伦理
1	营养迭代效应测定和"营养天网"系统得到实际应用	营养与食品安全保障	2027	0.29	0.26	0.57	0.67	0.67	0.48	0.29
1	人造细胞技术在生命健康领域得到实际应用	生命科学与医疗健康设备	2025	0.17	0.33	0.48	0.66	0.59	0.24	0.48
1	人体器官芯片得到实际应用	生命科学与医疗健康设备	2025	0.41	0.21	0.29	0.54	0.49	0.20	0.20
1	人工智能重点疾病信息关联模型的原理得到阐明	人工智能与智慧医疗	2024	0.34	0.17	0.28	0.52	0.34	0.14	0.28
2	微创手术机器人设备得到实际应用	生命科学与医疗健康设备	2023	0.55	0.12	0.19	0.49	0.57	0.19	0.15
2	基于定位靶向技术的植物营养素肿瘤治疗技术得到实际应用	营养与食品安全保障	2024	0.36	0.24	0.32	0.48	0.52	0.32	0.12
2	生物三维电子显微成像技术得到广泛应用	生命科学与医疗健康设备	2024	0.56	0.39	0.08	0.47	0.53	0.17	0.06
2	儿童及青春期生殖健康预测与管理体系得到实际应用	生殖健康	2026	0.69	0.15	0.29	0.47	0.51	0.37	0.16
3	面向未来医学的智能决策支持系统得到实际应用	人工智能与智慧医疗	2025	0.38	0.18	0.60	0.47	0.56	0.44	0.32
2	基于组学的食物整体测评模型和网络路线图开发成功	营养与食品安全保障	2025	0.34	0.20	0.28	0.47	0.56	0.33	0.23

续表

排名	技术课题名称	子领域	预计实现年份	实现可能性指数	我国目前研究开发水平指数	制约因素（专家认同度）				
						法规、政策和标准	人力资源	研究开发投入	基础设施	社会伦理
1	高生物利用度口服生物技术药物研发技术得到实际应用	创新药物研发	2026	0.28	0.25	0.21	0.46	0.46	0.32	0.21
2	面向慢性病管理的规范化电子健康档案与智能化生活指导系统得到广泛应用	人工智能与智慧医疗	2024	0.35	0.24	0.38	0.46	0.49	0.36	0.26
2	贴近临床的药物筛选和评价关键技术得到广泛应用	创新药物研发	2025	0.26	0.16	0.34	0.46	0.47	0.31	0.16
2	针对合成生物威胁因子的相关侦测技术原理阐明和方法建立	生物安全	2026	0.15	0.10	0.15	0.45	0.56	0.39	0.08
1	脑机接口在生命健康领域得到实际应用	生命科学与医疗健康设备	2026	0.30	0.21	0.35	0.45	0.35	0.15	0.24
2	应用于孤独症的行为干预的智能人形机器人开发成功	精神健康	2027	0.35	0.32	0.22	0.44	0.59	0.37	0.11
2	面向个人健康管理的虚拟智能助手得到广泛应用	人工智能与智慧医疗	2024	0.27	0.28	0.42	0.44	0.45	0.32	0.21
2	中老年人生殖健康综合管理体系得到实际应用	生殖健康	2025	0.70	0.18	0.23	0.43	0.48	0.29	0.13
1	生命孕育营养精准供给调控技术开发成功	营养与食品安全保障	2027	0.37	0.19	0.33	0.42	0.42	0.33	0.29
1	环境污染健康风险评估模拟与关联疾病暴发的预测技术得到实际应用	环境与健康	2024	0.56	0.19	0.23	0.42	0.30	0.30	0.11

从子领域分布看，上述20项技术课题中，"生命科学与医疗健康设备"子领域有 5 项，"营养与食品安全保障"和"人工智能与智慧医疗"子领域各有 4 项，"创新药物研发"和"生殖健康"子领域各有2项，"精神健康"、"环境与健康"和"生物安全"子领域各有 1 项。从发展阶段看，有 11 项处于实际应用阶段，有 4 项处于广泛应用阶段，有 3 项处于开发成功阶段，有 2 项处于原理阐明阶段。从预计实现时间看，上述 20 项技术课题中，有 13 项预计在近中期可以实现，有 7 项预计在中长期实现。从实现可能性看，上述 20 项技术课题实现可能性普遍较小。所有 20 项技术课题中，只有 5 项实现可能性指数高于被调查技术

课题的平均值。从研究开发水平看，上述 20 项技术课题中有 8 项技术课题的我国目前研究开发水平高于被调查技术课题的平均水平。

四、受"法规、政策和标准"因素制约最大的 20 项技术课题

"法规、政策和标准"是制约生命健康技术发展的重要因素之一，列为第一制约因素的技术课题有 23 项，列为第二制约因素的技术课题有 19 项。受"法规、政策和标准"因素限制最大的 20 项技术课题（按专家认同度排名前 20）依次是："面向未来医学的智能决策支持系统得到实际应用"、"营养迭代效应测定和'营养天网'系统得到实际应用"、"可用于机器学习的重点疾病正常人群非病变组织与器官基础影像数据库得到实际应用"、"具有光子计数能谱甄别能力的碳纳米管静态 CT 系统得到实际应用"、"通过干细胞或药物延缓机体衰老的方法开发成功，有效减少衰老相关疾病的发生"、"非电离辐射类分子影像技术在临床转化中得到实际应用"、"人造细胞技术在生命健康领域得到实际应用"、"医学影像大数据和云计算平台得到广泛应用"、"再生医学在治疗肝衰竭、肝硬化、心衰等严重影响国民健康的慢性病中得到实际应用"、"治疗严重遗传性疾病的胚胎基因精准纠正技术开发成功"、"面向个人健康管理的虚拟智能助手得到广泛应用"、"面向医疗机构的重点疾病诊疗流程中医学影像智能辅助技术得到广泛应用"、"基于化合物与细胞微环境的对人细胞命运的自由操纵技术开发成功"、"具有系统分类和语义关联的专业化临床医学术语体系得到实际应用"、"面向慢性病管理的规范化电子健康档案与智能化生活指导系统得到广泛应用"、"慢性病个体化诊疗的大数据分析技术得到广泛应用"、"血糖无创检测技术得到实际应用"、"在体重编程技术在疾病治疗中得到实际应用"、"基于固定剂量组合的中药和民族药现代化技术得到实际应用"和"人类干细胞体外分化为功能配子技术在治疗不孕不育症中得到实际应用"（表 2-8-3）。

表 2-8-3 生命健康领域受"法规、政策和标准"因素制约最大的 20 项技术课题

排名	技术课题名称	子领域	预计实现年份	实现可能性指数	我国目前研究开发水平指数	制约因素（专家认同度）				
						法规、政策和标准	人力资源	研究开发投入	基础设施	社会伦理
1	面向未来医学的智能决策支持系统得到实际应用	人工智能与智慧医疗	2025	0.38	0.18	0.60	0.47	0.56	0.44	0.32
3	营养迭代效应测定和"营养天网"系统得到实际应用	营养与食品安全保障	2027	0.29	0.26	0.57	0.67	0.67	0.48	0.29

续表

排名	技术课题名称	子领域	预计实现年份	实现可能性指数	我国目前研究开发水平指数	制约因素（专家认同度）				
						法规、政策和标准	人力资源	研究开发投入	基础设施	社会伦理
1	可用于机器学习的重点疾病正常人群非病变组织与器官基础影像数据库得到实际应用	人工智能与智慧医疗	2025	0.50	0.18	0.55	0.30	0.45	0.24	0.18
1	具有光子计数能谱甄别能力的碳纳米管静态 CT 系统得到实际应用	生命科学与医疗健康设备	2027	0.60	0.14	0.55	0.27	0.36	0.18	0.18
1	通过干细胞或药物延缓机体衰老的方法开发成功，有效减少衰老相关疾病的发生	再生医学	2025	0.47	0.43	0.53	0.35	0.39	0.37	0.43
1	非电离辐射类分子影像技术在临床转化中得到实际应用	生命科学与医疗健康设备	2024	0.35	0.18	0.49	0.22	0.44	0.24	0.11
3	人造细胞技术在生命健康领域得到实际应用	生命科学与医疗健康设备	2025	0.17	0.33	0.48	0.66	0.39	0.24	0.48
1	医学影像大数据和云计算平台得到广泛应用	人工智能与智慧医疗	2023	0.38	0.23	0.43	0.26	0.33	0.33	0.08
1	再生医学在治疗肝衰竭、肝硬化、心衰等严重影响国民健康的慢性病中得到实际应用	再生医学	2027	0.59	0.28	0.42	0.21	0.23	0.15	0.15
2	治疗严重遗传性疾病的胚胎基因精准纠正技术开发成功	再生医学	2026	0.50	0.53	0.42	0.14	0.26	0.15	0.57
3	面向个人健康管理的虚拟智能助手得到广泛应用	人工智能与智慧医疗	2024	0.27	0.23	0.44	0.45	0.32	0.21
1	面向医疗机构的重点疾病诊疗流程中医学影像智能辅助技术得到广泛应用	人工智能与智慧医疗	2023	0.31	0.31	0.40	0.18	0.24	0.13	0.18
1	基于化合物与细胞微环境的对人细胞命运的自由操纵技术开发成功	再生医学	2025	0.41	0.55	0.39	0.22	0.22	0.15	0.27
3	具有系统分类和语义关联的专业化临床医学术语体系得到实际应用	人工智能与智慧医疗	2025	0.56	0.10	0.39	0.19	0.48	0.45	0.32
3	面向慢性病管理的规范化电子健康档案与智能化生活指导系统得到广泛应用	人工智能与智慧医疗	2024	0.35	0.24	0.38	0.46	0.49	0.36	0.26
1	慢性病个体化诊疗的大数据分析技术得到广泛应用	慢性非传染性疾病	2026	0.50	0.21	0.38	0.30	0.35	0.24	0.11
3	血糖无创检测技术得到实际应用	生命科学与医疗健康设备	2023	0.33	0.29	0.37	0.39	0.44	0.28	0.19
1	在体重编程技术在疾病治疗中得到实际应用	再生医学	2027	0.33	0.53	0.37	0.24	0.15	0.11	0.30
1	基于固定剂量组合的中药和民族药现代化技术得到实际应用	创新药物研发	2024	0.44	0.53	0.37	0.31	0.25	0.21	0.08
2	人类干细胞体外分化为功能配子技术在治疗不孕不育症中得到实际应用	生殖健康	2028	0.44	0.41	0.36	0.15	0.34	0.19	0.51

从子领域分布看，上述 20 项技术课题中，"人工智能与智慧医疗"子领域有 7 项，"再生医学"子领域有 5 项、"生命科学与医疗健康设备"子领域有 4 项，"慢性非传染性疾病"、"创新药物研发"、"生殖健康"和"营养与食品安全保障"子领域各有 1 项，从发展阶段看，有 12 项处于实际应用阶段，有 5 项处于广泛应用阶段，有 3 项处于开发成功阶段。从预计实现时间看，上述 20 项技术课题中，有 13 项预计在近中期可以实现，有 7 项预计在中长期实现。从实现可能性看，上述 20 项技术课题实现可能性普遍较小。所有 20 项技术课题中，只有 7 项实现可能性指数高于被调查技术课题的平均值。从研究开发水平看，上述 20 项技术课题中有 13 项技术课题的我国目前研究开发水平高于被调查技术课题的平均水平。

五、受"基础设施"因素制约最大的 20 项技术课题

"基础设施"是制约生命健康技术发展的重要因素之一，列为第一制约因素的技术课题有 5 项，列为第二制约因素的技术课题有 41 项。受"基础设施"因素限制最大的 20 项技术课题（按专家认同度排名前 20）依次是："无人高级别生物安全实验室技术开发成功"、"营养迭代效应测定和'营养天网'系统得到实际应用"、"基于人工智能和多网整合技术的卫生应急管理决策体系得到实际应用"、"具有系统分类和语义关联的专业化临床医学术语体系得到实际应用"、"面向未来医学的智能决策支持系统得到实际应用"、"具有边缘计算能力的医疗设备物联网接入终端得到实际应用"、"生物安全净评估综合技术平台开发成功"、"电磁辐射健康影响评价技术开发成功"、"基于现代辐射探测技术和信息化技术的核事故卫生应急新技术得到实际应用"、"人工智能评测和干预老年认知能力退行算法得到实际应用"、"模块化快速组合式高等级生物安全实验室得到实际应用"、"针对合成生物威胁因子的相关侦测技术原理阐明和方法建立"、"基于跨学科技术的精神疾病预测和诊断模型开发成功"、"用于治疗 PD/AD 等老年神经退化性疾病的干细胞技术得到实际应用"、"儿童及青春期生殖健康预测与管理体系得到实际应用"、"应用于孤独症的行为干预的智能人形机器人开发成功"、"通过干细胞或药物延缓机体衰老的方法开发成功，有效减少衰老相关疾病的发生"、"智能型人体营养状况评估技术得到广泛应用"、"面向慢性病管理的规范化电子健康档案与智能化生活指导系统得到广泛应用"和"DNA 编码

集中库的合成及筛选技术得到广泛应用"（表 2-8-4）。

表 2-8-4　生命健康领域受"基础设施"因素制约最大的 20 项技术课题

排名	技术课题名称	子领域	预计实现年份	实现可能性指数	我国目前研究开发水平指数	制约因素（专家认同度）				
						法规、政策和标准	人力资源	研究开发投入	基础设施	社会伦理
2	无人高级别生物安全实验室技术开发成功	生物安全	2028	0.24	0.13	0.14	0.27	0.53	0.48	0.08
4	营养迭代效应测定和"营养天网"系统得到实际应用	营养与食品安全保障	2027	0.29	0.26	0.57	0.67	0.67	0.48	0.29
1	基于人工智能和多网整合技术的卫生应急管理决策体系得到实际应用	卫生应急	2025	0.59	0.27	0.32	0.23	0.44	0.47	0.03
2	具有系统分类和语义关联的专业化临床医学术语体系得到实际应用	人工智能与智慧医疗	2025	0.56	0.10	0.39	0.19	0.48	0.45	0.32
4	面向未来医学的智能决策支持系统得到实际应用	人工智能与智慧医疗	2025	0.38	0.18	0.60	0.47	0.56	0.44	0.32
1	具有边缘计算能力的医疗设备物联网接入终端得到实际应用	人工智能与智慧医疗	2025	0.35	0.15	0.12	0.18	0.32	0.44	0.06
2	生物安全净评估综合技术平台开发成功	生物安全	2025	0.41	0.12	0.20	0.17	0.52	0.43	0.09
1	电磁辐射健康影响评价技术开发成功	环境与健康	2025	0.33	0.19	0.14	0.23	0.39	0.43	0.14
2	基于现代辐射探测技术和信息化技术的核事故卫生应急新技术得到实际应用	卫生应急	2024	0.62	0.14	0.21	0.37	0.51	0.42	0.05
2	人工智能评测和干预老年认知能力退行算法得到实际应用	人工智能与智慧医疗	2026	0.65	0.14	0.28	0.41	0.48	0.41	0.34
2	模块化快速组合式高等级生物安全实验室得到实际应用	生物安全	2023	0.40	0.27	0.15	0.34	0.52	0.40	0.07
3	针对合成生物威胁因子的相关侦测技术原理阐明和方法建立	生物安全	2026	0.15	0.10	0.15	0.45	0.56	0.39	0.08
2	基于跨学科技术的精神疾病预测和诊断模型开发成功	精神健康	2028	0.40	0.20	0.13	0.21	0.52	0.39	0.07
2	用于治疗 PD/AD 等老年神经退行性疾病的干细胞技术得到实际应用	再生医学	2025	0.48	0.37	0.29	0.39	0.36	0.37	0.19
3	儿童及青春期生殖健康预测与管理体系得到实际应用	生殖健康	2026	0.69	0.15	0.29	0.47	0.51	0.37	0.16

续表

排名	技术课题名称	子领域	预计实现年份	实现可能性指数	我国目前研究开发水平指数	制约因素（专家认同度）				
						法规、政策和标准	人力资源	研究开发投入	基础设施	社会伦理
3	应用于孤独症的行为干预的智能人形机器人开发成功	精神健康	2027	0.35	0.32	0.22	0.44	0.59	0.37	0.11
4	通过干细胞或药物延缓机体衰老的方法开发成功，有效减少衰老相关疾病的发生	再生医学	2025	0.47	0.43	0.53	0.35	0.39	0.37	0.43
2	智能型人体营养状况评估技术得到广泛应用	营养与食品安全保障	2025	0.42	0.20	0.24	0.33	0.46	0.37	0.16
4	面向慢性病管理的规范化电子健康档案与智能化生活指导系统得到广泛应用	人工智能与智慧医疗	2024	0.35	0.24	0.38	0.46	0.49	0.36	0.26
2	DNA 编码集中库的合成及筛选技术得到广泛应用	创新药物研发	2024	0.33	0.27	0.12	0.26	0.60	0.36	0.10

从子领域分布看，上述 20 项技术课题中，"人工智能与智慧医疗"子领域有 5 项，"生物安全"子领域有 4 项，"再生医学"、"精神健康"、"营养与食品安全保障"和"卫生应急"子领域各有 2 项，"创新药物研发"、"生殖健康"和"环境与健康"子领域各有 1 项。从发展阶段看，有 10 项处于实际应用阶段，有 6 项处于开发成功阶段，有 3 项处于广泛应用阶段，有 1 项处于原理阐明阶段。从预计实现时间看，上述 20 项技术课题中，有 13 项预计在近中期可以实现，有 7 项预计在中长期实现。从实现可能性看，上述 20 项技术课题实现可能性普遍较小。所有 20 项技术课题中，只有 7 项实现可能性指数高于被调查技术课题的平均值。从研究开发水平看，上述 20 项技术课题中有 8 项技术课题的我国目前研究开发水平高于被调查技术课题的平均水平。

六、受"社会伦理"因素制约最大的 10 项技术课题

"社会伦理"是制约生命健康技术发展的重要因素之一，列为第一制约因素的技术课题有 3 项，列为第二制约因素的技术课题有 10 项。受"社会伦理"因素限制最大的 10 项技术课题（按专家认同度排名前 10）依次是："治疗严重遗传性疾病的胚胎基因精准纠正技术开发成功"、"人类干细胞体外分化为功能配

子技术在治疗不孕不育症中得到实际应用"、"人造细胞技术在生命健康领域得到实际应用"、"通过干细胞或药物延缓机体衰老的方法开发成功，有效减少衰老相关疾病的发生"、"人类生殖器官再生技术研发成功"、"人工智能评测和干预老年认知能力退行算法得到实际应用"、　"适合中国人的中西医结合的权威医学知识库得到实际应用"、　"面向未来医学的智能决策支持系统得到实际应用"、"具有系统分类和语义关联的专业化临床医学术语体系得到实际应用"和"在体重编程技术在疾病治疗中得到实际应用"（表 2-8-5）。

表 2-8-5　生命健康领域受"社会伦理"因素制约最大的 10 项技术课题

排名	技术课题名称	子领域	预计实现年份	实现可能性指数	我国目前研究开发水平指数	制约因素（专家认同度）				
						法规、政策和标准	人力资源	研究开发投入	基础设施	社会伦理
1	治疗严重遗传性疾病的胚胎基因精准纠正技术开发成功	再生医学	2026	0.50	0.53	0.42	0.14	0.26	0.15	0.57
1	人类干细胞体外分化为功能配子技术在治疗不孕不育症中得到实际应用	生殖健康	2028	0.44	0.41	0.36	0.15	0.34	0.19	0.51
3	人造细胞技术在生命健康领域得到实际应用	生命科学与医疗健康设备	2025	0.17	0.33	0.48	0.66	0.59	0.24	0.48
2	通过干细胞或药物延缓机体衰老的方法开发成功，有效减少衰老相关疾病的发生	再生医学	2025	0.47	0.43	0.53	0.35	0.39	0.37	0.43
1	人类生殖器官再生技术研发成功	生殖健康	2030	0.38	0.28	0.20	0.19	0.25	0.13	0.43
4	人工智能评测和干预老年认知能力退行算法得到实际应用	人工智能与智慧医疗	2026	0.65	0.14	0.28	0.41	0.48	0.41	0.34
3	适合中国人的中西医结合的权威医学知识库得到实际应用	人工智能与智慧医疗	2027	0.34	0.49	0.31	0.39	0.58	0.25	0.33
5	面向未来医学的智能决策支持系统得到实际应用	人工智能与智慧医疗	2025	0.38	0.18	0.60	0.47	0.56	0.44	0.32
4	具有系统分类和语义关联的专业化临床医学术语体系得到实际应用	人工智能与智慧医疗	2025	0.56	0.10	0.39	0.19	0.48	0.45	0.32
2	在体重编程技术在疾病治疗中得到实际应用	再生医学	2027	0.33	0.53	0.37	0.24	0.15	0.11	0.30

从子领域分布看，上述 10 项技术课题中，"人工智能与智慧医疗"子领域有

4 项,"再生医学"子领域有 3 项,"生殖健康"子领域有 2 项,"生命科学与医疗健康设备"子领域有 1 项。从发展阶段看,有 7 项处于实际应用阶段,有 3 项处于开发成功阶段。从预计实现时间看,上述 10 项技术课题中,有 4 项预计在近中期可以实现,有 6 项预计在中长期实现。从实现可能性看,上述 10 项技术课题实现可能性普遍较小。所有 10 项技术课题中,只有 4 项实现可能性指数高于被调查技术课题的平均值。从研究开发水平看,上述 10 项技术课题中有 7 项技术课题的我国目前研究开发水平高于被调查技术课题的平均水平。

第三章
生命健康领域技术发展趋势

第一节　生命健康领域技术发展趋势概述

高　福[1]　吴家睿[2]　吴亮其[3]

（1 中国疾病预防控制中心；2 中国科学院上海生命科学研究院；
3 中国科学院大学）

人口健康是重要的社会民生问题，关乎国家经济发展和社会进步。科技是健康管理的有力保障，颠覆性技术的发展、跨学科技术的深度融合、学科的会聚正在改变生命科学与医学研究范式、疾病诊疗模式和健康产业业态。

一、主要国家生命健康的战略布局

近年来，主要国家纷纷出台相关战略文件以保障健康科技创新，脑科学、精准医学（precise medicine）、癌症研究、细胞图谱、微生物组学是目前的前沿热点方向，神经退行性疾病受到持续关注。

2016 年美国通过了《21 世纪治愈法案》，计划在 10 年内，为美国国立卫生研究院（NIH）和美国 FDA 提供 63 亿美元的经费，以推动健康领域的基础研究、疗法开发和新疗法的临床转化，巩固美国在全球生物医药创新中的国际地位。与此同时，通过《精准医学临床试验结果记录标准草案》、《精准医学计划：数据安全政策指导原则与框架》、《癌症"登月计划"特别小组报告》和《癌症"登月计划"：蓝丝带小组报告 2016》等重点关注了精准医学计划、癌症

"登月计划"、脑科学计划、国家微生物组计划的推进和实施，并通过研发计划对人类细胞图谱、阿尔茨海默病等进行持续关注（王玥等，2017）。

英国在已有的十万人基因组测序计划和分层医学项目基础上，启动建立了国家精准医学孵化中心网络，并绘制了全英精准医学基础设施地图，以推动资源整合利用；并将精准医学列为英国创新署健康与生命科学方向的6个优先资助领域。英国持续关注生命科学产业的发展，先后发布《生命科学产业战略》，《产业战略：生命科学部门协定》等，针对加强科学研究与成果转化、强化企业发展与基础设施建设、推进英国国家医疗服务体系与行业的互动和创新、支持数据的共享与合作。

欧洲"预防阿尔茨海默病计划"（EPAD）于2015年1月18日启动，对阿尔茨海默病的防御药物进行研究；同年7月，欧洲创新药物计划2期第5次项目征集中设置阿尔茨海默病主题。欧盟"神经退行性疾病研究联合计划"（JPND）与欧盟"地平线2020"计划合作启动了Jpco-fuND项目，推进神经退行性疾病的转化研究。欧盟"欧洲地平线"科研资助框架提出2021～2027年的发展目标和行动路线，预算为1000亿欧元，其中超过一半的资金将用于应对社会挑战，重点资助健康领域。该领域包含六大主题，分别是：全生命周期健康研究，影响健康的环境与社会因素研究，非传染性疾病与罕见病管理与防控，传染病研究与应对，卫生和保健相关工具、技术及数字化解决方案制定，卫生保健系统改革。在学科融合方面，提出了加强生物学与信息学、计算机科学以及物理学的融合，重点开展基于大数据的生命科学研究、工程化疾病干预技术研发（许丽等，2019）。

面对人类共同关心的问题，主要国家纷纷发起和参与国际大科学计划。欧盟、日本、韩国、美国和澳大利亚5个国家（地区）共同签署了《发起国际大脑科学计划（IBI）的意向声明》，加快破译大脑密码的进程。"地球生物基因组计划"启动，获得了美国、英国、挪威、巴西、中国等多个国家的科学家积极响应，计划在10年内，对约150万种已知真核生物进行测序和序列注释。2018年2月，科学家在《科学》杂志上发文，宣布2018年启动"全球病毒组项目"（The Global Virome Project），计划耗资12亿美元，历时10年，旨在鉴定出地球上大部分未知病毒，并阻止其传播（徐萍等，2018）。

二、中国生命健康领域发展的目标及任务

中国政府同样高度重视健康科技的发展。"健康中国"战略已经明确写入《中华人民共和国国民经济和社会发展第十三个五年规划纲要》和党的十九大报告。在健康中国战略指导下，中共中央、国务院于 2016 年发布了《"健康中国 2030"规划纲要》，将健康摆在优先发展的地位。该纲要提出了三步走的宏伟目标：到 2020 年，建立覆盖城乡居民的中国特色基本医疗卫生制度，主要健康指标居于中高收入国家前列；到 2030 年，促进全民健康的制度体系更加完善，主要健康指标进入高收入国家行列；到 2050 年，建成与社会主义现代化国家相适应的健康国家。该纲要还提出了到 2030 年实现人民健康水平持续提升、主要健康风险因素得到有效控制、健康服务能力大幅提升、健康产业规模显著扩大、促进健康的制度体系更加完善等五方面的具体目标。这是新中国成立以来首次在国家层面提出健康领域中长期战略规划，显示出国家对健康工作的高度重视，对于健康科技创新本身也将发挥重要的推动作用。

此外，2019 年 7 月发布《国务院关于实施健康中国行动的意见》，"倡导每个人是自己健康第一责任人的理念"，提出两步走目标，即到 2020 年，健康促进政策体系基本建立，全民健康素养水平稳步提高，健康生活方式加快推广，重大慢性病发病率上升趋势得到遏制，重点传染病、严重精神障碍、地方病、职业病得到有效防控，致残和死亡风险逐步降低，重点人群健康状况显著改善。到 2030 年全面健康素养水平大幅提升，健康生活方式基本普及，居民主要健康影响因素得到有效控制，因重大慢性病导致的过早死亡率明显降低，人均健康预期寿命得到较大提高，居民主要健康指标水平进入高收入国家行列，健康公平基本实现。此外，该意见还提出了 15 项维护健康行动的具体任务，加快推动从以治病为中心转变为以人民健康为中心，实施健康中国行动。

应对人口持续增长和人口加速老龄化的巨大挑战，受到资源能源和环保压力不断加大的约束，食品安全、医疗养老等新需求层出不穷，生命健康科技的发展无疑为解决我国经济社会发展矛盾和问题找到了新的方法和途径。为此，面向 2035 年，中国生命健康领域发展的任务包括：一是科学规划，科学决策。在生命与健康领域的研发布局上，应着重加强技术预见能力，建立科学自信。领域规划应重点解决困扰中国人群健康的核心矛盾和问题，加速布局人口与健

康领域的前瞻性科学研究，重点布局早期诊断、早期预防和治疗研究，开发新的诊疗手段；二是改革科技管理，促进创新发展目标落实。三是完善成果转移转化机制，促进创新的可持续发展。四是加强创新文化建设，营造良好科学创新环境。五是大力开展学术交流、公共宣传与科学普及工作（周琪，2017）。

三、中国生命健康领域技术发展趋势

面向 2035 年，随着大数据、人工智能等技术加速渗透生命科学研究，生物技术的不断突破提高系统认知和解析生命的能力，仿生与创制能力的发展不断提高人体机能和疾病防诊治的水平，精准医学的发展使得疾病防治手段更加多样化以及相关管理政策的变革，为实现中国生命健康领域发展的目标及任务，结合本次技术预见调查结果，中国应发展的最为重要的技术领域包括以下 12 个方面。

（1）在慢性非传染性疾病领域，中国应重点发展慢性病发生发展的预测技术、慢性病个体化诊疗的大数据分析技术、基于系统生物学的慢性病个体化早期监测与预防技术、控制代谢性疾病发生发展的精准营养干预技术等。

（2）在传染性疾病领域，中国应在传染病预警、预防、诊断与治疗四个方面取得显著进步，重点包括基于前沿大数据的预警技术、广谱抗传染病的预防技术、精确智能的诊断技术以及有效的病原体清除技术等。

（3）在创新药物研发领域，中国应着重加强原创理论，发展原创技术，研发原创新药；重视创新药物新模式，特别是基于复杂疾病共性病理基础的创新药物研发；具体技术方面，要把握精准化、个性化为代表的未来医学发展趋势，建立以基于大数据和人工智能的精准药物设计为核心的原创候选新药发现关键技术体系，发展药物评价及新药研发技术，加强现代生物治疗技术和新策略及其在新药研发中的应用研究等。

（4）在再生医学领域，中国应实现针对各重大疾病的再生医学实践，建立再生医学理论体系；建立细胞命运决定和器官形成的基础理论，指导再生医学实践；将增材制造、基因编辑、智能化工程技术等技术综合应用到再生医学；通过干细胞和药物延缓机体衰老、治疗 PD/AD 等老年神经退行性疾病；开发基于干细胞诱导、三维培养和增材制造等技术的体外自体器官制造技术；治疗肝衰竭、肝硬化、心衰等严重影响国民健康的慢性病等问题。

（5）在生殖健康领域，中国应围绕育龄人群、儿童与青少年、中老年生殖健康管理，开发生殖健康相关的疾病防治的技术、建立管理体系；针对生殖细胞发生障碍或质量下降的情况，进行干细胞体外分化为功能配子技术甚至体外实现人造生殖器官；实现胚胎植入前、胎儿期全方位的先天缺陷与遗传疾病的早期诊断与阻断及适当宫内治疗；将人工智能技术应用于辅助生殖配子胚胎质量的评估、妊娠相关疾病评估以及染色体分析；建立适宜中国人群且经济有效的生殖健康相关疾病综合防治应用平台。

（6）在精神卫生领域，中国应加快构建精神疾病风险预测及早期诊断模型，并寻求基于生理指标改变的精神疾病诊断标准；积极推进和构建精神疾病有关的脑功能分子网络图谱和疾病分子分型体系，并尽快建立大规模人类行为数据库及专家结构化访谈临床资料学习库；加快推动脑神经科学、影像学和分子遗传学发展。

（7）在生命科学与医疗健康设备领域，中国应系统构建国家生命科学与医疗健康设备创新体系，加快共性核心技术和关键部件开发。重视颠覆性前沿技术和重大原始创新，在电子/光学显微镜及配套设施、显示器球管、医用传感器、新型微流控芯片、超声换能器、微电机等核心配件领域超前布局，同时注重培养和引进领域尖端人才，创造领域发展良好环境。

（8）在营养和食品安全保障领域，中国应重点围绕营养慢性病相关基础机制、智能型人体营养状况评估与预警技术、个体化营养干预、食品安全新型溯源与监测预警技术等方面优先布局发展。

（9）在卫生应急领域，中国应实现覆盖全国的具有风险评估与应对、事件监测与预警、智能监护与救治、多部门联合决策行动等功能的卫生应急智能指挥与决策体系；建立统一完善的突发事件卫生应急风险监测与预警信息共享平台，开展多层次的共同参与卫生应急安全风险监测；卫生应急信息移动整合技术将在中国突发公共卫生事件的现场应急处置中得到实际应用；基于情景构建的卫生应急准备概念将会得到普遍推广；各种模型技术及方法不断成熟，大数据、人工智能、计算机仿真技术、物联网、运筹学等技术方法的推广也将进一步带来模型技术在传染病防控及决策上的应用。

（10）在环境与健康领域，在暴露测量方面，中国应加强未知（新型）污染物识别和检测技术的研发；在健康效应和危害识别方面，中国应着重开发重要环境健康危害的识别技术；在风险评估和干预控制方面，中国应促进重大环境健康危害干预控制技术得到切实的应用。

（11）在人工智能与智慧医疗领域，中国应重点加强面向未来医学的智能决策支持系统，以及具有边缘计算能力的医疗设备物联网接入终端两大技术方向的研究与应用推广。

（12）在生物安全领域，中国应建立生物安全实验室污染风险预警远程自动化识别系统，发展仿真技术在评价高等级实验室的安全性设计、调试、检测和消毒中能够得到广泛应用，掌握基于高级人工智能的生物安全（生物恐怖）净评估平台，实现生物安全装备和设施的人工智能化，战略性生物资源保护与保藏关键技术标准建立等。

参 考 文 献

王玥，许丽，苏燕等. 2017. 人口健康与医药领域发展观察. 2017 科学发展报告[M]. 北京：科学出版社：221-227.

许丽，徐萍，苏燕等. 2019. 人口健康领域科技进展与趋势分析[J]. 世界科技研究与发展，4：333-342.

徐萍，王玥，许丽等. 2018. 人口健康与医药领域发展观察. 中国科学院. 2018 科学发展报告[M]. 北京：科学出版社：204-212.

周琪. 2017. 建设生命健康科技强国的路径思考[J]. 中国科学院院刊，32（5）：488-495.

第二节　慢性非传染性疾病子领域发展趋势

吴家睿　张　宇

（中国科学院上海生命科学研究院）

随着我国人口平均寿命的显著增加和生活方式的改变，慢性非传染性疾病（以下简称慢性病）已经取代传染性疾病成为危害我国人民健康的最大威胁。据统计，我国目前有近 2 亿的代谢综合征患者、约 2.9 亿心血管疾病患者、1 亿左右的 2 型糖尿病患者，癌症发病人数每年约有 260 万，过去 30 年癌症死亡率增加 80%。这些慢性病也显著影响了我国社会和经济的正常运行。我国每年用于癌症患者的医疗费用近千亿元。我国社会经济的发展，以及人口老龄化的加速，都有可能进一步增加这些慢性病的发生、发展程度及危害性。因此，我国未来在人口健康领域的主要任务应该是控制并阻止慢性病上升的趋势。

一、国内外发展现状及趋势

（一）老龄化社会与慢性病成为经济社会发展的重要挑战

人类已进入老龄化社会。进入 20 世纪以后，美国和日本等各发达国家的人均预期寿命都有了明显的增长，而且这个趋势仍在继续。从这个意义上来说，人类对自身健康的掌控和维护能力有了非常大的提高。联合国 2015 年的一份报告预测，中国人口老龄化程度将在 2035 年超过美国。长寿是一个国家进步的标志。在《"健康中国 2030"规划纲要》里，人均预期寿命的增加是一个很重要的指标：从 2015 年的 76 岁要增至 2030 年的 79 岁。然而，其同时伴随的就是慢性病的增加。世界银行在 2015 年底一份关于老龄化的报告《长寿与繁荣：东亚和太平洋地区的老龄化社会》中指出，目前全球 65 岁以上的老年人中有 36%居住在东北亚地区；预计到 2030 年，癌症、心脏病、糖尿病、阿尔茨海默病等与高龄相关的慢性病患者将占这个地区全部疾病患者的 85%。过去导致人类死亡的疾病主要是传染病，如今慢性病取代了传染病，成为人类死亡的主要原因。

慢性病不仅危害个人健康，对社会也有很大的危害。慢性病通常需要进行长期的治疗，这对整个社会、对每个家庭造成的经济负担非常沉重。据统计，2015 年我国在阿尔茨海默病上的花费就超过 3000 亿人民币。据世界卫生组织预测，2030 年全球由阿尔茨海默病导致的花费将达到 2 万亿美元。这表明慢性病对社会和个人都是一种巨大的经济压力。

慢性病和传染病有着本质性的区别。慢性病是属于人体内部产生的问题，如肿瘤是因为体内某个或某些细胞的基因突变而演化形成的，肥胖病是因为负责调控能量代谢的组织或者器官出了问题产生的，阿尔茨海默病则是因为脑神经细胞死亡引发的。显然，即使未来的科学技术或医学再发达，年龄这个慢性病最主要的危险因子也没有办法消除。因此，面对慢性病的挑战和面对传染病的挑战，我们的应对措施也应该有所不同。

（二）疾病观从"看病"到"看人"演化

循证医学（evidence-based medicine）是当前治疗慢性病的主要医学模式，强调诊断和治疗疾病的依据是具有科学证据的临床指南。而这种科学证据则主要来自"随机对照试验"（randomized controlled trial）。它关注的是疾病本身的特点，而非患者之间的个体差异。虽然循证医学作为现代医学的主流，在当前治疗慢性病中发挥着重要作用，但是其统计性特征带来了明显的"非精确性"问题。即尽管通过随机对照试验能够找到一种药物或者治疗方案对相应病症的最大有效概率，但落实到个体就不一样了，它并不能确保药物用到一位具体患者时能够真正有效。

现代医学为什么在面对慢性病时会出现这种非精确性问题？这是因为慢性病是非常复杂的疾病。首先从病因来看，其涉及的通常不只是一种因素，而是众多的内部身体因素和外部环境因素，以及这些内因和外因之间的相互作用。例如，肿瘤的形成源于大量的基因变异。与此同时，环境也在肿瘤的形成过程中起着重要作用。例如，抽香烟能够诱发基因突变，从而显著促进肺癌的发生；而过度晒太阳则常常导致皮肤癌的发生。显然，这种病因的复杂性导致了同样类型的疾病有着不一样的发病机制。

人们已经充分认识到，慢性病患者之间具有明显的个体差异。不同的个体即使得了同样的一种病，个体之间的表现以及对药物的响应往往是不一样的。一方面可能是源于个体间不同的发病机制，另一方面则可以归结于个体间不同的遗传背景和不同的生活环境。更重要的是，研究者发现，肿瘤等疾病不仅有个体间差异，还具有明显的个体内差异。例如，通过单细胞测序技术发现，在同一个患者体内的乳腺癌肿瘤上，不同肿瘤细胞的基因变异是不一样的。一种药物只能杀死对其敏感的肿瘤细胞，而不能消灭对其不敏感的肿瘤细胞。为了解决循证医学在抗击慢性病时出现的这种非精确性问题，当前国际上出现了一种新型医学模式——精准医学。

精准医学的核心是"以个体为中心"，完整地获取个体从基因组、蛋白质组等分子层次到生理病理性状、肠道菌群等表型层次的数据，以及行为和环境等宏观层次的数据，用来构造个体的疾病知识网络，并在此基础上实现个体的健康维护和精确诊疗。尽管精准医学的概念和理论还有待完善，但有一点很清楚：精准医学是典型的个体化医学。面对复杂的慢性病，不能像对付传染病那样简单地去"看病"，而是要从机体和疾病的复杂性角度去"看人"。

（三）关口前移是慢性病防控的重要解决途径

中国当前进入到了一个"大健康"时代。2016 年，中国政府召开了第一次全国卫生与健康大会，并在会上提出了建设健康中国的目标——为人民群众提供全生命周期的卫生与健康服务。"全生命周期"即维护人民健康的任务不再像过去那样，把医疗卫生服务的重点放在疾病的诊断和治疗方面。这种新观点在国家发布的《"健康中国 2030"规划纲要》里表述得更为清楚："加快转变健康领域发展方式，全方位、全周期维护和保障人民健康"。这个转变的关键点就是要将抗击疾病的"关口前移"，实行"健康优先"。这一点充分反映在《"健康中国 2030"规划纲要》提出的第一个原则："把健康摆在优先发展的战略地位，立足国情，将促进健康的理念融入公共政策制定实施的全过程，加快形成有利于健康的生活方式、生态环境和经济社会发展模式，实现健康与经济社会良性协调发展。"

健康领域发展方式的转变主要针对的是慢性病。慢性病具有病程长、病因复杂、潜伏时间长、预后差等特点，一旦发展到了临床阶段，通常就成为终身性疾病，很难根治。这个时候进行临床药物治疗，代价昂贵却效果不佳。一些正常人群由于遗传和环境因素，已经具有慢性病高发的风险。而正常人与慢性病患者之间，有着数量巨大的慢性病前期人群。这些慢性病前期人群更是有着生理和分子水平上的异常。这也就为针对慢性病的预防、早期诊断和早期干预提供了可能性。慢性病发生、发展多是由基因与膳食等环境因素和生活方式长期相互作用的结果。基于我国慢性病患者率逐年攀升、慢性病复杂特征等情况，必须全面、系统研究健康和患病人群，发现相关的遗传与环境因素，揭示慢性病的分子和细胞致病机理，进而发展出慢性病早期预防干预、预警和预测的新方法和新手段，最终实现慢性病患者率下降和健康人群比重上升的目标，从根本上缓解经济和社会压力。因此，如果通过对"正常个体→高危个体→临床患者"这一动态过程进行系统的研究，筛选出遗传和环境风险因素，再通过遗传背景和基因型分析可以发现高风险人群，从而提前采取干预措施规避发病风险。而通过营养膳食和健康生活方式也能有效地降低慢性病的环境致病因素。当前科学界和医学界已经有一个共识，就是要将抗击疾病的关口前移，要把过去以疾病治疗为主的临床医学模式向早期监测和早期干预为主的健康医学模式转变，从而达到保护人群健康、有效遏制慢性病流行的目的。

慢性病与传染病的一个主要区别就是，传染病通常起病快，而慢性病的发生则需要较长的时间。以2型糖尿病的发生为例，2019年第9版《IDF全球糖尿病概览》显示我国糖尿病患病率已达 10.9%，大约有 1.16 亿人，而处于糖尿病前期的高危人群则接近5亿。由此可见，慢性病的形成是一个由健康状态逐渐向疾病状态转换的过程，在出现临床症状之前，会先出现亚健康状态或前疾病状态等各种过渡态。显然，这样一个发病前的亚健康"窗口期"给人们提供了抗击慢性病的重要机会。例如，把抗击糖尿病的关口前移至5亿糖尿病前期的高危人群，对他们进行早期监测和早期干预，让他们慢一点进入到糖尿病临床阶段，甚至让他们从疾病前期转归到正常状态。中医有句经典说法叫作"上医治未病"，这个传统观点与今天提出要把抗击疾病的关口前移的理念非常一致。

（四）多学科交叉的系统健康科学研究是慢性病研究的必然趋势

慢性病是遗传因素和环境因素长期互动的结果，其显著特征是发病机理复杂。遗传和表观遗传的变化、社会和自然环境的变化、膳食结构和生活方式的变化等都影响着人体从健康到高危再到慢性病的进程。因此，对于慢性病这样的系统性疾病的研究，也不能局限于某单一学科，而是要综合多个学科，在多种组学研究手段和海量数据产生的基础上，从分子、细胞、动物到人群，从微观到宏观，整合科研界、产业界和社会公共资源的系统研究手段，才能揭示慢性病致病机理，从而实现慢性病的早期发现、早期治疗的目的。

基因组学、蛋白质组学和代谢组学等新技术的发展大幅推动了个体化医疗靶点药物及其伴侣诊断试剂的发展，使新药研发的周期缩短、研发费用降低、综合效益大幅提高。生物技术药物、基因治疗、细胞治疗及干细胞技术已在临床救治中发挥了重大作用。纳米技术、合成生物学、细胞生物学、生物信息学的融合加强，对慢性病的早诊、早治提供了更为科学的可能性。

（五）精准医学使慢性病防治手段更加多样化

以生命组学、大数据技术、大队列为核心的精准医学正在成为医学研究的主要模式，其目标就是疾病的精准分类、预防、诊断和治疗。默沙东公司研发的药物 Keytruda 用于治疗所有"MSI-H/dMMR 亚型"实体肿瘤，成为美国食品药品监督管理局（FDA）首次按照分子特征而非组织来源来区分肿瘤类型而批准的药物。基因诊断、液体活检、分子影像等的突破为早诊提供了重要的技术手段。

免疫疗法为癌症治疗提供了新手段，其中免疫检查点抑制剂和细胞免疫疗法是当前免疫疗法研究热点。多项临床试验揭示免疫检查点抑制剂联合化疗疗效显著，PD-1 单抗 Pembrolizumab 联合培美曲塞和卡铂一线治疗非鳞非小细胞肺癌已经获批。美国 FDA 批准首个基因疗法诺华公司的 Kymriah 上市，开启了 CAR-T 和基因疗法产业元年，成为医药研发的又一个风口。基因疗法入选《科学》（Science）杂志评选的 2017 年度十大突破，首款"矫正型"基因疗法 Luxturna 已用于治疗遗传性视网膜病变。

干细胞在多种疾病治疗中的应用前景日趋明朗，在代谢性疾病、神经疾病、生殖疾病、眼部疾病、心血管疾病等多种疾病中均显示出其治愈潜力，干细胞疗法临床转化进程不断加快。与此同时，通过与基因编辑技术、成像技术、单细胞技术等新兴生物技术的跨界融合，干细胞疗法展现出更大的发展潜力。

人体微生物组的研究证明，其与健康和疾病的发生密切相关。2017 年，美国国立卫生研究院（NIH）的"人体微生物组计划"（Human Microbiome Project, HMP）发布第二阶段成果，揭示了人体微生物组的时空多样性。人体微生物组与疾病关系研究进入机制研究阶段，揭示了微生物组调控多种疾病进程的因果机制。相关研究也揭示了微生物组和机体抗癌监视之间的关联，证实其影响癌症 PD-1 免疫疗法、化疗药物的疗效。人类微生物组药物研发正处于药物发现/临床试验阶段并持续推进。

二、慢性病子领域发展趋势

健康是人类自身最根本的需求，科技创新为健康提供有力保障。未来，各种科技突破将改变医学，使生命认识和解析的能力不断提高，健康与疾病发生机制进一步清晰，个体化药物、细胞治疗、基因疗法等疾病防治手段更加多样化。5P（可预防、可预测、个体化、患者参与、精准）医学将实现，人类寿命将大大延长，生活质量将大大提高。改造、合成、仿生、创生、再生研究的深度和广度不断拓展，更多的器官被人类制造出来，意念控制的外骨骼大大提高人体机能。大数据、互联网、人工智能为核心的数字医疗和移动医疗将解决老龄化、医疗资源不足、城市和边远地区医疗资源不均衡等问题，使健康管理水平不断提高。

三、中国应重点发展的方向

结合本次技术预见第二次德尔菲问卷的调查结果，预计到 2035 年，中国慢性病子领域应重点发展的方向包括慢性病发生发展的预测技术、慢性病个体化诊疗的大数据分析技术、基于系统生物学的慢性病个体化早期监测与预防技术、控制代谢性疾病发生发展的精准营养干预技术等方面。

（一）慢性病发生发展的预测技术

未来 5～10 年，我国将在慢性病发生发展的风险评估技术方面取得重要进展，特别是在慢性病的多因素风险评估、临界状态评估、亚健康状态的定量评估、临界状态定量检测的动态网络标志物技术等方面取得重要进展，为更复杂的健康状态评估和预测技术提供基础。预计到 2035 年，慢性病发生发展的状态评估及预测技术将得到实际应用，为我国慢性病防控"关口前移"和改进慢性病患者生存质量提供重要保障。

（二）慢性病个体化诊疗的大数据分析技术

未来 5～10 年，我国将建成中华人群健康状态数据库，并在生物医学大数据获取、异源多层面大数据标准化处理、个体化网络构建和分析技术等方面取得重要进展，特别是在组学标志物、网络标志物等方面；将建立应用全局信息的个体化诊疗大数据分析技术与方法，为慢性病个体化定量诊疗提供坚实的技术基础。预计到 2035 年，慢性病个体化诊疗的大数据分析技术将得到广泛应用，实现定量评估慢性病个体化状态的目标。

（三）基于系统生物学的慢性病个体化早期监测与预防技术

未来 5～10 年，我国将构建用于研究慢性病发生的大规模人群队列，并发展和完善基因组、蛋白质组和代谢组学等相应的生命组学和计算生物学分析技术。通过大规模人群队列的多组学数据和表型数据的收集与计算生物学分析，建成适用于中国人慢性病个体化早期监测的生命组学数据库，并发展具体的个体早期监测适宜技术。预计到 2035 年，用于慢性病个体化早期监测的生命组学数据库和监测技术将在防治国人慢性病中得到广泛运用。

（四）控制代谢性疾病发生发展的精准营养干预技术

未来 5～10 年，我国将建立"人类营养代谢研究单元"，并发展相应的研究技术，在此基础上构建国人营养素需要量和营养干预效果评价的生物学数据库。预计到 2035 年，我国将成功开发适用于我国代谢性疾病患者的精准慢性病营养干预技术，并在代谢性疾病防控等方面发挥重要作用。

第三节 传染性疾病子领域发展趋势

徐建青[1] 李振军[2] 徐建国[2]

（1 复旦大学/上海市公共卫生临床中心；
2 中国疾病预防控制中心病毒病预防控制研究所）

新发、再现传染病严重威胁我国国家安全、社会稳定与经济建设，受到政府的高度重视。至 2035 年，我国将在传染病预警、预防、诊断与治疗四个方面取得显著进步，重点包括基于前沿大数据的预警技术、广谱抗传染病的预防技术、精确智能的诊断技术以及有效的病原体清除技术。

在传染病预警领域，应用病原组学、传染病传播相关环境和社会学大数据，开展多元数据人工智能关联分析，形成广泛应用的人工智能监测预警技术。在预警基础上，应用广谱保护性抗体和 T 细胞领域的研究成果，研发针对高变异病原体的通用型广谱疫苗，实现人群的有效保护；同时，制定和完善与贫穷相关的重要传染病消除综合策略，解决我国贫困地区"因贫致病、因病返贫"的困境。

在诊断领域，通过对人类遗传多样性的病原体易感性预测及诊断技术，为我国开展基于人类遗传多样性的病原体易感性预测奠定基础；通过人工智能诊断技术与设备，大大提升传染病诊断效率，推动传染病防控关口前移和重心下移，显著提升我国传染病诊断能力。

在治疗领域，重点解决慢性感染的迁延机制、潜伏激活、基因体内靶向切除、免疫损伤修复与重塑、体内持续性免疫监视等关键技术；开发针对耐药细菌的药物、囊膜病毒感染的广谱预防和基于临床症状的急性传染病的广谱治疗药物、功能性治愈乃至根治技术；开发成功高效特异性抗体的人工设计、合成及制备技术，研发新型活体示踪技术、寻找新靶点，推动我国原创性药的研发，实现我国制药领域领先国际的目标。

一、基于大数据的传染病智能预警与广谱预防技术获得应用

病原体信息挖掘以及传染病相关多元大数据整合分析是传染病疫情监测预

警中的必要内容。当前，一些发达国家已开始探索将病原体基因组信息整合应用于传染病监测预警之中。病原体组学应用于传染病监测预警，重点在病原体基因组学、蛋白质组学、糖组学、机体感染代谢组学等方面建立新检测技术、数据获取、比对分析及其网络化工作系统，并整合利用传染病传播相关环境和社会学大数据，开展多元数据人工智能关联分析和疫情预警。这些技术应用能使我国传染病预警与防控能力取得跨越式提升。预计在 2025 年前后，我国能够在病原组学大数据的获取和网络化分析、多元大数据交互式分析、高准确性预警模型建立方面建立成熟技术体系，并迅速形成广泛应用。

在预警的基础上，有效预防的技术研发成为关键。一方面，要研发广谱预防病原体的药物。随着对病原体基因组、蛋白组的数据积累以及对病原体致病机制的解析，针对共性特点或共性致病机制的广谱预防药物研发将成为未来研发热点。至 2035 年，广谱预防药物将研制成功并获得应用。另一方面，流感和艾滋病病毒（HIV）等的快速变异是逃避宿主免疫系统的有效机制，也是造成疫苗免疫失败或者疫苗研发困难的最主要原因。流感疫苗已经被使用 70 余年，不仅不能有效控制疾病的流行，还需要每年更新疫苗组分和免疫接种才能提供部分的保护效果；艾滋病疫苗至今没有研发成功。因此，研发针对高变异病原的广谱通用型疫苗已迫在眉睫。最近的研究进展，如系列通用型保护性抗体的发现和 T 细胞免疫保护效果的研究，使得通用型流感疫苗在未来 20 年成功研制成为可能。预计在 2025 年左右，多个潜在通用型疫苗将完成临床研究；在 2035 年左右，通用型疫苗进入应用。通用型疫苗的研发不仅可以为人类提供更好的疫苗产品，还可以极大促进免疫学的基础研究和新型疫苗技术的进步，是疫苗领域的一场革命。

此外，消除与贫穷相关的重要传染病是"健康中国"建设的重要阶段性成果，其综合策略是解决贫困地区"因贫致病、因病返贫"困境的重要手段。长期以来，欧美发达国家以国际援助和科研合作等方式在欠发达地区开展贫穷相关传染病的防控。未来 10~15 年，全球仍将致力于消除与贫穷相关的传染病。综合策略需要重点突破病原体的生物学和致病机制、治疗药物和疫苗、大数据监测与响应体系、超敏感病原体检测技术、有效部门合作机制和健康教育新模式等。预计在 2035 年前，我国将在该类传染病的致病机制和传播风险识别等关键技术方面取得重要进步，形成一套与贫穷相关的重要传染病消除综合策略，推动我国生命健康领域的持续发展，提升我国在全球卫生领域的影响力。

二、基于大数据的传染病易感性与病原体智能诊断技术获得成功

人类遗传多样性是人类疾病的遗传易感性的生物基础，在疾病病因鉴定、基因诊断等疾病防治中具有重大的实用意义。目前，我国的人类遗传多样性研究已经积累了丰富的资料，在肿瘤、心血管疾病、自身免疫病相关基因和环境适应相关基因的鉴定等领域的成果达到国际先进水平，但对于人类遗传多样性与感染性疾病的研究仍处于起步阶段。基于人类遗传多样性的病原体易感性预测及诊断技术的开发应用需要重点解决病原体感染易感基因定位、感染性疾病相关位点多态性鉴定等关键技术。预计在 2017～2025 年，我国将在感染性疾病大规模单核苷酸多态性研究、人类白细胞抗原（HLA）标记、线粒体和 Y 染色体 DNA 标记研究等方面取得重要进步，并在 2025 年实施开展基于人类遗传多样性的病原体易感性预测及研究性诊断。预计在 2025～2035 年，我国将大规模开展此项技术，推动我国传染病防控的精准医学的实现。

传染病的人工智能诊断技术与设备的发展应用，将大大提升临床传染病诊断效率，特别是提升基层医疗卫生机构的诊断能力，有力推动传染病防控关口前移和重心下移。未来 5～15 年，传染病的人工智能诊断技术与设备应用需要重点突破样本自动化处理技术，基于新技术原理的病原体快速、灵敏、特异和高通量组合检测技术，基于宿主的生物标志物发现与检测技术，检测结果自动化分析与人工智能判读技术，样本前处理与检测设备整合技术等。预计在 2020～2025 年，我国将针对病原体宏基因组学检测等组学检测技术，基于宿主生物标志物研发应用，在从样品处理、病原体检测到数据智能化识别等一体化设备研发等方面取得进步；至 2035 年，相关产品获批上市应用，将显著提升我国医疗卫生单位传染病诊断能力。

三、新型药物研发工具加速传染病药物与疫苗上游开发

采用生物和化学等多种方法对病原体（病毒）进行无损标记，在活体水平对其感染宿主的过程进行长时效示踪，实现在活体内对病原体的原位、实时、动态研究，将有助于直观地研究病原体－宿主间感染与相互作用，揭示传统生物学难以发现的新规律，尤其是病原体致病机制和宿主免疫机理，为解析病原体在体内的感染路径提供重要的手段，进而推动新靶标和创新药物的研究和转

化。该技术涉及生物、化学、可视化研究、生物医学工程的紧密结合及在生物医学影像领域的应用。其关键技术包括研制新型的不容易淬灭、能长时间检测的生物（纳米）和化学探针，开发无损标记技术、光学成像技术和活体动态示踪方法。预计在 2020 年研制成功不容易淬灭、能长时间检测的适用于病毒的化学探针，在 2025 年研发成功病原体通用的生物类探针及无损标记技术，到 2035 年实现对病原体活体的原位实时定量示踪。除病原体及传染病领域外，这种示踪技术及产品在肿瘤医学成像、活细胞体内示踪、分子定点标记、药物靶向治疗、干细胞示踪、肠道菌群迁移等生物医学领域也将有着广阔的产业化应用前景。

利用基因组定向合成技术，理性设计与构建各类型病原菌和病毒等人工生命体，并突破感染和毒力机制、抗药性鉴定和疫苗开发方面的技术瓶颈。研发致病体的致病基因岛、耐药基因簇及其他关键因子的快速增加或删除技术，加速其宿主特异性进化、致病机制和抗药机制的研究；利用人工生命体的基因驱动技术，实现致病菌和潜伏病毒的宿主细胞去毒力化和去抗性化，实现艾滋病和结核病等烈性传染病的基因治疗。利用拓展型生命密码重新编写病原体基因组，设计与合成非天然正交化的病毒和病原菌疫苗；设计受温度、药物等环境因素控制的有限代复制病原生命体，实现病原体保留完整结构和感染力条件下有限繁殖能力的人工调控，提高活病毒或活细菌疫苗的免疫诱导效率，探索新一代预防性疫苗研发。研究人工病原菌和病毒的基因组的遗传稳定性和生物安全性。

在抗体药物研制方面，根据各家生物制药公司 2018 财报披露的产品销售数据，销售额排名前十的药品中抗体药物有 8 个。抗体药物的人工设计、合成与制备已经成为炙手可热的技术高地，掌握这一核心技术将为我国健康产业与科技创新战略提供动力源泉。随着多种高通量技术的应用，抗体技术目前正在进入快速发展阶段，包括基于噬菌体库高通量快速筛查、高通量单个记忆性 B 细胞受体的克隆、单个浆细胞抗体基因克隆等技术平台。抗体的人工设计、合成与制备需要重点解决抗原空间结构数据库、抗体与抗原拓扑结构对应关系的数据库、抗原拓扑结构计算与构象仿真、人源抗体的序列特征与设计、抗体亲和力与拓扑结构数据库、抗体的高通量合成与验证、抗体的快速规模制备等关键技术。预计至 2024 年，我国将初步形成抗原空间结构数据库、抗体与抗原拓扑结构对应关系的数据库、抗体亲和力与拓扑结构数据库，构建抗原拓扑结构计算与构象仿真、人源抗体的序列特征与设计、抗体的高通量合成与验证、抗体的快速规模制备等关键技术平台；至2035年，抗体的人工设计、合成与制备技术将可以进行实际应用，有力推动我国原创性药物的研发，实现我国制药领域领先国际的目标。

四、新型治疗药物与技术助力耐药治疗与持续性感染根治

传染病广谱治疗药物有望在将来10~15年研发成功。目前传染病治疗的瓶颈问题在于细菌对已有抗生素产生耐药性、病毒性预防和治疗药物种类少且专一性强等。未来10~15年，需要解决大量病原遗传信息、病原和宿主相互作用蛋白或代谢产物等分子的结构和功能信息的解析，获得与致病性密切相关的病原、宿主蛋白或代谢物等分子的共性作用位点，研发针对同类病原或同类临床症状的广谱治疗药物。未来10~15年，针对耐药细菌的药物、囊膜病毒感染的广谱治疗性多肽类药物或抗体、基于临床症状的急性传染病的广谱治疗药物有望开发成功。

近年来，随着抗生素等药物的广泛、大量、长期使用，特别是抗生素等药物的滥用及不当使用等导致病原体耐药的发生与蔓延。这成为全球关注并亟待解决的人口健康领域中的重大问题之一。随着先进技术和材料科学等的不断发展以及大数据的提取和分析利用，未来将在快速、灵敏、便捷的耐药检测、监测跟踪以及危害评估和耐药消除等技术方面取得突破，推动全球耐药问题的解决，实现世界卫生组织《遏制抗微生物药物耐药性的全球战略》的目标。预计到2025年，快速、灵敏、便捷的耐药检测技术将成为耐药检测及监测跟踪的常规使用技术。到2035年，耐药消除技术将取得突破。

慢性传染病功能性治愈与根治是传染病领域的重大挑战。掌握这一技术将显著降低慢性传染病的发病率与死亡率，提升我国人民健康水平。自2015年起，美欧国家提出了HIV/AIDS的功能性治愈战略，并动员全球力量实现这一目标；自"十二五"始，我国在重大传染病防治国家重大科技专项中已经对这一目标进行立项攻关。慢性传染病功能性治愈与根治重点解决慢性感染的迁延机制、潜伏激活、基因体内靶向切除、免疫损伤修复与重塑、体内持续性免疫监视等关键技术。预计至2024年，我国将在潜伏激活、免疫损伤修复与重塑、体内持续性免疫监视等关键技术中取得重要进展，并在临床获得初步验证；至2035年，我国将在基因体内靶向切除方面获得显著进展，开发出针对不同重要慢性传染病的功能性治愈乃至根治技术，推动我国在传染病治疗领域的跨越式发展。

第四节 创新药物研发子领域发展趋势

蒋华良

（中国科学院上海药物研究所）

一、国内外发展现状及趋势

当前国际新药研发体现出更加注重靶标的有效性（寻找有效的药物新靶标的方法和技术）、药物的成药性（降低药物研发失败风险的方法和技术）、疗效的可预测性（生物标志物相关的精准治疗和个性化药物），并且更加倡导研发的高效性（提高新药研发效率的方法和技术）的发展趋势。当前新药研发所需的知识、方法和技术更加深入，应用到了最新发展的生命组学、系统生物学、结构生物学等新兴学科。甚至数理和信息科学（如高性能计算、人工智能和大数据分析）方法和技术也融入药物研发。基因编辑、细胞治疗、干细胞等新方法、新技术层出不穷，并在新药创制中得以应用和发展。学科交叉融合不断加强，使得新药研发的面貌发生了重大变化，出现了一系列创新药物研发的新理论、新方法和新技术，深刻地改变着新药研发的思路和方向，推动创新药物研发进入了革命性变化的时代。

（一）更加注重靶标的有效性

药物大多通过与人体内"靶标"分子的相互作用而产生疗效，靶点的发现和确证是目前药物开发过程早期的核心工作。寻找有效的药物作用新靶点，已成为当今新药研究竞争的焦点。蛋白-蛋白相互作用、共价结合、新的 G 蛋白偶联受体（GPCR）和离子通道、表观遗传调控关键蛋白、细胞代谢流调控关键蛋白等成为药物研发的重要靶标。同时，随着对复杂性疾病的认识进一步深入和对药物靶标概念的进一步拓展，复杂疾病不再是仅局限于单个基因、单个蛋白的功能异常所致的局部组织器官的异常，而是超越了一个部位、一个器官和一个系统，涉及机体的多个系统和机体整体平衡的异常状态。从"人的整体观"的角度阐释复杂疾病的分子机制，炎症免疫失衡、代谢紊乱、表观遗传修饰、微循环障碍、肠道菌群失调等共享的共性病理机制均成为药物作用的靶点，药物通过调控多基因、多蛋白、多信号通路的靶点群发挥治疗作用。

（二）更加注重药物的成药性

非标记药物筛选技术得以应用，将在高通量筛选、靶标检测、先导化合物优化、分子作用机理检测、药效、安全性评价等临床前研究中发挥重要作用，提高药物的成药性。贴近临床疾病的人源化动物模型正在兴起。带有人类基因的人源化动物模型已经被证明在解码人类疾病奥秘、评价药物效应及安全性中具有巨大的优势和广泛的应用前景。重视药物早期安全性评价与代谢特性梳理，开展基于疾病模型的吸收、分布、代谢、排泄预测和早期实验评价体系，有利于降低药物研发失败的风险，提高成药性。

（三）更加注重疗效的可预测性

精准治疗和个性化药物理念兴起，对药物研发产生深远影响。开展基于新型、共性生物标志物的新药研发已在肿瘤领域率先获得应用。过去以原发病灶肿瘤为目标进行的治疗药物研发，将逐步转向以生物标志物分类的肿瘤药物研发。同一生物标志物在不同病灶疾病中将具有普适性，依据生物标志物对不同原发病灶肿瘤采用合适的药物，将成为未来新药研发和药物治疗的基本模式。美国 FDA 于 2018 年 11 月 26 日批准上市的拉罗替尼（Larotrectinib，商品名 Vitrakvi），即是针对"存在神经营养酪氨酸激酶（neurotrophic tyrosine kinase）基因融合产生的突变"的多种实体肿瘤有效的抗癌药物。不用太考虑肿瘤的类型或生长区域，只要存在这样的突变，这款新药就能发挥治疗作用。这一模式也将促使定量和系统药理学、生物标志物发现、分子影像以及分子诊断技术等成为重要技术方向，可以帮助选择更可能成功的候选新药，确保实现新药预期疗效。

（四）更加倡导研发的高效性

分子实体制备和获取技术，以及成药性评价技术的发展，进一步加速新药研发进程，提高新药研发效率。例如，DNA 编码库、新的筛选模型和筛选技术，大数据分析、人工智能、结构药理学、生物信息学、药物分子设计、基因编辑等新技术在创新药物研发领域得到不断发展和应用。

二、重要技术发展方向展望

展望创新药物研发未来发展，其表现出以下新趋势：在新药研发理念上，基于对复杂疾病的认识更加深入，认识到复杂疾病导致的是免疫、代谢、肠道微环境等全身性紊乱，单一靶点的理念将被逐渐摒弃，将更加重视疾病的整体性，从复杂性疾病的共性病理基础出发，针对性地研发创新药物；精准医疗和个性化药物成为常规模式，如依据生物标志物对不同原发病灶肿瘤患者采用合适的药物，将成为未来新药研发和药物治疗的基本模式，这一模式也将拓展到代谢、神经精神疾病等复杂性疾病中；一些新方法、新技术有望提高新药研发效率，改变新药研发面貌，如大数据和人工智能技术、新的更高效的筛选评价技术、新的更快捷更准确的物质分析测定技术、新的分子实体制备技术等；生命科学的发展，有望涌现诸如肿瘤免疫、细胞治疗、干细胞再生医学、基因治疗等一系列新的治疗手段，药物的范畴更加广泛；在创新模式上，大公司依然是投入的主体和研发活动的主要组织者，但将越来越强调开放式创新、企业与学术机构加强合作，学术机构和小型生物技术公司成为创新的主要源头；在监管科学方面，风险可控的前提下，加快审批，鼓励创新，鼓励研究者发起的临床试验，鼓励新的方法、技术、产品更快地惠及患者。

三、我国新药研发的发展需求

生物医药是关乎百姓健康和国家公共卫生安全的战略问题，是国际科技与经济发展的必争领域。生物医药的创新水平已成为科技强国的重要标志之一。我国创新药物研究已从跟踪仿制阶段（20 世纪 50～90 年代）发展到模仿创新阶段（20 世纪 90 年代至今），并向原始创新阶段（目前～未来）迈进。然而，与发达国家相比，我国新药研发存在严重不足，主要体现在如下三个方面。

（一）缺乏原创新药

原创新药是基于全新发病机制和全新靶标研发出来的新型药物，是针对某一疾病的第一种治疗性药物或与现有药物相比具有颠覆性治疗效果的药物，国际统称"first-in-class drug"。原创新药的产出量是一个国家生物医药强弱的硬性指标。原创新药研发难度极大，国际上每年仅产出 10 个左右。2007～2017 年上市的原创药物，美国贡献 57%，瑞士贡献 13%，英法贡献各 8%，日本贡献 6%，中国贡献为 0。

（二）缺乏原创理论

研发原创新药的源头在于理论创新和突破，这需要长期而扎实的基础研究积累，一旦在某一疾病发病机制方面取得理论突破，将产生一批具有重要临床应用价值的原创新药。例如，埃尔利希等提出受体学说，开启了现代药物研究的新篇章，极大地推动了药物研究甚至整个生命科学的发展，青霉素和磺胺类抗菌药物以及普萘洛尔、β-阻滞剂等抗心血管疾病药物相继问世，促使人类寿命延长了 20 多年；又如，美国、英国和德国的三位科学家发现了胆固醇生物合成途径及其关键酶——三羟基三甲基戊二酸单酰辅酶 A（HMG-CoA）还原酶，后又发现 HMG-CoA 还原酶抑制剂能阻止胆固醇的合成，根据这一途径，许多制药公司开发出了他汀类（statin）降胆固醇药物，不但降低了心脑血管疾病的风险，也创造了单一药物年销售额超过百亿美元的奇迹，阿托伐他汀连续 7 年的年销售额超过百亿美元；再如免疫检查点基础研究的突破，引发了肿瘤免疫治疗和细胞治疗的浪潮，PD-1/PDL-1 抗体和 CAR-T 细胞治疗挽救了无数晚期肿瘤患者的生命。自现代药物出现以来的 130 多年间，与新药研发相关的原理突破约有 30 余项，但无一出自中国本土科学家。

（三）缺乏原创技术

原创理论转化为原创新药，必须发展相应的新药研发原创技术。有机化学合成技术的应用促进了化学小分子药物的发展；重组蛋白表达技术的应用促进了抗体等生物技术药物的发展；基因测序技术促进了个性化药物的发展。此外，新药研发离不开药物筛选、药效学评价、药代动力学分析、药物安全性评价和药物递释系统等多种技术的联合应用。原创新药研发从实验室到临床的整个过程，需要用到上千种技术。这些技术均来自西方发达国家，我国在新药研发原创技术方面还没有实现零的突破。

我国生物医药产业和新药研发虽取得长足进步，但面对成绩，我们也应清醒地认识到，我国医药产业创新能力依旧薄弱，整体创新程度不强，尤其缺少突破性创新，研发的上市新药绝大多数是快速跟踪（me-too）药物，新靶点、新机制的原创新药几乎空白。提出原创理论、发展原创技术、研发原创新药是我国生物医药创新发展的迫切需求和努力方向，也是亟待解决的难题。

四、我国应重点发展的技术

（一）重视新模式：基于复杂疾病共性病理基础的创新药物研发

当前对肿瘤、神经退行性疾病、代谢性疾病、自身免疫病等复杂疾病发生发展的认识正孕育重大突破。复杂疾病不再被看作是一种局部组织异常性疾病，而是全身炎症免疫失衡-代谢应激-内分泌网络失调的全身系统紊乱性疾病。"一基因一疾病"的认识局限和"一药物一靶点"的单一治疗已经不适合复杂疾病药物的研发。呼唤复杂疾病治疗模式的创新，亟须新药研究破局创新。在复杂疾病背后，有炎症免疫失衡、代谢紊乱、表观遗传修饰、微循环障碍、肠道菌群失调等共享的共性病理机制，如肠道菌群和复杂疾病的关系备受关注。针对这些共性病理机制，设计、筛选活性物质和候选新药，是复杂疾病药物研发的正确模式。

（二）关注新技术：布局源头创新关键技术

（1）个性化药物研究。把握精准化、个性化为代表的未来医学发展趋势，按照"基于疾病分子分型以及生物标志物和靶标发现的现有药物个性化和个性化新药研发"（患者分群、药物分层）技术路线，开展疾病分子分型、生物标志物和靶标、现有药物个性化、个性化新药等研究。在个性化药物研究中，结合基于复杂疾病共性病理基础的创新药物研发的模式和理念，开展基于新型、共性生物标志物的重大疾病治疗药物研发。以肿瘤药物研发为例，过去以原发病灶肿瘤为目标进行的治疗药物研发，将逐步转向以生物标志物分类的肿瘤药物研发。同一生物标志物在不同病灶疾病中将具有普适性，依据生物标志物对不同原发病灶肿瘤采用合适的药物，将成为未来新药研发和药物治疗的基本模式，这一模式也将由肿瘤拓展到代谢、神经精神疾病等其他复杂性疾病中去。

（2）以基于大数据和人工智能的精准药物设计为核心的原创候选新药发现关键技术体系。聚焦新靶标、新位点、新机制、新生物标志物、新分子实体等与原创新药发现密切相关的研究领域，围绕原创候选新药发现，布局基于大数据和人工智能的精准药物设计、共价结合、蛋白相互作用、生物大分子新型修饰调控、靶向膜蛋白新药发现、泛素介导的靶向蛋白降解、DNA 编码集中库、化合物高效合成等原创候选新药发现新方法、新技术研究，实现关键技术突破，不断发现新靶点、新机制原创新药。

（3）药物评价及新药研发技术。发展新药评价和研发的新方法、新技术、新工艺、新模型和新标准，提高候选新药临床前和临床评价的效率，构建新药临床前评价技术体系和新药临床研究及转化技术体系。临床前药效学研究在药物研发中发挥着极其重要的作用，建立并准确运用贴近临床病理和转化需求的药物筛选和评价模型，将高效推动新药发现。重点研究如何利用三维培养、干细胞、临床患者的新鲜样本等新技术和方法，构建细胞/组织/动物的多层次、更为贴近临床的药物筛选和评价模型。针对重大疾病，以靶标、作用机制、疾病领域为牵引，开发新结构、新靶点的化学创新药物；推进以抗体为重点的生物技术药物研发，比如新型双（多）特异性抗体药物分子的构建技术、高生物利用度口服生物技术药物研发技术等；加强中药的经典名方、优势中药复方与活性成分的研究和开发，发展基于大数据的中药研发技术、基于固定剂量组合的中药现代化技术等。

（4）现代生物治疗技术和新策略及其在新药研发中的应用研究。加强生命科学基础研究和新药研发的衔接，开展免疫检查点抑制剂、基因治疗、免疫细胞治疗等生物治疗相关的原创性研究，突破免疫细胞获取与存储、免疫细胞基因工程修饰技术、生物治疗靶标筛选、新型基因治疗载体研发等产品研发及临床转化的关键技术，关注肿瘤免疫治疗、细胞治疗技术和细胞药物、基因编辑、干细胞等新方法、新技术、新策略以及在新药研发中的应用，研发新型生物技术药物。

（三）拓展新领域：加强糖类创新药物研发

糖、蛋白质、核酸和脂类一起构成生命的四大基础物质。糖在生命体内不但可以以自由状态存在，还可以修饰蛋白质、核酸和脂类分子，形成糖基化的蛋白质（糖蛋白和蛋白聚糖）、糖基化的核酸和糖脂，参与生命和疾病的发生与发展。此外，糖具有广泛而明确的生物活性，且多数无毒或低毒，是比较理想的药物类别。随着对炎症免疫失衡、代谢紊乱、表观遗传修饰、微循环障碍、肠道菌群失调等作为复杂疾病共性病理基础认识的深入，糖类物质结构复杂功能多样的特性，特别是糖类物质可作为碳源调节肠道菌群的先天优势，有望为以整体观为治疗策略的复杂疾病开辟以共性病理基础为核心的全新治疗方向，加强糖类药物研究具有重要的科学价值和应用前景。由于糖类化合物结构的多样性以及出色的安全和有效性，受到各大制药公司青睐，纷纷将糖类药物作为研发重点。糖类药物研究目前严重落后于小分子药物和生物技术药物（蛋白和核酸类药物），需要重点加强糖类药物结构解析、物质制备、生物活性评价、质量控制、结构改造、活性中心确证、作用靶点和机制研究等关键技术研究。

第五节　再生医学子领域发展趋势

陈捷凯　裴端卿

（中国科学院广州生物医药与健康研究院）

一、再生医学领域发展现状

药物治疗和手术治疗是现代医学的两大主要治疗手段，历史上帮助人类攻克了许多疾病，至今这两种治疗手段仍在不断的进步中。20 世纪以来，在抗生素、疫苗等众多新医学突破的支持下，人类的平均寿命逐年延长，人类认识和改善自身健康的能力有了重要提升。但随着社会人口老龄化的加剧，心脑血管疾病、癌症、糖尿病等代谢疾病和各种退行性疾病（帕金森病、阿尔兹海默病等）的发病率逐年上升。这类因组织器官衰老、损伤、恶变、退化、衰竭引起的疾病，并不能被常规治疗手段有效根治，已经成为人类生命的主要威胁，给社会和家庭带来沉重的负担。再生医学是以再生生命机体功能为目标、以再生治疗为手段的医学领域，是继药物治疗、手术治疗后的医学发展新阶段，是一个涉及干细胞、基因工程、组织工程、细胞与分子生物学、工程材料学等多个学科领域的新兴学科，其发展为上述问题的解决带来了新的机遇，是具有颠覆性的医学技术手段。

再生医学通过再生或移植具有功能的细胞、组织和器官，从根本上恢复已经退化、损坏、恶变、衰竭的机体功能。其最具有代表性的是通过造血干细胞移植来治疗白血病、再生障碍性贫血、重症免疫缺陷等恶性血液病，以及各种器官移植。然而造血干细胞移植和器官移植目前都还面临着供体缺乏、配型困难等问题，同时针对重大疾病如心脑血管疾病、老年神经退行性疾病等仍缺乏针对性的治疗方法，因此，各国政府和科学家都积极投身到干细胞领域，力图在再生医学上取得突破。

干细胞包括成体干细胞和胚胎干细胞（ESC）。成体干细胞可以在个体中分离，比较有代表性的是造血干细胞、间充质干细胞、神经干细胞等，但成体干细胞分化潜力相对较为单一，仅能重建某一类细胞或某一谱系，且大部分无有效的体外扩增维持方法；胚胎干细胞最早在 1981 年于小鼠体中分离成功，是具备成体所有细胞发育分化能力的多能干细胞。胚胎干细胞可以在体外长期培养并维持其参与体内发育的功能，这直接导致了基因敲除这一颠覆性技术的产生而荣获 2007 年的诺贝尔生理学或医学奖，人胚胎干细胞（hESC）在 1998 年获得分离成功；胚胎干细胞的分离需要破坏胚胎，而在 2006 年建立的诱导多能干细胞（iPS 细胞）技术，可以将成体细胞诱导为多能干细胞，因此可以获得规避伦理问题的个体化多能干细胞。这一技术与体细胞核移植作为体细胞重编程技术共同获得 2012 年的诺贝尔生理学或医学奖。成体干细胞，尤其是造血干细胞的应用开启了再生医学，确定了再生治疗的基本概念；而多能干细胞的出现极大地扩展了干细胞技术所能获得的功能细胞谱系的宽度，尤其是只在胚胎期时间窗口出现的细胞类型，并由此发展出了定向分化技术体系；体细胞重编程技术实现了细胞水平的发育程序逆转，使得已发育成熟的个体可以重新获得多能干细胞。

随着干细胞科学、基因工程、组织工程、材料科学与工程等学科的发展，再生医学的内涵不断扩大，包括基于再生的基因治疗和修复、组织工程治疗、组织器官移植、组织器官缺损的再生和生理性修复及活体组织器官的再造与功能重建等。近年来，由体细胞重编程技术衍生的转分化技术为再生医学的功能细胞获得来源又增添了许多可能性，可以实现不经过多能干细胞状态，即实现不同胚层来源的细胞命运转化，如将成纤维细胞转化为神经细胞、肝脏细胞、心肌细胞等。目前，基于人胚胎干细胞和诱导多能干细胞、间充质干细胞等的干细胞疗法正逐步在美国、日本展开，并获得美国 FDA 通过开始了临床试验。截至 2018 年 12 月，基于临床实验数据库（Clinical Trials），全球共有 5477 项干细胞相关的临床研究已开展或者正在展开。其中，Ⅰ期临床研究 1722 项，Ⅱ期临床研究 2622 项，Ⅲ期临床研究 556 项，Ⅳ期临床研究 129 项。有 1490 项临床研究在招募志愿者。开展临床研究的国家（或地区）主要在美国和欧洲，此外，加拿大、中国开展临床研究也比较多，我国国家药品监督管理局[①]通过了多项治疗性干细胞产品的临床实验批文，截至 2019 年 4 月，在临床试验数据库上备案的中国干细胞相关临床试验有 505 项。

---

① 前身为国家食品药品监督管理总局。

整体而言，再生医学的发展仍在起始阶段，但已经在实践中展示了颠覆性的效果，潜力和需求极为巨大，其发展对人类健康事业将有不可替代的革命性作用。

二、再生医学的发展需求

再生医学作为一个新兴的、具备颠覆性技术性质的生命健康技术领域，其进一步发展将帮助人类攻克大量缺乏药物治疗和手术治疗手段的疾病，显著提高人类健康水平和生存状态，造福国民经济和人民幸福，推动社会进步。从目前的发展阶段和遇到的一些困难来判断，其主要的发展需求有以下三方面。

（一）实现针对各重大疾病的再生医学实践，建立再生医学理论体系

此前通过造血干细胞移植和器官移植的再生医学实践，针对像免疫排斥这样对再生医学至关重要的问题得以建立了完善的循证医学体系和医学理论，许多新的技术方法也在这一日益完善的框架下得以建立和优化。因此，积极推动针对各重大疾病的再生医学实践，将帮助再生医学将医学应用的问题转化为科学技术问题，健全再生医学完整的理论体系，是再生医学发展的必然需求。

在实现针对各重大疾病的再生医学实践中，有以下几个关键的发展需求。一是亟须理清衰老发生、发展的原因，及对再生医学技术手段的影响；二是针对不同组织器官病变导致的重大疾病，发展多样化的医学实践手段，鼓励创新，以循证医学效果作为具体评价标准；三是对实践中发现的重要问题和重大技术突破，要及时进行理论化，落实到生物学基本分子机制的研究，从而建立科学的再生医学理论体系。

（二）建立细胞命运决定和器官形成的基础理论，指导再生医学实践

人类发育过程涉及细胞类型的变化及器官的形成，不同于遗传学理论和遗传信息编码蛋白质的中心法则理论，细胞类型变化及基于多种细胞类型组合变化形成器官的生物学过程缺乏精确的基础理论。这种理论的缺乏，也极大地限制了再生医学的进步，因此，详细理解发育过程中的细胞命运决定过程和器官形成过程，形成遗传信息如何指导细胞命运决定和器官形成的基本生物学理论，将有效地指导再生医学实践，极大地推动再生医学的进步。

多细胞生物个体的所有细胞具备本质相同的遗传信息，其中绝大部分不参与代间遗传，而在发育过程中进入不同谱系，并特化成具备独特功能的细胞类型，组成更高级的功能单元，如组织、器官、系统，最终形成个体。再生医学是利用生物学及工程学的理论方法创造出替代失去功能或功能损害的组织和器官的正常功能的组织和器官，使其具备正常组织和器官的结构和功能。因此，掌握多细胞生物个体中细胞特化过程和高级功能单元组装的生物学原理是一个根本需求。

研究人类细胞命运的困难包括以下几点：一是哺乳动物妊娠期在子宫内发育难以观察操作；二是存在伦理禁区；三是物种间差异导致模式动物的研究结果不能直接应用于人类；四是细胞命运变化的谱系归属、空间位置和连续时间变化三大信息难以同时在细胞分辨率水平上被获得。研究器官形成的困难则包括如下几点：一是器官形成于难以体外模拟的体内三维空间，具有多系统互作的特点；二是细胞黏附、迁移等自组织机制尚不明确；三是高质量功能细胞对于器官形成是必需的，同时器官形成过程可能也指导了功能细胞命运决定；四是异种受体的器官形成实践中，跨物种的干细胞嵌合技术尚不成熟。

以上困难导致目前功能细胞获得和器官形成的研究仍处于早期阶段，因此体外分化功能细胞，重构复杂功能单元（如肾、肝）都存在相应的困难，急需通过已有实践，逐步归纳出基本生物学理论并予以验证，最终用于指导再生医学实践。

（三）将增材制造、基因编辑、智能化工程技术等技术综合应用到再生医学

干细胞技术是再生医学的核心技术，但要实现机体功能再生，需要综合应用多种技术到再生医学的实践中。这种技术融合的需求对于再生医学发展非常重要。

健康领域和医学技术具有目标导向型的特点，即为实现治愈疾病、维持健康的目标，并没有技术手段的隔离必要。组织工程是材料科学技术主导的工程技术，在再生医学中已经得到广泛应用。目前，增材制造技术已经被认为是器官再造中不可或缺的关键技术。针对因基因突变导致的组织功能不正常，在干细胞水平上进行精确的基因修复，也是再生这一功能所需要的。高等生物体

内有大量的反馈机制维持新陈代谢平衡，其中针对物理化学条件的数量依赖性调节过程可以通过智能化工程技术进行额外的补充，乃至于神经反射等高级的环境-行为反馈机制，也可以通过脑机接口等先进的智能化工程技术予以实现。

通过以上例子，可以认识到再生医学治疗的实现途径是广泛的，任何领域的先进技术，都有可能参与人类机体功能的再生。

三、再生医学未来发展趋势

根据德尔菲调查的结果，专家们普遍认可再生医学在提高生活质量、促进社会进步和经济增长、提高国家科技竞争力方面发挥着重要作用，对再生医学技术课题的颠覆性技术认同度非常高。这说明再生医学作为新一代革命性的医学手段，在国计民生中将扮演重要角色，也将成为引领世界科技进步的重要颠覆性领域。

考虑到再生医学的发展现状和国家需求，再生医学领域急需解决：通过干细胞和药物延缓机体衰老、治疗 PD/AD 等老年神经退行性疾病，开发基于干细胞诱导、三维培养和增材制造等技术的体外自体器官制造技术，治疗肝衰竭、肝硬化、心衰等严重影响国民健康的慢性病等。

衰老导致的相关疾病，尤其是 PD/AD 等老年神经退行性疾病已成为严重影响我国人口健康水平和生活质量的重大社会问题，通过干细胞技术治疗这类疾病是目前发现的潜在有效的治疗方式；此外，心脑血管疾病、糖尿病、肝硬化、肝衰竭等慢性病长期严重影响我国国民健康，对于这类疾病的再生医疗技术的开发也是整个再生医学领域的主要任务和研究热点；组织器官失能的一大重要原因是损伤，尤其神经系统的损伤（如脊髓损伤导致截瘫、视觉系统疾病致盲等）亟须有效的再生医学手段进行治疗。再生医学作为革命性的医学手段，未来将在这些长期困扰人类健康的疾病主战场上做出重要的贡献，取得决定性的进展。深入研究这些疾病的再生治疗机制，构建相应的动物模型进行临床前研究，并进一步从动物实验过渡到临床、根据退行性病变个体内环境情况进行综合治疗、移植干细胞的选择，控制干细胞移植后的免疫反应及其他潜在风险。此外，还需要进一步提升诱导功能细胞的成熟度、构建相应三维组织或类器官，并继续完善细胞移植、转分化诱导等关键技术，以及进一步鉴定和动员成体组织的干细胞或前体细胞，甚至在体重编程细胞，使之发挥组织损伤修复和再生的作用。

建立细胞命运决定和器官形成的基本生物学理论是生物学发展到目前阶段的历史使命，也是再生医学亟须建立的基本理论。发育生物学经过长期的研究积累了大量的知识和规律。近年来单细胞测序技术的兴起，使发育生物学研究手段取得了巨大的进步，有望通过获得大规模的单细胞分辨率的组学信息，加速推进发育生物学的基础研究，通过系统的理论归纳奠定关键精密的细胞命运决定理论和器官形成理论。未来将在单细胞水平获取大量细胞的动态信息，实现对细胞命运调控机制的精确描述，揭示复杂的细胞命运调控因子的"决策"回路，进一步通过对信息的系统性整合分析，破解包括表观遗传调控、细胞相互作用、器官形成在内的调控规律，甚至建立人体发育的精确数字模型，实现对发育过程的精确计算机模拟，进一步理解发育机制以及外界环境和药物对发育影响的方式。

再生材料是再生医学的基础。除发展组织相容性更好、生物学性能更佳的组织工程材料外，再生材料的发展将主要体现在活体材料中，如功能细胞、组织、器官等。再生活体材料的技术目标主要有两个，一个是解决免疫排斥问题，另一个是实现正常生理功能。免疫排斥问题可以通过自体细胞或配型解决，目前有大量解决方案须要通过临床实践证明。而正常功能则是研究的重点，功能细胞的功能正常化包括两个方向，一是正确诱导功能细胞的产生，包括通过导入诱导基因、乃至于仅通过调控化合物和细胞微环境，在体内或体外进行细胞命运的操纵；二是通过基因精准修复，在细胞水平上实现正常功能重建，结合干细胞/祖细胞技术，可以实现遗传性疾病的治愈，如通过造血干细胞的基因纠正治疗血友病、地中海贫血等。获得正常功能的器官主要包括体外和体内两个方向，一是在体外，通过干细胞诱导、三维培养、功能细胞组合、增材制造等手段实现器官再造；二是在体内，应用免疫缺陷、发育缺陷或免疫系统人源化动物，通过干细胞技术实现在大动物体内制造人源化器官。

可以预见，再生医学是科技健康领域未来 20～30 年竞争最为激烈的主战场之一，将催生巨大的医疗健康产业。因此，我国应抓紧组织，进行具有战略前瞻性的部署，在基础研究、技术研究和医学研究上都要推进自主创新研究，以保障国家科技竞争力，提高人民的生活质量。

第六节　生殖健康子领域发展趋势

乔　杰[1]　陈子江[2]
（1 北京大学第三医院；2 山东大学）

　　生殖健康是指在生命所有阶段的生殖系统及其功能和过程有关的所有方面处于身体、心理和社会适应的一种完美状态，而不仅是没有疾病和功能异常。生殖健康是人类健康生活的一个基本前提，跨越整个生命周期。生殖健康的研究与发展不仅关注育龄人群，还要涵盖儿童、青少年及中老年人的生殖健康，既要涉及生育控制、生殖需求，也要涉及后代健康，包括起源性母体疾病的新生儿疾病、先天性缺陷的防治与遗传疾病的阻断。因此，生殖健康领域的技术发展应聚焦国际生殖健康领域的重大问题，在科学技术快速发展的基础上，结合我国国情及现状，尤其是随着二孩政策开放，高龄生育需求的增加这一实际问题。预计在 2035 年，围绕育龄人群、儿童与青少年、中老年生殖健康管理，开发生殖健康相关的疾病防治的技术，建立管理体系，获得不同年龄段的生育力评估的标记物并应用于临床，开发国产化高质量的辅助生殖试剂及耗材；针对生殖细胞发生障碍或质量下降的情况，进行干细胞体外分化为功能配子技术甚至体外实现人造生殖器官，如睾丸、卵巢、子宫等；为降低出生缺陷，生育健康的后代，实现胚胎植入前、胎儿期全方位的先天缺陷与遗传疾病的早期诊断与阻断及适当宫内治疗。将人工智能技术应用于辅助生殖配子胚胎质量的评估、妊娠相关疾病评估以及染色体分析，最终建立适宜中国人群且经济有效的生殖健康相关疾病综合防治应用平台，开发重大出生缺陷疾病防治新技术，保障生殖健康、提高出生人口素质。

一、人类生殖器官与生殖细胞体外分化与再生研究进展迅速，有望应用于临床

　　人类生育力逐年下降，目前的辅助生殖技术难以满足实际需求，尤其是因多种原因造成配子成熟障碍与子宫功能异常的患者目前还无法获得自己健康后代。目前美国科学家已经获得动物人造子宫及卵巢，我国科学家利用干细胞治

疗帮助部分子宫内膜功能异常患者获得后代。人的卵巢、睾丸组织及子宫的结构和功能精细复杂，不仅涉及个人健康还关系到子孙后代健康与延续。只有深入研发获取功能配子的技术、提高配子质量，才能从根本上提高不育症治疗成功率。目前国内外已有数个研究团队掌握了小鼠及人体干细胞分化为生殖细胞及配子的初步技术。小鼠的人工配子已通过功能验证，能繁殖下一代。预期能够结合单细胞测序、多组学分析、生物工程材料、高通量筛选等手段与技术，研发原始卵泡体外激活技术，使人类的干细胞在体外分化为有功能的、安全的配子，突破数量及取样的限制，为深入全面研究配子形成提供一个新的系统平台；体外分化的配子在未来也可能用于辅助生育，为不孕不育症的治疗与科学研究提供最佳的样本；同时开发配子胚胎体外操作及培养的耗材与试剂，为体外受精提供医疗物质基础。

随着生殖细胞的干细胞诱导分化体系建立、新型生物材料研发以及增材制造技术的改进，有望实现体外获得卵巢、子宫、睾丸、输精管等生殖器官，获得具有功能的配子，实现人类干细胞体外分化为功能配子、辅助生殖相关产品的中国制造，以及体外诱导分化的人工配子初步用于治疗不孕不育症。

二、先天性出生缺陷的孕前、产前的筛查与诊断技术及宫内治疗越来越得到重视

高质量的配子及胚胎的获取是辅助生殖技术能够成功的一个关键性的步骤，也是降低出生缺陷、提高出生人口质量的主要途径。单细胞水平高通量测序技术的出现为植入前胚胎遗传诊断提供了很好的基础，但仍有些特殊的单基因疾病或染色体异常疾病难以诊断。无创胚胎质量筛查是临床迫切需求，而胚胎质量相关大数据的收集、人工智能算法的优化、基因组、转录组、蛋白组、单细胞基因组测序技术的分析等是实现此目的关键技术。建立新的单细胞测序方法、实施无创性检测技术，实现基于人工智能的胚胎筛查与遗传诊断技术，进一步推动我国生殖领域的迅速发展，为我国未来开展无创性高质量胚胎筛查提供坚实的技术基础。此外，结合胎儿镜及影像技术，建立孕期、产前无创染色体筛查和单基因病的诊断体系是降低先天出生缺陷率的重要途径。

如何实现胎儿疾病的宫内诊断与治疗是目前产科和儿科面临的重要问题，这些重要问题聚焦常见的出生缺陷性疾病，如神经系统发育缺陷和先天性心脏

病（CHD）等疾病的检测与评估。随着超声影像学技术及分子生物学技术的发展，越来越多的胎儿疾病在产前被筛查和诊断出来。近十几年来胎儿宫内手术的发展使得一部分胎儿疾病得以在出生前得到干预和治疗，降低了围生儿疾病发病率和死亡率。目前，主要涉及的内容包括胎儿镜激光电凝术（FLP）治疗双胎输血综合征（TTTS）、选择性减胎技术（包括胎儿心脏注射氯化钾、脐带双极电凝术、脐带激光电凝术、射频消融术等）。绝大多数的胎儿治疗为有创性操作，存在着胎膜早破、早产、死胎等并发症风险。目前一些胎儿疾病（如先天性膈疝、胎儿先天性泌尿系统畸形等）的宫内治疗仍处于临床经验摸索阶段。综合应用血液学数据、影像诊断等技术，鉴定具有早期预测作用的多种临床指标和生物标志物，利用大数据分析构建基因变异分子模块及互作网络预测致畸危险因素，实现孕产期常见重大出生缺陷完成宫内诊断与纠正，并逐步推广。

目前，国外已经有多家报道，利用干细胞的多向分化潜能的作用，在富集胚胎干细胞进行体外诱导分化后对出生后胎儿组织的修复达到了治愈疾病的效果。在此类研究基础上，针对严重影响胎儿预后的疾病开展产前胎儿基因治疗，达到出生前即治愈的目的。

三、建立孕期发育源性疾病防控体系，实现母婴疾病的早期防治

随着二孩政策的开放，出生缺陷的发病率居高不下，早产、糖尿病、肥胖等代谢综合征及心脑血管疾病的发病率呈逐步升高的趋势。越来越多证据表明，以上所述疾病都与生命早期在母体孕期宫内环境危险因素有关。胎儿和生命早期暴露于不良环境因素在成人期疾病发生发展过程起到重要作用。近年来，国内外学者开展了大量有关孕期不良环境与成年慢性病之间的研究。研究表明母体身体状况（如母体疾病、营养状况和子宫功能等）和所暴露的外源环境因素（如环境毒物、药物、不良饮食等）皆是宫内发育不良及出生后慢性病易感的诱因。如何在生命发育早期阻断疾病的发生是临床迫切需要解决的问题。利用动物模型或临床资源应用基因组学、蛋白质组学、表观遗传组学等高通量分子技术联合生物信息分析，以"暴露-疾病"为导向，研究出不同暴露状态下各个发育阶段特异的基因、蛋白和表观遗传改变，筛选出与子代胎源性疾病发生相关的重要候选基因、相应表观遗传学改变及生物预警标志物，阐明宫内编程和疾病易感的主要机制，在人群中进行生物标志物验证，用于胎源性疾病的

预警和早期干预。利用条件性基因敲除小鼠、斑马鱼等模式动物，研究胎源性疾病的主要作用途径、关键信号通路，探索胎源性疾病的"开关"，研发相应的靶向治疗药物和胎盘靶向定点递送药物系统，在胎源疾病的防控上实现突破。

此外，胎盘的异常可导致一系列影响母儿预后的疾病，是当今医学研究热点之一。利用母体血液，检测脱落自胎盘的细胞和核酸，将其作为分析器官功能的简便方法；由于研究条件和手段的限制以及伦理方面的问题，胎盘成为至今了解最少的一种人类器官。普遍的研究认为胎盘的滋养层细胞的正常分化是胎盘维持其正常功能的重要基础，向合体化方向的分化保证了胎盘的物质交换和内分泌；向侵润方向的分化保证了胎儿和胎盘的锚定；对子宫血管的重铸则保证母胎界面充足的血流灌注，确保胎儿的正常发育。滋养层细胞合体化、侵润以及血管重铸不足广泛地表现于子痫前期、胎盘植入、妊娠糖尿病以及胎儿生长受限等重大妊娠疾病中。由于滋养层细胞分化微环境的复杂性，调控滋养层细胞分化的具体分子机制尚不清楚。因此，有必要建立胎盘源性疾病研究平台，利用无创的手段（超声和磁共振成像技术以及生物标记物）获得中国人群的标准化生理胎盘和病理胎盘模型，从而建立不同孕周的诊断指标。

四、基于大数据下生育力评估及妊娠期人工智能设备研发与应用

医疗大数据泛指所有与医疗和生命相关的数字化的极大量数据。利用大数据、开发人工智能设备，评估生育力、预测辅助生殖治疗及妊娠期疾病结局是今后发展趋势。在我国，二孩政策放开后，生育需求集中释放，高龄不孕、高龄孕产妇比例增高，发生孕产期合并症、并发症的风险增加。因此，通过对生殖内分泌疾病相关诊治数据及辅助生殖治疗实验室数据、产科相关疾病诊断、治疗和手术相关数据进行规范、标准和结构化录入，并加以分享和分析，建立国家级数据采集与共享平台，达到数据的串联和共享，通过整合全国的生殖医学、产科大数据，结合临床特征数据，对数据进行深度挖掘，建立数学模型实现更准确地预测生育力、配子胚胎的质量，预测孕产妇患病风险和预后，据此对不孕不育患者进行个体化的诊疗，对高风险患者有针对性地实施有效而低成本的预防和治疗措施，从而明显降低母儿损伤和死亡率。逐步建立产科临床信息与多层次组学信息整合的大型精准医学数据库，从而精确寻找疾病产生的原因和治疗靶点，并对同一疾病的不同状态和过程进行精确亚分类，最终实现对生殖内分泌疾病、产科特

定疾病和特定患者进行个体化精确治疗的目的，提高疾病预防及诊治的效益。

第七节　精神健康子领域发展趋势

刘佳佳　吴　萍　于鲁璐　陆　林

（北京大学医学部；北京大学第六医院；北京大学精神卫生研究所）

一、国内外发展现状

近年来，精神心理疾病已成为全球性的公共卫生问题和社会问题。《柳叶刀》（*Lancet*）杂志报道，2010 年精神心理疾病导致全球 23.2 万人死亡，是导致死亡和疾病的第五大原因。我国精神心理疾病的总患病率达 17.5%，总数超过 2 亿人，患者认知功能、情感和行为受损，社会功能受到严重影响。重性精神障碍患者的残疾率高达 25%左右，约 15%的患者最终会出现自杀行为，给患者家庭和社会造成沉重负担。在《柳叶刀》杂志发布的 2016 年全球 195 个国家、328 种疾病负担研究报告中，按照伤残损失健康寿命损失年（YLDs）排名，前 25 位疾病中有 8 种疾病属于神经精神障碍。我国精神心理疾病占疾病总负担的 22.8%，截至 2018 年底已超越心血管疾病跃居疾病总负担首位，估计 2020 年将占我国疾病总负担的 25%。

不容忽视的是，伴随我国国民经济快速发展、改革不断深入和社会竞争持续加剧，以及老龄化社会的到来，精神心理疾病的患病率呈持续上升趋势，成为 21 世纪人类最大的健康挑战之一，其中以儿童期孤独症、成人抑郁症以及阿尔茨海默病最为突出，寻求疾病预防、早期诊断和干预的手段已刻不容缓。

在我国，抑郁症是最常见的精神疾病类型，具有高复发率、高自杀率、高共病率和高致残率等特点，给个人、家庭和社会带来沉重负担。由抑郁症导致的疾病负担位列精神障碍总疾病负担首位（约为 30%）。抑郁症也是世界范围内青少年致病、致残的首要原因。此外，抑郁症具有诊断识别率低、疗效差和易复发的特点。据统计，只有约 1/5 的抑郁症患者可被正确诊断，约 1/3 的患者经抗抑郁药物治疗无效或反应不佳，一半以上的抑郁症患者治愈后会复发。寻求抑郁症早期诊断、早期有效干预的手段，研发快速起效的抗抑郁药物及物理治疗方法是亟待解决的问题。

孤独症谱系障碍是一种起病于婴幼儿期、病程跨越全生命周期的神经发育障碍，致残率高。据保守估计，我国孤独症发病率约为 1%，虽然与发达国家相比偏低（2016 年美国国家卫生统计中心发布数据：孤独症发病率由 2014 年的 1/68 升至 1/45），但呈逐年升高趋势。由孤独症导致的精神残疾儿童占我国残疾儿童总数的 36.9%。目前，孤独症尚无药物可以治愈，治疗以康复训练为主，若患儿得不到及时有效的干预，将丧失社会功能，无法融入社会，造成巨大的社会经济负担。在我国，儿童孤独症误诊率、漏诊率高，往往延误了患儿的最佳干预时机。另一方面，受到有限的医疗资源的限制，有很大一部分确诊的孤独症患儿得不到及时有效的干预。因此，一方面，应该尽早建立孤独症早期筛查、诊断与监测系统；另一方面，利用人工智能的快速发展和学科融合，寻求有效的可替代干预手段，从而实现患儿的早期干预，促进功能恢复。

阿尔茨海默病，俗称老年痴呆，是老年人最常见的神经变性疾病，发病率随年龄增长而成倍增加。中国 65 岁以上老年人阿尔茨海默病的年发病率为 1%，患病率约为 5%。随着老龄化社会程度加重，中国将成为阿尔茨海默病发病率增长速度最快的国家之一。据保守估计，中国目前至少有 600 万阿尔茨海默病患者，2001～2040 年阿尔茨海默病的增长比例为 336%，预计 2050 年将达 2000 万。然而中国阿尔茨海默病患者就医和接受治疗比例很低，漏诊率达 73.1%，就诊率为 23.3%，住院率为 7.6%，残疾率为 19.5%。随着中国社会老龄化的发展，如何对阿尔茨海默病预防、诊断和治疗已经成为健康领域的重大问题。

精神心理障碍除了疾病本身造成的直接医疗损失以外，患者本人劳动力受损，以及照顾者误工等间接经济损失更是不容忽视。部分患者因病出现自伤、自杀或肇事肇祸行为，少数重性精神疾病患者因未能及时识别和及时救治，出现严重危害社会公共安全的行为，严重影响社会稳定与和谐发展。关于精神心理疾病的防治，社会需求量巨大。但是，精神障碍病因复杂，病程漫长，尽快弥合基础与临床、临床与防治、药物研发和健康促进等诸多领域的裂痕与差距，对患者进行早期识别和早期干预以减轻疾病进展和发病率，具有重要的临床学科价值和社会意义。

精神心理问题已成为全球关注的科研热点。长期以来，包括美国、欧盟、日本、韩国等国家和地区不断加大对精神心理疾病相关的脑科学研究领域的支持力度。近期，各国又纷纷推出新的脑科学研究计划，抢占未来发展的战略制高点。随着基础神经科学的发展以及与认知、信息、纳米等学科的交叉融合，核磁共振成像、人机交互、生物传感、纳米阵列电极、大数据处理等新技术不断涌现，极大地推动了精神健康领域早期预防及诊断治疗技术的发展，该领域正在酝酿着重大突破。

二、重要技术发展方向展望

2013 年，美国和欧盟分别启动"推进创新神经技术脑研究计划"和"人脑计划"；2014 年，日本提出"大脑研究计划"；2016 年，澳大利亚脑联盟成立；同年，我国展开"一体两翼"的"中国脑计划"，即以研究脑认知的神经原理为"主体"，两翼分别是研发重大脑病诊断治疗"新手段"和开发类脑智能"新技术"。力争在脑科学、脑疾病早期诊断与干预、类脑智能器件三个前沿领域取得重要成果。脑科学研究将推动精神健康技术的发展，下面将从精神疾病的分类和诊断、精神障碍的治疗、精神障碍的康复和预防复发这三个方面来阐述精神健康领域未来的发展趋势。

（一）精神疾病的分类和诊断

精神障碍病因复杂，其分类标准和临床诊断主要依赖于症状学，缺乏可用于高危人群早期筛查和诊断且信效度高的客观指标。随着基础神经科学的发展以及跨学科研究的深入，综合运用影像学、遗传学、生物化学、多组学、信息科学及工程学等多学科新技术，未来可实现根据各种精神疾病之间脑影像学差异以及疾病关联程度，结合认知损害的内表型，筛选出各种精神疾病典型的脑影像学特征，从而构建出大脑功能网络动态图谱，建立基于脑影像学技术的精神疾病分类体系，寻找到可明确精神疾病的客观定量的生物学标记物，极大提高我国精神疾病的早期识别和诊断率，为阐明精神疾病的发病机制、发展个性化治疗方案提供依据。

未来我国将在大脑功能网络动态图谱的绘制、生物标志物的研究和大规模人类行为数据库，以及借助专家结构化访谈建立的临床资料学习库等方面取得突破性进展。借助于生物大数据、智能识别（人脸、语音、语言逻辑和内容等）、机器学习和智能算法，建立起对精神疾病提供评估、筛查、诊断与治疗的人工智能系统，并广泛应用于临床，尤其是基层精神卫生机构。

（二）精神障碍的治疗

1. 药物治疗

在精神障碍的急性期快速控制症状是治疗的关键，但大多数精神病药物无法迅速起效，严重阻碍了治疗效果。快速抗精神病药物是精神疾病治疗方面需求最大且最有应用潜力的治疗方案。未来将进一步探索脑神经科学、影像学、分子遗传学和大规模临床队列的建立等，为阐明导致各类精神疾病发生的分子细胞机制及神经环路的病理性改变，探寻抗精神病新靶点提供技术和理论支撑，以期研发出快速起效、疗效持久且副作用小的新药并应用于临床。

绝大多数药物无法穿过血脑屏障是治疗精神神经疾病所面临的一道难题。目前，多种跨血脑屏障的转运技术都处于研究阶段，如载体或受体介导的转运系统、纳米技术等。随着跨血脑屏障载体技术的发展，未来有望开发出作用部位更直接的药物治疗策略，实现基于药物递送系统的时空靶向治疗和个体化治疗。

2. 非药物治疗

重性精神疾病都伴随有脑环路结构和功能的异常，为脑深部调控技术的应用提供了可能的干预靶点。近年来，神经调控技术逐渐被应用于治疗抑郁症、强迫症、药物成瘾等精神疾病。然而，目前经颅磁刺激、经颅直流电刺激等无创性神经调控技术的主要局限是作用于浅表脑区，疗效不如药物或脑深部电刺激（deep brain stimulation，DBS）可靠；而 DBS 等有创神经调控技术的主要问题是存在颅内出血和感染等风险。未来研究一方面将着眼于探索无创性脑深部调控技术，如时域相干（temporal interference，TI）电刺激，以及改良经颅磁刺激线圈，使其可以作用于深部脑区；另一方面将优化 DBS 技术，开发出基于新型纳米材料的 DBS 系统，使其组织相容性更好、副作用更少，开发出疾病特异性的 DBS 治疗策略，结合纳米递送的局部药物治疗技术，形成安全个体化便携式的脑区给药/脑深部电刺激技术。

目前，已有研究开始利用大脑植入设备，解析情感障碍发病过程中脑信息的病理性加工过程，并利用人工智能算法向大脑反馈信息，以实现对人情绪和行为的有效控制。随着脑计划的开展，将能够利用脑机交互技术，实现在脑网络水平重组/重建脑的结构连接及功能连接，非侵入性地重建脑网络并促进认知，并应用于临床，改善抑郁症及阿尔茨海默病等疾病的预后。

在孤独谱系障碍的治疗与干预中，仅依靠药物无法从根本上改变其核心症状，目前教育训练与行为干预仍然是重要的干预措施。未来可实现智能人形机器人技术与孤独症儿童的临床大数据相结合，针对每个孤独症儿童年龄、家庭特点、社交障碍的程度等不同特征，编码出个体化的适用于孤独症儿童教育训练与行为干预的算法，并开发出个性化定制的智能人形机器人，训练孤独症儿童提高表达能力和社会交往能力，帮助其更好地融入社会。

（三）精神障碍的康复和预防复发

神经精神疾病患者往往伴有睡眠失调、认知障碍等问题。随着智能手机以及各种可穿戴设备的发展，可以实现 24 小时不间断地采集患者的各种数据，包括睡眠、通话、行动、生理指标，然后可以利用机器学习，预测疾病发生以及出现危险行为的可能，并通过构建分级预警以及实时干预系统对精神障碍患者危险行为实现科学管理。随着大规模睡眠-觉醒认知变化数据库的建立和精神疾病患者生理、行为大数据的采集，有希望建立预测疾病复发的生理指标体系。

除精神疾病脑影像结构图谱的构建外，在当今功能基因组时代，同时也应关注蛋白、代谢等具体发挥生物学功能的分子，未来将突破单个脑区、分子及信号通路小范围探索模式，阐明情感环路各关键节点中各分子在精神疾病发生发展过程中的功能和作用机制。同时构建与精神疾病相关的脑分子生理病理全景动态网络图谱，并在此基础上建立临床精神疾病的分子分型体系，从而更好地促进疾病康复。此外，未来通过物联网沟通的社区康复系统将开发成功并得到推广应用，当患者的特定生理指标出现紊乱，提示新发症状、原有症状加重或症状复发时，可穿戴设备将向社区医疗人员发送信息，通过系统给予即时的反馈或干预。

三、未来优先发展重点

根据中国精神卫生健康发展需要和德尔菲调查的结果，在精神卫生领域，我国应在以下几方面建立优先发展战略，促进精神卫生健康事业的快速发展。

加快构建精神疾病风险预测及早期诊断模型，并寻求基于生理指标改变的精神疾病诊断标准，利用多学科手段明确精神疾病的客观定量的生物学标记物，综合运用影像学、遗传学、生物化学、信息科学及工程学等多学科新技术，推动精神心理疾病领域早期预防及诊断治疗技术的发展，结合个体的内表型特征，成功构建精神疾病的生物学分类体系。

人工智能在精神病医学的诊断和治疗上具有广泛的前景。随着多个大型、长期脑研究项目的问世，类脑研究在智能识别、机器学习、智能计算和虚拟现实等方面取得重大进展。我国应积极推进和构建精神疾病有关的脑功能分子网络图谱和疾病分子分型体系，并尽快建立大规模人类行为数据库及专家结构化访谈临床资料学习库。在此基础上，逐步实现人工智能技术在精神疾病评估、筛查、诊断和治疗中的广泛应用。

抗精神病药物的快速起效对患者早期康复、减少医疗消耗和减轻社会负担都具有十分重要的意义。随着我国新药研发技术平台建设的成熟和新药创新能力的不断提高，我国应加快推动脑神经科学、影像学和分子遗传学发展，并建立大规模临床队列，在阐明各类精神疾病发病机制的基础上，寻找药物作用新靶点，开发研制成功不同类型的快速起效、疗效持久且副作用小的精神病药物，以实现对各类精神疾病的有效治疗，进一步推动精神卫生领域的发展。

随着智能手机以及各种可穿戴设备的发展，目前已经可以实现 24 小时不间断地采集患者的各种数据，包括睡眠、通话、行动和生理指标等。通过采集精神疾病患者生理、行为大数据，使社区健康管理网络进一步完善，有望建立预测疾病复发的生理指标预警体系，实现对新发及复发病例的精准预测和及时干预，这将具有重要的社会意义。

第八节　生命科学与医疗健康设备子领域发展趋势

徐　涛　王　丹

（中国科学院生物物理研究所）

一、生命科学与医疗健康设备发展的驱动力

现代生命科学与医学前沿研究是一个高度交叉的研究和应用领域，融合了

生物、化学、物理学、神经科学、肿瘤医学、放射医学、核医学、工程、纳米等多个学科及技术，涵盖了基础生命科学研究、基础医学和临床医学等多个应用领域。学科交叉带动了技术变革，技术变革促成了学科会聚。学科交叉与技术创新正在成为推动生命科学和人口健康方向研究的主要驱动力，代表生命健康研究的未来发展方向。

科学研究重大成就的获得和新领域的开辟，往往是以设备和技术方法上的突破来带动的。例如，单分子技术、超高分辨成像等技术的发展，将人们对生物体系的观测日益精确到单分子水平，扩展到全系统层次；各种物理学即时定量检测技术的应用使得对生命活动的检测达到实时和原位水平；增材制造技术的应用实现了从医疗模型、手术器械的快速制造到合成具有生物活性的人工组织、器官的发展；人工智能技术的发展带动医学影像、手术导航、神经电生理、脑机接口、智能康复等领域不断取得突破。

当前，全球技术和产业变革加快，对生命科学与健康医疗设备的发展带来了深远的影响。一方面，人们整合各学科的各项技术，从不同的时空角度对生命现象开展深入研究：从体外（in vitro）到体内（in vivo）、从定性到定量、从静止到动态、从研究一个分子群体的综合行为到对单个分子行为的剖析、从研究单种分子到揭示分子构成的动态网络，进而认识生命过程的本质。另一方面，不断诞生与优化的高科技诊断设备和仪器正在有效地保护人类的健康，延长人的有质量的生命。目前，医疗健康设备的主流发展趋势已经从以治愈疾病为目的转向了"预防疾病和损伤，维持和促进健康"为目标，更加凸显技术发展的人文关怀。

未来，在飞速发展的信息科学、纳米技术、新材料等技术引领下，生命科学研究与生物医学领域将发生革命性突破，对重大疾病致病机理研究及诊断等都将发挥日益突出的作用。甚至可以预计，未来学科的交叉将超越自然和技术的领域，与人文学科相互融合，带来现代科学方法论基础的改变，进而带来对生命和健康的革命性认知。

二、生命科学与医疗健康设备重点领域和发展趋势

（一）生命科学设备

生物-物理设备。先进的生物成像技术和装置是现代生命科学研究最重要的

工具。针对微观、介观和宏观多层次的成像需求，发展兼具独特性、先进性、实用性特点的生物成像技术和装置，将建立起从分子到细胞最终到个体的桥梁，为准确理解整个生物系统、解决关键生命科学问题提供工具和手段。

生命-化学设备。结合对物质的组成、结构、性质及变化的研究，利用化学物质或者使用化学方法，在分子层面上对生命体系进行准确的修饰、调控和阐释，以可视、可控、可创造的方法研究生命体系或者生物功能，实现对生命活动的高通量、大规模、动态、定量、原位检测。

生命-纳米设备。生物纳米功能器件的可控组装技术和芯片化技术的不断发展，将推动生物大分子纳米功能器件的持续革新，并应用于便携式即时检验技术和仪器，在生命科学研究和重大疾病早期诊断等领域发挥越来越重要的作用。

生命-智能设备。通过脑科学与智能科学的深度交叉融合，支撑脑机接口等研究，将突破信息高速加工与神经调控领域的基础科学难题，引领面向未来的仿生技术应用，推动真正意义上的神经网络—人工智能。

（二）医疗健康设备

诊断类设备，包括医学影像产品、参数检测产品、分析检测产品、介入诊断设备等。未来，高端分子影像设备、高技术生物医用材料等的应用，不仅可以实现疾病的早期临床诊断，而且将有力推动人类对疾病的起因、发生、发展及病理、生理变化的探索，为生命医学发展提供新的发展契机。

治疗类设备，包括无创类治疗器械、有创类治疗器械、植入式医疗器械手术等。未来医学发展将和信息技术（IT）、人工智能紧密结合，在传感器技术、微电子技术及系统集成技术等领域进行重点突破，逐步提升可操作性、安全性和稳定性，从而辅助医生完成临床评估、规划、仿真和监控的过程。

康复类设备，包括助老助残设备、康复理疗设备、康复训练设备等。未来将重点突破神经电信息、语音智能识别、应力与传感等相关技术，为老人、伤残等特殊人群提供普惠支援，帮助其恢复运动功能，提高自主能力，保障生活质量。

生物医用材料，包括再生医学材料、人造器官、器官芯片等。当代生物医学材料科学已经进入了新的阶段——再生人体组织和器官，未来将重点发展诱导组织再生生物功能的医用材料和植入器械的研究，引导医学分子诊断及生物分离技术发展。

三、生命科学与医疗健康设备关键技术发展展望

（一）先进分子影像技术

非电离辐射类的分子影像技术，如基于光学、磁共振、超声、光声等成像模态的分子影像技术的临床转化和规模化应用，将会是全球各国在高端医疗设备和成像探针领域的竞争热点。集结构影像、功能影像、代谢影像、分子影像、无损、无粒子辐射探测于一身的磁共振成像（MRI）是当今临床诊断和生物医学研究中最具潜力的影像方法。超高场可以使得对过去无法看到的微小解剖结构和病灶，以及无法捕捉的快速变化的生理过程的成像成为可能。在诸多非侵入性医学检查手段中，正电子发射断层成像术（PET）被广泛认为是最灵敏的探测技术。它可以直观、定量地追踪人体内葡萄糖、氨基酸、多肽、DNA 乃至蛋白质等多种分子的输运、转移以及代谢过程，为人体生理病理以及药代动力学研究提供准确的第一手资料，与其他成像手段如 CT 或 MRI 进行同机融合后更是可以结合其解剖学定位信息达到"1+1>2"的效果。具有光子计数能谱甄别能力的碳纳米管静态 CT 系统已成为备受国内外学术界和工业界关注的下一代 CT 的主要发展方向。它将使低成本、高质量的大众医疗服务成为可能，也将为精准诊疗和新药开发开辟新的道路。

（二）脑科学相关设备

脑磁图能够无创、直接地探测大脑神经活动的实时信息，是脑科学研究和临床神经系统疾病诊断的重要工具。原子磁强计利用碱金属原子的进动偏转探测微弱磁场，是新一代脑磁图的理想器件，有信号强、成本低、灵活便携的优点。脑机接口能够直接获取人的意图，在智能假肢、康复训练、外骨骼、大脑状态监控等领域拥有无法替代的作用。目前，世界上已经实现了简单运动意图识别、基于侵入式电极的复杂运动意图识别、大脑负荷程度识别等技术，在脑控轮椅、智能假肢、外骨骼等辅助设备上实现了简单大脑指令的传输。超声作为一种新型、无创的神经调控方式，相比现有的神经刺激与调控技术具有独特的优势。基于超声的深脑刺激和神经调控研究将为脑疾病发病机制和神经科学基础研究提供革新性的工具，对于研究帕金森病、癫痫和抑郁症等脑功能性疾

病发病机制与临床诊治具有重大医学科学价值。

（三）先进生物显微成像技术

受益于冷冻聚焦离子减薄技术、冷冻光电关联成像技术、冷冻电子断层成像术（cryo-electron tomography，cryo-ET）、人工智能的深度学习技术、超快激光的光电子发射技术等前沿技术的不断发展，高通量高分辨率冷冻电子显微成像将极大提高生物分子机器高分辨率三维结构解析的效率，广泛应用于生物大分子复合体在细胞组织原位的结构动态分析，并成为新药靶点研发的关键利器。超分辨显微成像技术将实现在临床的实际应用，完成自动、高通量、大体积、快速、高分辨病理组织、血液、体液等样品的成像和分析，应用于神经疾病诊断、病理切片成像、皮肤疾病检查等诸多实际临床领域，服务于疾病精准诊断并指导个性化精准治疗。

（四）可穿戴/体外诊疗设备

智能可穿戴设备是实现个性化医疗管理与服务的重要途径。柔性化和微型化的智能可穿戴传感器以及可穿戴健康诊疗技术将大大提升医疗诊断水平，有望为我国物联网、健康医疗、环境监测等相关产业的战略发展提供有力的支撑。基于细胞精准分析/分离的伴随诊疗技术将推动生命健康领域由群组到个体的纵深发展，与单细胞测序技术组合，将全面推动肿瘤、生殖等诊疗技术提升，助力人类健康。

（五）人工合成生物设备

人造细胞是一类通过模仿细胞表面微纳结构和化学组成所仿生制备的与生物细胞功能相近的细胞微粒体，在重大疾病精准诊疗等健康医疗领域具有重要的应用前景。人体器官芯片是一种通过集成干细胞、基因编辑、电子通信和生物传感等技术，在微流体芯片上培养人体活细胞和组织，用以模拟人类器官关键功能的仿生系统，用于个性化芯片定制、疾病模型、药物发现、毒理预测和个性化用药指导。

（六）医用智能机器人

微创手术机器人将从减轻医生负担向摆脱对医生的依赖发展，重点解决基于人工智能的术前自动手术规划、功能和结构影像相结合的多模态术中引导，基于人工智能的机器人自动布针和穿刺、手术疗效实时术中评价等关键技术，将推动微创外科发展，降低病患的手术治疗风险和手术费用。康复机器人将大幅提升康复医学水平和居民医疗保健能力。未来，医疗和康复领域将和大数据与人工智能结合，各类型康复机器人设备获得广泛临床应用，推动医疗康复领域的智慧型、跨越式发展，有效应对医疗康复资源短缺及人口老龄化问题。

四、中国生命科学与医疗健康设备发展战略

生命科学和医疗健康设备产业的发展水平，直接影响着国家的人民健康福祉和技术创新能力，既是国家战略的重要构成，也是国家整体竞争力的集中体现。我国生命科学与医疗健康设备面临着激烈的国际竞争，同时承载着中国人民健康安全保障的重要使命。

在国家政策的大力引导下，我国生命科学与医疗设备产业发展迅速，前景广阔。2017 年，医疗器械市场规模达到 5200 多亿元，6 年来的年复合增长率超过 18%，预计未来 10 年将继续保持年均 10% 以上的增速。一些关键核心技术被集中攻克，国产化水平逐渐提高，某些产品已达到了国际领先水平。但总体而言，我国还处于"跟跑"的角色，70% 以上的高端产品被国外厂商占据。医疗器械方面，我国市场规模仅占全球份额的 7%，国内医疗器械产品与药品市场之比约为 0.3：1，远低于发达国家 1.02：1 的平均水平，产业规模较小，创新能力较为不足。

为提高领域整体创新发展水平，应系统构建国家生命科学与医疗健康设备创新体系，加快共性核心技术和关键部件开发。重视颠覆性前沿技术和重大原始创新，在电子/光学显微镜及配套设施、显示器球管、医用传感器、新型微流控芯片、超声换能器、微电机等核心配件领域超前布局，同时注重培养和引进领域尖端人才，创造领域发展良好环境。

生命科学与医疗健康设备是典型的人才、资金、技术密集型产业，同时也是高度市场化竞争产业。未来，我国应注重学科交叉和行业跨界融合，推进新技术、新产品、新材料纵深发展，结合新一代人工智能、大数据等技术，驱动疾病医学模式向健康医学模式的快速演进。从而，推动本领域从高速度转向高质量发展，从中低端向中高端迈进。

第九节　营养与食品安全保障子领域发展趋势

杨月欣[1]　孙长灏[2]　高　超[1]　赖建强[1]　孙建琴[3]

张　兵[1]　黄国伟[4]　王京钟[1]

（1 中国疾病预防控制中心营养与健康所；2 哈尔滨医科大学；

3 复旦大学附属华东医院；4 天津医科大学公共卫生学院）

一、营养与食品安全保障领域的发展现状

随着科学技术的不断进步，尤其是近 30 年，我国营养与食品安全保障领域研究发展迅速，取得了一系列重要的科学成果和进展。其中，营养学重点开展了膳食、营养与人体健康关系研究，阐明食物中的营养素及其他生物活性物质对人体的生理作用和有益影响，从基础营养及方法学、公共营养、人群营养（妇幼、老年、特殊人群等）、食物营养、营养与疾病（临床营养、慢性病控制）等多个研究方向深入发展。食品安全保障领域也得到了快速发展和提高，重点研究食品中危害或潜在危害人体健康因素的控制与预防措施，包括食品卫生质量控制、食品安全性评价、食品有害因素检验检测技术以及危害分析与评价技术等，尤其在食品的污染及加工技术的卫生问题、食源性疾病及食品安全评价体系的建立、食品安全风险监测预警模型与技术等方面取得了重要进展。

营养素基础研究方面，开展营养素的人体消化吸收与代谢过程、生理功能、作用机制、疾病关联等基础性研究和评价技术。利用稳定同位素标记和稀释技术进行营养素代谢及生理需要量研究，获得不同地区、不同民族、不同人群的营养素需要量基础科学数据。开展了重点人群主要微量元素的需要量和膳食评估应用技术研究，了解普通膳食条件下人体多种微量元素生物利用率。以全基因组关联研究为基础，开展营养素代谢机制研究，揭示营养相关疾病的遗传与发病机制，并为目标人群的防治提供重要靶点。

食物营养组分检测技术方面取得进展，采用光谱技术、色谱分离技术及联用技术等先进分析技术，实现了对食品营养成分的快速检测和评价，获得具有生物活性的主要食物营养成分结构及含量分布，建立适用于评价食物营养价值

的营养素活性当量、抗营养因子等，利用高通量技术、指纹图谱、多组分特征聚类分析等研究食物营养质量鉴别和生理学参数测评。酶结构修饰技术、生物反应器技术、微生物发酵法得到应用和发展。在营养成分监测基础上，营养素度量法等食物成分整体测评模型与技术逐渐发展。

营养功能活性成分评价技术研究中，国内外开展了植物性化学物、多糖类、不饱和脂肪酸等功能活性成分研究，进行不同地区、不同品种类型的资源特征性营养物质、功能因子的含量及分布研究；构建营养功能成分数据库；利用体内外评价技术，对关键功能因子量效关系、作用机制及健康效应进行系统评估。

人群营养监测与营养干预技术方面，国内外展开了大量营养与慢性病调查，包括人群横断面监测、大型队列研究等，如许多国家营养与健康相关全国性调查、美国护士健康队列研究等，研究营养、膳食与疾病的关系，并取得了大量研究成果；在慢性病的预防和控制方面开展了大量干预技术研究，尤其在高血压、糖尿病、心血管疾病等慢性病防控方面取得了显著效果，为广泛推广、实施提供科学依据。以智能设备为代表的个体营养评估技术快速发展，为更精确地评估人体营养、膳食、运动等信息及个性化营养干预提供技术支撑。

食品安全保障领域技术方面，近年来国内外围绕食品原料控制、生产、加工、流通、消费过程存在的主要风险，发展食品安全检验检测、监测评估、过程控制、应急处置、监督管理的关键技术，实现从定向检测向定向检测与非靶向筛查结合的转变、从以动物实验为基础的传统评估技术向以人群为基础的新型评估技术的转变、从传统的危害分析和关键控制点研究向全链条控制技术转变，建立食品安全从"被动应对"到"预防为主，主动保障"的系列关键技术转变，引导和推动食品相关产业健康、快速发展。

二、营养与食品安全保障的重要技术发展方向

根据人类营养、健康与食品安全保障的需求，结合生物技术发展的趋势，预计在 2035 年，与营养和食品安全保障相关的重要技术主要有以下几个发展方向。

（一）营养组学和分子营养学技术深入发展

营养组学是后基因组时代营养食品科学与组学交叉形成的一个新学科，主

要从分子水平和人群水平研究膳食/营养素与机体交互作用，在基因水平、转录水平、蛋白质水平、以及小分子代谢产物和肠道菌群的变化规律，作用机制及其对人类健康的影响。随着分子营养学技术的快速发展和应用，促进了营养组学在更为广泛的领域开展研究：①研究膳食/营养素在基因组、蛋白质组、代谢组或宏基因组的各层面对细胞、组织或机体的影响作用和机制研究。②系统性研究膳食/营养素在多组学层面和代谢网络系统对细胞、组织或机体的作用研究。③从整体或系统性反映个体营养状况动态和变化规律；④用于膳食/营养素对机体作用的未知功能、生物标志物、代谢变化、疾病发生发展的筛选和预测研究。⑤ 以高通量测定和生物信息学研究手段作为支撑。

（二）基于营养感应机制的稳态调控评估技术

近年来，"新营养科学"认为生命体每时每刻都在对体内环境中营养水平的波动进行感知和应答，机体的营养状态是膳食和生活方式与基因间的相互作用的结果。实现个体营养状态评估是实现精准营养的重要挑战。机体的组织器官具有特定的营养成分感应通路或靶点，能够根据营养成分的变化精准地调控和维持内环境代谢稳态。未来发展的重点是通过检测氨基酸、脂肪酸、糖脂代谢、内质网应激、谷氨酸信号等营养成分及体内应答，准确阐明营养感应器、传导途径和调控机制，以及基于遗传和表观遗传学修饰的个体间差异，为精准理解个体的营养代谢状态和营养特殊需求奠定基础。预计未来基于我国人群的个人遗传背景、健康状态等海量信息数据，嵌入数据挖掘和网络关联技术，将有效支撑无创、快速和灵敏的评估仪器开发。胃肠化学感应器、细胞或脑等特定营养感应器技术将实现个体化的稳态调控和营养代谢状态评估，支撑营养缺乏病、代谢性疾病及相关疾病的早期筛查、早期预防的临床应用得到推广。

（三）生命孕育营养精准供给调控技术

生命早期营养对人体正常生长发育以及一生健康都具有重要意义。我国每年约有 90 万～120 万新生儿发生出生缺陷，青少年高血压、糖尿病发生率逐年升高，年龄不断提前。除遗传因素外，成年疾病发生均与生命早期营养有着密切关系。国外在营养与表观遗传学研究方面处于领先地位，而我国在此领域刚刚起步。孕前、孕期以及出生后 2 年内母婴的营养评估和营养干预均需要营养精准调控技术支持。孕前开展备孕双方系统营养以及精、卵子的营养状态（有关标志物检测）评估，保证良好的受孕过程；孕期根据母体子宫内发育变化、脐带血中营养供给水平，精准设计孕妇膳食供应，保持良好营养水平，整个孕期实施个性化营养需要以保障婴儿健康和分娩过程正常。预计未来我国有望利用已有队列研究和基础研究结果，实现生命孕育营养精准供给和调控技术突破，破解我国出生小样儿、出生缺陷居高不降的难题，减缓营养相关疾病快速发展的国际性难题。

（四）新烹饪技术和智能厨房系统研究

智能技术在中央厨房的应用是餐饮工业化的必然趋势，将省去人工劳作，提高自动化、营养量化水平，提高餐饮加工系统及运营模式的专业化、标准化、集约化、产业化。目前我国仍以家庭膳食为主，以机关单位、学校以及中央厨房等送餐机构为主的正餐供应逐渐加强，以医院或养老院为独立供膳单位的营养餐正在兴起。未来，我国将在传统烹饪和供餐基础上，采用新烹饪技术——低温真空烹饪，新的智能机器人、温度传感器、营养配餐自动化等，提高团体膳食的营养质量和特殊服务效能，并从安全、营养、风味、口感、加工用途、生鲜食用等多角度对优质食材进行评价，建立评价体系与标准。此外，我国新烹饪技术和智能厨房系统将得到广泛应用，中央厨房的营养专业化、标准化、集约化、产业化将得到大大加强，不但解放劳动力和时间，而且更加提高智能营养保障能力。

（五）食品危害物高通量识别新型技术

分子印迹技术是国际上食品危害物现场和在线高通量快速筛查和识别的新兴技术。虽然我国近年来在摸索小分子化合物抗体制备技术的基础上研发出一系列食品危害物免疫分析技术及产品，但仍存在抗体结构大、稳定性差、制备周期长、灵敏度和广谱性受限等问题。近年来，以基因工程抗体、核酸适配体、抗独特型抗体等为核心试剂的食品危害物识别技术由于具有成本低、制备时间短、高度均一性和广谱性等优点引起了国际上的广泛重视。应加强上述新技术、新方法的研究和开发，以此为应对食品化学结构日益复杂、痕量、干扰物多样性等特点，满足食品安全现场监管和企业质量控制的需要。

（六）食品安全风险评估前沿关键技术

构建以科学为基础的风险评估体系是建设有效食品安全控制体系、保护国民健康的基础。目前，基于流行病学和毒理学开展的传统风险评估非常有限。随着现代生物学技术和计算毒理学技术的发展，基于人源细胞毒性作用通路的毒理学评价新技术以及以生物标志物为核心的生物监测内暴露效应评估新技术开始成为风险评估的关键制高点，未来，开展体外测试新技术、模型、数据处理的探索性研究尤为关键。

三、中国营养与食品安全保障的未来优先发展重点

根据生物技术发展的需要和德尔菲调查的结果，在营养和食品安全保障领域方面，我国应重点围绕营养相关慢性病基础病理和生理机制，研究开展基于基因组测序的人体营养健康评估、预警及个性化营养干预技术，优先发展智能化膳食调查、大数据分析技术、系统生物营养评估，以及食品中新兴污染物人群暴露溯源及生物监测等技术。

（一）慢性病相关基础病理和营养机制研究

随着高通量技术的快速发展，生命科学领域进入了以海量多元组学数据为特征的大数据时代。组学大数据给糖尿病、心血管疾病、阿尔茨海默病、肿瘤等营养相关疾病的早期诊断和预警带来了前所未有的机遇和挑战；基于多组学的"营养基因组学"或"系统营养学"的发展，为慢性病的发生机制和个体化营养干预提供了强有力的技术支撑。预计未来我国将挖掘和发现一批灵敏、特异的慢性病生物标记物和营养感应性指标；利用血液、尿液、唾液等生理体液中相关生物标记物的微量检测，阐明其发生机制、实现营养相关慢性病的早期诊断和有效干预。未来我国可建立系列慢性病发病风险预测技术，成功研发基于个体组学特征的新营养防治模式，重新建立和修订健康人群和慢性病人群营养素需要量，应用于慢性病个体化预防和早期干预。

（二）"营养—肠道菌群—生理轴"的关系及其机制研究

"营养—肠道菌群—生理轴"概念的提出及相关研究为肥胖、免疫调节、胃肠功能紊乱、癌症、过敏、抑郁症等多种疾病，甚至衰老过程提出了新的思路和

解决方案。未来几年，该领域的研究热点将集中于肠道微生物群（microbiota）的营养定位，研究膳食—宿主—微生物组的相互作用，及其随饮食、年龄、生理状况及疾病的变化情况；肠道微生物组是饮食与食品成分的生物反应和生理应答，在疾病预防和进展方面的重要作用将得到进一步阐明。

（三）人体营养健康评估、预警及个性化营养干预技术

结合个体基因组测序，将开发综合性人体营养健康监测评估与预警设备，在健康人群体格检查、群体营养监测、疾病预警等领域广泛使用。未来通过各种生物传感器和便携检测设备，可对个体监测、评估以及数据传输储存给予极大便利。多种针对营养良好、营养不良与不均衡、疾病临界状态等的测定和诊断技术日益成熟，并得到广泛应用。利用网络关联技术和大数据挖掘技术，使其在健康体检、个体营养评估和预警、个性化营养干预与健康管理中发挥关键作用。

（四）智能化膳食摄入调查技术与膳食大数据分析和应用技术

随着互联网+、云计算、可穿戴设备等新技术的发展，膳食评价的客观性、准确性和及时性成为可能。通过被调查者携带可视的通信设备（如高科技眼镜、摄像头等）和手机 APP 软件，在饮食活动中自动记录和传输食物图像或语音应答信息，再基于后台的食物成分库等大数据，对不同个体的每日各类食物摄入频次和数量进行快速计算，准确评价其营养素摄入的适宜状况，并及时给予缺乏、过剩等情况的预警；同时，通过各种生物传感器和智能 AI，监测、评估被调查者的健康及疾病状况，深入挖掘中国居民膳食大数据，应用于居民合理膳食指导。预计在未来该技术将得到广泛应用，满足群体和个体膳食设计营养评价的及时、准确、智能化需求。

（五）基于全基因组测序的食品安全新型溯源技术

食品安全溯源体系是快速应对食品安全事故的有效手段，基于新一代宏基因组和全基因测序的食源性疾病溯源技术与数据库建立和基于同位素数据库的分子溯源与食品保真技术等新型溯源技术将成为研究重点；在基于全基因组测序的溯源技术方面，食源性致病菌的 DNA 测序工作以及食品的 DNA 条形码溯源数据库建设将成为未来科技研究的重要趋势。

（六）食品中新兴污染物人群暴露生物监测技术

随着全球环境的持续恶化，环境化学污染物引起的食品污染成为威胁公众健康的潜在因素之一。为了评价环境污染物的健康风险，提出相应的风险管理措施或食品安全标准限量，需要建立和完善污染物人群暴露生物监测技术体系，建立适用于膳食基质的污染物生物利用率评价模型，并进一步完善污染物人体暴露评估方法。目前，对食品中新兴化学污染物，特别是环境持久性有毒污染物（如有机氯农药、二噁英及类似物、全氟化合物、溴代阻燃剂、铅、镉等）以及国际热点污染物（如双酚化合物和丙烯酰胺）的人群暴露生物监测将成为未来研究重点内容。

第十节　卫生应急子领域发展趋势

张彦平[1]　冯子健[1]　许树强[2]

（1 中国疾病预防控制中心；2 国家卫生健康委员会）

一、卫生应急领域发展现状

近年来，由于经济发展及全球化、气候及环境变化、便捷交通以及人流物流增加、人类生产生活方式改变等因素影响，包括重大传染病疫情、群体性不明原因疾病、重大食物中毒、职业中毒、自然灾害健康危害以及其他严重影响公众健康事件等在内的各类突发公共卫生事件数量不断增加、事件规模日趋扩大，造成人员健康及财产的严重损失，甚至危害社会安定及国家公共卫生安全。卫生应急是指为预防和减少突发公共卫生事件的发生，控制、减轻和消除突发公共卫生事件引起的严重社会危害而采取的全过程的应急管理行为和活动，也包括控制和消除其他突发公共事件所引发的严重公共卫生和社会危害而采取紧急医学救援和卫生学处理的行为，其主要活动包括监测预警、风险评估、现场调查与处置、紧急医疗救援、危机沟通、心理援助、恢复和重建等活动。严重急性呼吸综合征（SARS）以后，中国逐步建立、完善了卫生应急体系并加大了政策、法律法规、资金、人才等多方面支持力度。卫生应急工作初步实现了从被动应付到主动应对、从经验判断到科学决策、从事件应对到风险管理、从重处置轻预防到预防及处置并重的转变，整体提升了我国应对重特大突发公共卫生事件能力，成功应对了汶川大地震、甲型 H1N1 流感大流行、人感染 H7N9 禽流感、埃博拉出血热、寨卡病毒病以及中东呼吸综合征（MERS）等国内外重大突发公共卫生事件。

目前，我国卫生应急工作依然存在着风险评估及管控能力薄弱、应急决策指挥随意化、监测预警技术手段落后、信息沟通迟滞、现场调查处置技术及实验室检测能力不足、卫生应急装备及物资储备保障能力低下等突出问题。这些问题亟待解决，以有效应对未来更为复杂的突发公共卫生事件。

二、卫生应急的科技进展及需求

我国卫生应急能力的提高与科研水平的提高密不可分。科技进步在突发公共卫生事件应对准备、科学决策、策略措施、监测预警、风险评估、检验检测、医疗救治、现场处置等各个环节、领域都发挥了重要支撑作用。尤其是近年来，我国在卫生应急相关的基础研究、应用技术研究、行业标准与技术指标研究、应急处置技术研究等方面都取得明显进展，为开展突发公共卫生事件应对工作提供了科技支撑。随着卫生应急相关研究的进一步加强以及人工智能、大数据、物联网、宽带卫星技术、云计算等新技术的不断发展进步，各种相关研究将在卫生应急各个领域得到更多转化利用，卫生应急工作将逐步实现多元化信息为基础的监测预警及风险评估、循证科学决策、一锤定音诊断鉴别、全天候畅通的通信保障、复杂情形下的现场处置及危重症临床救治等目标，有效解决目前卫生应急领域所遇到的各种问题及挑战。

基于全面、及时、准确信息的科学决策是成功应对突发事件的关键。针对目前卫生应急管理中仍然存在的信息化建设滞后、监测预警体系不健全、公共数据部门化垄断、应急管理粗放化等不足之处，有待进一步加强智能化卫生应急管理决策体系建设。未来，云计算、物联网、人工智能和第五代移动通信技术（5G 技术）的成熟及普及，将能够克服目前信息碎片化、数据来源及采集格式不一等不足，将分散于各级各类机构部门等的监测数据、自然人文信息及经济数据、医疗资源信息等进行多网整合，并与现场单兵设备、急救车辆、移动方舱等应急装备平台进行互联互通，实现覆盖全国的具有风险评估与态势分析、事件监测与预警、智能监护与救治、资源调配、决策管理及行动等功能的卫生应急智能指挥与决策体系，使我国突发事件卫生应急管理水平达到国际领先水平。目前，美国、欧洲、日本等发达国家和地区正处于将智能化应用于应对突发事件的初步发展阶段。

未来突发公共卫生事件的早期预警预测常需依靠多网融合技术快速、广泛收集来自不同地域、行业、部门、性质的各种数据，并利用大数据、云计算、模型技术开展预测预警、形势分析及趋势研判、风险评估等，建立统一的突发事件风险监测与预警信息共享平台，从而最大程度上降低突发事件发生的风险及其造成的可能影响。美国、欧洲、日本等国家和地区已开展将大数据技术应用于重大传染病疫情预测、风险评估等卫生应急领域的研究。我国也已有地方政府开始打造基于大数据的应急指挥平台，通过统一的数据采集标准，整合不同部门的数据资源，进行突发事件的监测预警和应急处置。

突发事件快速确认以及病因、危害因素的判断对卫生应急决策及现场应对处置非常重要。传染病、中毒、环境卫生、核辐射等突发事件性质的尽早确定均需要依靠快速检测及鉴别诊断技术的支撑，如现代辐射探测技术、新发传染病快速检测鉴定、中毒事件的毒物现场快速检测技术以及环境事件的光谱检测、遥感遥测等样品智能检测技术。未来，便携、高通量及可检测多种类型复杂样本、模块化传染病检测鉴定一体化设备及试剂平台将得到广泛应用；具有毒物检测谱自身扩充、动态自动比对功能的中毒检测终端及支持系统研发成功并得以实际应用；环境卫生应急处置中的样本智能检测技术进一步推广；核事故卫生应急大数据监测预警、现场监测数据的实时传输与分析、核事故卫生应急决策与健康风险监测及评估将会在云平台上得到充分结合。我国重要传染病快速检测和常规监测以及中毒、环境、核事故事件等的现场检测处置能力将得到明显提高。

突发公共事件卫生应急处置现场涉及事件信息、紧急医学救援信息、传染病防控信息、医疗资源、自然人文信息、应急救援力量、救援物资、救援装备、现场环境信息等，其数据来源、格式和采集手段不尽一致，导致各类数据难以及时有效汇总，影响应急决策、资源调配、病例救治及事件及时应对处置。利用物联网、云计算、移动互联网、大数据、宽带卫星等技术，建设综合性卫生应急信息移动整合技术平台可以将现场数据、信息等实时采集、回传到后方指挥中心进行综合分析研判，并将应对决策迅速反馈至处置现场，指导卫生应急现场处置工作。在突发中毒、辐射、自然灾害、生物恐怖等事件的医学救援及现场应对处置中，常遇到如地震海啸时导致的建筑物倒塌、空间狭小、地域复杂、损毁多元、救助环境恶劣等不适合人类进入的情形，延误救治救助时机。研发智能化救治及转运智能救援技术平台（无人机、机器人等）进入危害性现场或空间狭小现场进行侦察、检测、救治，将可以大大提高我国对突发事件的应对和处置的能力和效率。自然灾害场景下的遥感诊断则可以提升灾害引起的传染病预测预警水平和诊断防控能力。目前，美国、日本、德国等少数发达国家在洪灾、台风等特定自然灾害场景遥感诊断技术上有着成功应用的案例，但在地震、海啸、火山爆发等自然灾害场景遥感诊断应用方面成果还十分有限。无人飞机、智能机器人在应急、防爆、军事、反恐等领域及场景在国外也已经有了初步应用。在医疗救援、疫情处理、重大灾难等特殊应急场景下，常需要为应急小分队及单兵具配置智能化、一体化、可组装式应急装备，如配置具备可视化远程会诊、辅助诊断、辅助处置智能化建议的医疗救治移动方舱，具备无线通信、辅助诊断、辅助处置的可穿戴处置包、便携式应急检测设备，以及现场调查及疫情分析终端及现场处置设备，以提高特殊场景下的医疗救治、疫情应对水平。并研制烈性传染病疫情应对过程中现场应急、医疗、卫生、科研人员所需要的新型防护技术。

重大突发事件发生后，短时间内会产生大量多发伤、复合伤以及特种伤等伤员。危重伤员往往伴随心跳呼吸骤停、失血性休克、心脑肺、脊柱及腹腔重要脏器的损害，如现场救治不及时将大大增加伤病员的死亡率。目前我国突发事件的现场医学救治水平仍相对薄弱，难以满足灾后可能的大批量伤员特别是危重伤病员的及时救治。在突发事件的最早救护期内，研究各种危重伤，包括心跳呼吸骤停，失血性休克，心脑肺、脊髓及腹腔内重要脏器损害等的救治技术，尤其是重特大自然灾害出现大规模伤亡情况下的危重伤员医疗救治技术，将能够大大降低突发事件中危重伤病员病死率和伤残率，提高危重伤病员救治成功率，改善伤病员预后和生存质量。美国、日本、欧洲等发达国家及地区在针对危重伤病员重要脏器保护性技术方面处于快速发展阶段。

随着对卫生应急的更深理解及认知，未来的应急准备工作将更加具有针对性，综合应用传染病动力学和数学建模技术、计算机仿真模拟技术、大数据分析等技术，在既往突发事件成功应对经验教训及预期风险的科学评估的基础上，从正常状态期、事件引入期、事件扩散期、应急响应期、事件恢复期等各阶段全景式、多维度构建各类突发事件情景，对开展应急能力评估、完善应急预案、指导演练、优化应对策略、提升应急准备水平具有重要意义。目前，美国、德国等均开发了国家层面的重大突发事件情景来指导国内重大灾害的应急准备工作，并日益成为西方国家开展应急准备的重要策略及标准化方法。我国在重大安全生产领域已经初步开展了重大突发事件情景构建的理论探索。针对突发公共卫生事件常规培训方式难以贴近突发事件真实场景及情形的情况，基于虚拟现实的突发事件再现及仿真技术能够提供虚拟的三维环境，形成良好的沉浸感，卫生应急人员可以通过交互技术实现多种突发事件场景的实时沟通。美军上世纪末便应用虚拟现实技术开展实战化训练，我国的虚拟现实训练技术起步相对较晚，与国外存在一定差距。

包括传染病传播动力学模型、疾病及自然灾害负担模型、防控决策模型及干预措施效果评估等在内的模型技术对评价各类突发急性传染病干预措施（药物、疫苗及隔离、检疫、区域封锁、口岸筛检、PPE 等）效果、分析传染病时空传播规律、模拟优化传播控制策略等具有重要意义。目前，各个国家普遍将数学模型用于预测疾病流行趋势、分析阐明疾病流行规律、制订科学决策等方面，加拿大还成立了传染病数学模型中心，从事禽流感、流感、艾滋病等传染病的流行模拟分析研究工作。我国已初步开展将数学模型用于研判疾病传播规律、趋势，评估经济损失，探讨防控策略等方面（如甲型 H1N1 流感控制中的封校策略、登革热传播媒介蚊子控制的释放策略等），但在模型技术方法开发和疾病防控中的实际应用方面尚处于起步阶段。

三、未来优先发展重点及预期

（一）卫生应急管理与决策的智能化

需要优先研究和解决不同渠道来源的多源异构数据的采集、挖掘、汇聚、标准化及可视化技术，研发基于大数据的风险评估、预测分析等关键技术。预计到 2035 年，我国将实现覆盖全国的具有风险评估与应对、事件监测与预警、智能监护与救治、多部门联合决策行动等功能的卫生应急智能指挥与决策体系，卫生应急核心能力得到进一步提升。

（二）基于大数据的卫生应急风险监测与预警

面对未来日益增加的突发公共卫生事件风险及复杂情形，加强基于大数据的卫生应急风险监测与预警，从不同来源的海量信息中及时抓取、分析可能的突发公共卫生事件苗头，常需借助数学模型技术对突发急性传染病疫情传播及应对决策等进行形势研判、风险评估。在技术操作层面需要重点解决数据抓取、数据整合分析、传染病模型技术（优先研究模型架构设计、模型开发、模型选择、关键参数、基线设立等关键环节技术）。预计到2035年，我国将建立统一完善的突发事件卫生应急风险监测与预警信息共享平台，并多层次地共同参与卫生应急安全风险监测，全方位推进区域卫生应急风险监测，扩大风险监测数据和信息的公布范围和力度，从而最大程度上降低突发事件发生的风险及其造成的不良影响。

（三）突发公共卫生事件的及时确定、判断对及时决策具有重要价值

未来，基于现代辐射探测技术及信息化技术的核事故卫生应急新技术的应用需要重点解决核辐射探测装置微型化、智能采样器、新型纳米材料、可视化信息技术、新型无人机、智能机器人等关键技术；传染病快速检测鉴定技术需要重点解决样本自动化处理系统优化整合技术、传染病病原体富集技术、微流控芯片技术、高通量病原体特异靶基因检测技术、抗体抗原检测技术、病原体宏基因组测序技术、结果自动化分析和人工智能解读等；中毒事件快速现场检测技术领域则需要解决新材料研发、芯片及微制造、膜纯化以及云存储、深度学习等关键技术以研制便携可移动、快速灵敏、高通量及可检测多种类型复杂样本的检测技术；环境危害事件智能检测技术领域需要重点解决复杂现场采样、实时检测、数据智能分析等关键环节，包括使用机器人和无人机等在危险环境中开展水、土壤、空气、生物等样品的智能采集技术，集成光谱质谱技术、生物传感技术、遥感遥测技术用于复杂样品的智能检测技术，以及模型预测、空间分析等分析技术。

预计到 2035 年，我国将研制出适合突发中毒事件现场使用的，稳定性好

的，具有毒物检测谱自身扩充、动态自动比对功能的检测终端机及支持系统，实现现场样本检测、网络数据收集比对、结果自动判断等功能；核辐射事件可以开展现场可视化监测，通过网络信息平台进行在线数据检测分析和事件判定，现场可视监测—数据实时传输—辅助决策同步的新一代核事故卫生应急技术将得到实际应用；此外，一系列成熟的，商品化的，具有开放性、模块组合、快速简便、价格适中的传染病病原快速检测、鉴定设备和试剂组合技术一体化平台将广泛应用于我国重要传染病及国内外新发传染病的快速检测和常规监测中。

新一代个人防护技术及装备的研制开发需要重点解决过滤效率高、阻力低、同时具有杀菌抑菌新型功能性过滤材料以及阻水、阻颗粒物、舒适透气，同时具有杀菌抑菌功能的防护材料等关键技术。预计到 2035 年，我国将开发出新一代高等级个人防护装备，为烈性传染病提供更安全、更可靠、更舒适的个人防护。

（四）突发公共卫生事件现场快速处置

依赖于各种现场信息的快速收集、整合及输送，建立综合信息移动整合技术平台，并重点解决终端便携化、数据接入、宽带传输技术以及数据采集接入标准、图像、大数据分析技术等关键技术问题。预计到 2035 年，卫生应急信息移动整合技术将在我国突发公共卫生事件的现场应急处置中得到实际应用，满足"战时"应急救援工作的需要，提高应急响应速度。

开展自然灾害场景遥感诊断则需要重点解决基于全球气候变化背景的自然灾害预测、灾害等级和场景模拟、灾害衍生传染病类型和预警、受灾人群分布和应急响应等关键技术。预计到 2035 年，我国将在地震、海啸、洪水等自然灾害场景实时模拟、灾害导致的传染病暴发风险预测等方面取得重要进展，掌握传染病暴发及影响事前预测和防控应急技术，成功实现"大灾之后无大疫"的目标。

现场处置无人化及智能化则需要重点解决人工智能、医学救援无人机技术、远距离传感技术、可穿戴技术、救治设备小型化、集成化技术、新型防护材料、纳米技术等关键技术。未来，基于信息化、工程学与现代医学相结合研发的智能救援机器人将能够在危害性现场或空间狭小现场开展侦察、检测、搜索、转运、救治活动，提高突发事件的现场处置能力。

现场卫生应急小分队及单兵配备基于物联网边缘计算的智能化单兵装备需要重点解决技术架构、连接技术、数据采集、数据标准等关键技术。预计到2035 年，云计算、物联网、人工智能、边缘计算和 5G 技术会得到广泛应用，处置设备的一体化集成能力也将非常成熟，基于卫星网络、5G 技术的卫生应急小分队及单兵装备，如智能化移动方舱、可穿戴处置包等将很容易实现并得到广泛应用。

（五）降低突发公共卫生事件病死率

降低突发公共卫生事件病死率的关键是危重伤病员得到及时救治，需要重点解决现场人工心肺复苏技术、深度低温延迟复苏技术、神经损伤现场保护及早期修复技术、腹腔内血管封堵及生物膜注入技术、便携式诊疗设备、人工智能辅助救治技术等。预计到 2035 年，这些技术的开发应用将大大降低突发事件危重伤病员的病死率和伤残率，提高危重伤病员救治成功率，改善伤病员预后和生存质量。

（六）突发公共卫生事件的应对准备

突发公共卫生事件的应对准备，尤其是开展基于情景构建的重大突发公共卫生事件应对准备需要重点解决情景构建理论框架、核心情景要素、构建技术、模型参数等关键技术。预期到 2035 年，基于情景构建的卫生应急准备概念将会得到普遍推广，未来可能遇到的各种突发事件的种类、严重程度、复杂程度以及可能性更加清晰，卫生应急准备工作将更具目的性、科学性，从而更加有效地做好重大突发公共卫生事件的应对准备及响应工作。

虚拟现实技术在疾病诊断、康复以及医学培训方面的应用成为全球的关注热点之一。发展虚拟现实技术，可以为开展培训提供虚拟的三维环境，形成良好的沉浸感，使卫生应急人员通过交互技术很容易实现多种突发事件场景的实时沟通，达到良好的培训效果。预计到 2035 年，灾害现场影像三维建模、多人共享与协同以及人机交互接口开发等关键技术将得以突破，高精度沉浸式的卫生应急救援训练系统得以开发完成，建立沉浸式多角色交互的突发事件再现及仿真模拟训练体系，实现救援人员间的实时沟通与交互。该培训体系将在全国范围进行推广应用，从而大大提高卫生应急救援队伍的医学救援实战能力。

（七）传染病疫情传播及控制数字模型

传染病疫情传播及控制数学模型应用于传染病疫情应对需要重点解决架构设计、模型开发、模型选择、关键参数、基线设立等关键技术。预计到 2035年，各种模型技术及方法不断成熟。大数据、人工智能、计算机仿真技术、物联网、运筹学等技术方法的推广也将进一步推动模型技术在传染病防控及决策上的应用，对传染病暴发疫情防控及决策起到支持作用。

第十一节　环境与健康子领域发展趋势

施小明

（中国疾病预防控制中心环境与健康相关产品安全所）

一、环境与健康相关技术研究发展现状

随着经济社会的迅猛发展，环境污染问题日益凸显，由此引发的健康危害得到了社会的广泛关注，环境与健康问题已成为国内外研究热点，相关理论和技术研究进展迅速，为提高健康防护和疾病防控水平提供了有益的技术支撑。其中，基于精细化个体暴露测量与基于大数据和模型模拟技术的暴露测量技术、典型环境污染健康效应和危害识别技术、基于多组学技术和有害结局路径的环境污染健康风险评估和干预控制技术等方面取得了重大进展。

（一）暴露测量技术向精细化、智能化发展

随着精密传感器、无线传输等技术的发展，基于大数据的个体暴露评估技术将得到大力推进，可穿戴式的个体暴露评估装置现已广泛应用于科研领域，用于实时、在线监测个体暴露于空气污染的状况。与此同时，卫星遥感、空间

分析、多源大数据、机器学习等技术也逐渐应用于高分辨率的空气污染时空分布模拟中，解决了站点监测数据时空不连续和个体暴露评估过度依赖监测站点的问题，推动了暴露评估技术向个体化和精细化的方向发展，为健康风险评估和暴露—反应关系研究提供强有力的数据支撑。

在污染物的人体内暴露的检测和评估方面，人体生物样本中痕量污染物的高通量、高灵敏度检测技术也得到了初步发展，作为揭示污染物人体暴露量与致病机制的重要基础，极大提升了对污染物人体健康效应和致病机制的认知水平和科学研究深度。近些年发展了高通量检测技术、气相或液相色谱-质谱连用等技术，用于精确定性定量检测多种环境污染物人体内暴露水平。

（二）典型环境污染健康效应和危害识别技术迅速发展

空气污染早期效应标志物检测技术是实现对其导致不良健康结局有效预防的关键。目前，此技术主要通过对细颗粒物（PM$_{2.5}$）及其成分、室内空气复合污染物（甲醛、挥发性有机污染物等）、汽车尾气等典型空气污染物实施动物染毒及人群暴露测量，应用单细胞凝胶电泳（彗星实验）、免疫组化、染色体畸变实验等相关生物学方法检测染毒致实验动物/暴露人群呼吸系统毒性、氧化损伤、遗传和免疫毒性等指标，从而筛选出人群健康监测早期灵敏的生物效应标志物。

典型污染物健康危害识别技术建立于大量人群流行病学研究获取相关关系的基础上，在缺少污染物特异的暴露或效应生物标志时，结合人群暴露实验和动物毒理学实验，应用环境遗传毒性研究的技术（单细胞凝胶电泳、荧光原位杂交、转基因小鼠致突变试验、芯片、测序技术等），确定典型污染物的毒性及对人体的危害。截至 2020 年 3 月，国际癌症研究机构（IARC）对 1079 种化学污染物进行了识别和危害性确定，为典型污染物健康危害识别及健康效应判定提供了重要的参考资料。

新型环境污染物无法通过传统毒理学测试手段进行有效识别及预测其毒性和健康风险。目前，新型污染物健康危害识别和预测技术通过效应导向分析技术在环境中发现新型有毒污染物，由逐一化合物发现向效应导向的高通量识别筛选技术及基于计量化学和分子模拟的毒性预测技术发展。此外，有研究在实验室通过体外替代实验模型和特定模式生物检测新型污染物的健康危害。

（三）环境污染健康效应评估和干预控制技术

当前对环境污染健康危害机制的认识多建立在一些假说基础上，迫切需要建立一种不依赖于机制假说的技术，系统识别尚未发现或被忽视的健康效应相关的关键分子，以完善对健康效应机制的认识，同时对已有机制假说进行验证。近年快速发展的组学技术为此提供了可能，以暴露组学技术的完善为核心，结合高通量、高灵敏度的基因、转录、蛋白和代谢等组学技术，以前瞻性人群研究为基础，结合病例对照等研究形式，通过对血、尿等生物样品开展组学分析，系统识别环境污染危害健康的关键信号分子以及指示的信号通路改变，从环境和遗传相互作用角度揭示环境因素诱发疾病的分子机制，为环境污染健康危害的干预措施提供理论依据。

2010 年，有害结局路径（AOP）概念框架的提出，使得化合物毒性风险评估的重心从基于传统的健康损害终点转移到基于毒作用模式或化合物在分子水平相互作用与效应机制的理解上来，为收集、整理和评估化合物质的化学、生物学和毒理学效应的有关信息提供了方法学框架。AOP 用来表征环境污染物通过诱导分子路径变化及其级联反应导致最终毒性效应，包括分子起始事件、毒性通路扰动造成的细胞效应，以及后续的在组织器官水平的关键事件和在生物个体和群体水平所造成的有害结局。AOP 的发展还处于初期阶段，仍有很多问题亟待解决和完善，如量化"剂量—效应"关系、建立合适的吸收、分布、代谢、排泄的毒代动力学模型、从体外系统生物学效应数据外推预测体内有害结局、从定性 AOP 过渡到定量 AOP、建立透明化评价体系等。

近年来，环境与健康领域相关技术的不断进步，大大推动了我国环境卫生的发展与健康防护。面对新时期的新任务与新挑战，环境与健康领域急需新的发展。《"健康中国 2030"规划纲要》将人民的健康摆到了优先发展的战略地位，提出要推动健康科技创新，并提出了一系列健康中国建设目标。然而，目前我国环境污染所致的人群健康危害已全面显现并进入高发期。未来一段时期，我国将持续面临环境污染对人群健康造成的巨大压力，亟须推动环境与健康相关研究和技术的发展，以不断降低环境所致的健康危害，促进"健康中国2030"目标的实现，与此同时促进环境分析化学、毒理学、流行病学等学科的发展，以及传感技术、生物技术、信息技术、人工智能等先进技术的发展，也将大大促进环境与健康研究发展和技术进步。

二、环境与健康领域重点技术发展展望

根据环境与健康研究技术发展方向,我们主要从暴露测量技术、健康效应和危害识别技术、风险评估和干预控制技术三个方面整理出未来的技术发展方向。

(一)暴露测量技术

1. 无损个体暴露检测技术

相比有损检测,无损个体暴露检测技术在取样时不会对人体产生损伤,更易为受试者所接受,同时可以定量反映人群体内剂量、生物有效剂量,从而更准确地评价人体对环境因素的实际暴露水平。例如,相较于传统的血铅检测,体内 X 射线荧光(XRF)技术作为直接测量活体骨铅含量的方法得到迅速发展,并对灵敏度、设备小型化等方面进行优化,以利于未来临床及科研应用。无损个体暴露检测技术的关键是选择合适的生物信号和建立科学的剂量反应关系,其广泛应用将会提高个体暴露评价的精确性。同时,早期效应标志物识别技术将进一步发现并验证能够反映早期效应、具有高表征价值的生物标志物,进而开发成功基于生物芯片、纳米传感、高内涵、质谱流式等技术的生物标志物检测新技术。此外,作为研究污染物人体暴露量与致病机制的技术基础——人体生物样本中痕量污染物高通量高灵敏度检测技术,将在解决人体生物样本中痕量污染物分离纯化、已知痕量污染物高灵敏度分析方法、未知痕量污染物结构鉴定、检测方法高通量化等方面取得较大进展。

2. 基于卫星遥感、大数据和机器学习的多类污染物浓度高时空模拟技术

未来,精密传感器和无线传输、空间分析、人工智能等技术的进步将继续推动个体暴露监测技术的发展。一方面,可穿戴式的个体暴露评估装置将逐渐被应用于敏感人群的日常生活之中,用于实时、在线监测个体暴露空气污染和花粉等过敏源的状况,并实时预警和防范个体暴露的风险。另一方面,卫星遥感和机器学习技术将支撑更高时空分辨率的暴露监测评估技术,在环境与健康领域得到发展和应用,结合手机等无线终端的个体暴露评价和预警技术也将逐渐在科研和日常生活中得以广泛应用。基于大数据的个体暴露评估和预测预警技术将在我国民众中得到广泛应用,并且在精准医学和精细化的公共卫生管理中得以应用。

3. 未知（新型）污染物识别和检测技术

近年来使用高分辨质谱进行非靶向分析来筛查和识别多种类别未知（新型）环境污染物已成为研究热点。它无须提前进行采集参数优化，可单次实验获得高分辨率的全扫采集数据，然后再根据现有化学品数据库和软件匹配算法进行数据处理，执行回顾性分析并定量和定性检测传统靶向分析无法检测到的痕量化合物。具有既可发现已知物，又可发现未知物或非目标化合物的强大能力，极大促进污染物与人体健康效应关系的认识水平与科学研究深度。未来，基于高分辨率质谱技术非靶向分析技术将迅速发展并受到广泛应用，充分地测定和表征环境污染中化合物。此外，国际上已提出了以生物活性效应为导向结合现代分析技术的未知（新型）污染物识别和检测技术，并取得了一系列初步研究成果。未来重点发展复杂基质中未知（新型）污染物样品前处理、生物活性效应终点评价、未知污染物的分离与识别以及不同介质中污染物的高灵敏检测等关键技术，为研究环境污染与人类健康的关系，揭示污染物暴露途径与致病机理提供坚实的技术基础。

（二）健康效应和危害识别技术

1. 针对我国人群遗传特征的环境基因组学检测技术

环境基因组学是由基因组学和环境科学交叉融合发展起来的新兴学科，研究环境胁迫对机体遗传变异的过程和机理，包括发掘环境应激应答基因的多态性，探究这些多态性基因的功能及其与患病风险的关系，在环境污染健康效应识别、检测与机制、环境疾病诊断、治疗与预警等方面发挥重要作用。人全基因组测序对不同个体或群体进行高通量基因组测序，在个体或群体水平上进行差异性分析，全面获取高质量基因序列差异和结构变异信息，在全基因组水平上筛选与疾病相关的变异位点、研究疾病发病机制。未来海量的测序数据将被用于评估和预测长期处于环境污染或有害环境条件下的个体和人群健康效应和疾病的概率，以期通过进行调整或干预的方式，降低风险，延缓健康损害或疾病发生发展。

2. 未知（新型）污染物健康危害的识别和检测技术

大量环境化合物仍缺乏足够的毒理学数据来对其进行有效的监管。为满足海量化合物毒性评价的需要，研究、建立和发展高通量、高灵敏度、低成本、预测能力强而且准确的毒性测试技术必不可少。高通量筛选技术以分子和细胞水平的实验方法（或筛选模型）为基础，以微板形式作为实验工具载体，微量、灵敏、经济、准确、高效、快速、大批量筛查和评估多种化合物的毒性/活性，是目前毒性测试领域的重要研究内容之一。近年来，对它的研究应用虽然已取得长足发展，但仍然存在许多难题，如体外模型筛选结果与整体毒性的关系，对高通量筛选模型的评价标准以及新的毒作用靶点的研究和发现等。随着科技的进步，新技术与方法不断涌现，高通量技术将不断向着微型化、自动化、高效化、低廉化和微量化方向发展，在环境毒理和健康领域中有更广阔的应用前景。

污染物化学结构与其诱导的毒性和健康效应的性质和强度密切相关，通过揭示化合物结构与毒性之间的关系和规律，开发基于结构的警识和毒性效应的预测模型的方式来减少动物毒性试验，加强化学品管理和风险控制，并为合成低毒化合物提供依据。预测毒理学以计算化学、计算生物学或生物信息学及系统生物学为基础，运用先进的高通量和高内涵测试方法，结合光学分子成像技术和现代仪器分析技术，研究和发展多种高效准确的毒性效应预测模型，从而高效、快速筛检和预测化合物毒性和健康损害效应。在新化合物的研发早期通过使用预测毒理学工具对其进行毒性筛选，及时发现和淘汰有较大毒性和健康损害效应的化合物，或者有针对性地进行一些设计，降低某些重要化合物的特异性毒性。

随着实验动物使用 3R 原则［减少（reduction）、优化（refinement）和替代（replacement）］的倡导与实施以及生物医学研究模式的转变，传统采用整体动物实验的毒理学评价方法面临严峻挑战，替代动物实验的体外模型研究与转化毒理学策略及技术方法已经成为毒理学与安全科学的重要发展方向。替代试验方法已经涵盖多种毒性终点，特别是眼部毒性、皮肤毒性、免疫毒性、干细胞毒性、内分泌干扰、生殖发育毒理、遗传毒理和致癌性等，广泛应用于毒性安全性评价与风险评估等多个领域，但仍需不断推动、发展与完善，为我国环境污染物的健康效应研究做出贡献。

（三）风险评估和干预控制技术

1. 基于多组学的环境健康危害的生物标志物和发病机制得到阐明并应用于疾病防控

随着暴露、基因、转录、蛋白及代谢等多组学技术研究的进展，以前瞻性人群研究为基础，结合病例对照等研究形式，通过对血液和组织等样品开展组学分析，对环境因素危害健康的关键信号分子以及指示的信号通路改变进行系统识别，一大批能够反映早期效应，具有高表征价值的生物标志物将被发现，以此阐明各种污染物的作用机理，确定各种污染物与生物体之间已发生的相互作用，并与生态学效应相联系，从环境和遗传相互作用角度揭示环境因素诱发疾病的分子机制，进而阐明环境健康危害的发病机制，为疾病防控提供理论依据。

2. 环境健康风险评估技术与关联疾病暴发的预测和防护技术

环境健康风险评估是阐明环境有害因素对人群健康影响的重要环节，也是制定健康政策与卫生标准的重要依据。我国环境污染问题复杂而突出，与环境高度相关的健康危害和疾病（呼吸系统疾病、心脑血管疾病、神经系统疾病、生殖发育障碍、恶性肿瘤等）呈增长趋势，迫切需要对由此导致的健康风险做出精确评估。健康风险评估研究在发达国家和地区发展快速，美国、欧盟等在健康风险评估方面制定和颁布了许多技术性指导文件，但我国在此方面尚属起步阶段。未来我国亟须开发环境暴露、健康损害和疾病暴发分析技术，开展针对不同人群、不同环境污染物所致健康危害的风险评估，并建立相关技术体系，为实现环境健康危害的预防和国家环境安全服务。基于现有主流环境健康风险评估模型，未来将研发建立主要污染物的扩散、传输和沉降累积以及污染物浓度改变对人群急性发病率的影响，居民慢性致病健康效应，基于超细粒子数浓度、重金属、酸沉降等模拟技术的"暴露—人体健康反应"人体健康风险评估模型，系统并定量评估暴露于有毒、有害无机物或者重金属引起的健康效应。基于大数据分析，实现国家尺度环境健康风险评估和关联疾病暴发预测，掌握环境污染关联疾病暴发规律，为相关疾病防治策略制定提供科学依据。基于上述技术发展，结合本国居民的社会经济学、环境暴露、遗传等个体特征，未来我国将开展有针对性的个性化健康评估和防护技术开发，包括符合我国人群遗传特征的环境基因组学检测技术及个体环境健康风险评估平台和防护技术。

3. 环境健康危害干预控制技术

研究并推广应用重要环境健康危害干预控制技术，促进公众环境健康，是推进健康环境建设和落实健康中国战略的具体举措。个性化风险干预技术方面，未来主要技术包括针对 PM$_{2.5}$、臭氧、甲醛及其他室内污染物的集成高效空气净化技术，居民二次供水监管集成平台开发技术，依托物联网理念的住宅及公共场所环境污染在线监测与人工智能防控综合管理体系建设，个体或室内电磁波屏蔽材料等。例如，围绕个体经呼吸道空气污染暴露干预的特异功能性防护口罩、空气净化器，以及居室和公共场所的洁净新风技术等；围绕个体经口饮水污染暴露干预的水净化技术和产品，针对高氟高砷导致的生物地球化学性疾病问题的特异功能饮水净化处理技术等。在面向群体性的暴露干预控制技术方面，早期健康危害识别是实现环境健康危害群体控制的关键。未来高通量、高灵敏的暴露和健康效应（包括早期健康效应）分析技术得以开发，针对不同类型人群、不同环境污染物所致健康危害的暴露风险进行评估，以实现环境健康危害的干预控制。此外，开发综合干预控制技术、方法、产品和效果评估技术，以提供大规模人群推广使用的低成本、高效果的防护产品和防护技术社会化服务。

三、中国环境与健康研究的优先发展技术

根据中国环境健康技术发展的需求和德尔菲调查的结果，在暴露测量方面，应加强未知（新型）污染物识别和检测技术的研发；在健康效应和危害识别方面，应着重开发重要环境健康危害的识别技术；在风险评估和干预控制方面，应促进重大环境健康危害干预控制技术得到切实的应用。

基于高分辨率质谱技术非靶向分析技术，可以单次实验获得高分辨率的全扫采集数据，定量和定性检测传统靶向分析无法检测到的痕量未知（新型）污染物，极大促进污染物与人体健康效应关系的认识水平与科学研究深度。我国应发展该项技术，并研发复杂基质中未知（新型）污染物样品前处理、生物活性效应终点评价、未知污染物的分离与识别以及不同介质中污染物的高灵敏度检测等关键技术。

环境健康危害严重威胁人类健康和繁衍。因其病因复杂、潜伏期长等特点，环境健康危害的识别面临诸多技术难点，国内外尚未建立相关识别技术。我国可高度关注并发展环境健康危害的识别技术，如微创或无创的环境暴露特定效应指纹技术、基于系统流行病学的机制研究技术、典型环境污染物暴露早期效应标志物识别技术、人体生物样本中痕量污染物高通量检测技术等。

面向个体的环境健康风险评估和防护技术在我国是一项长期而又艰巨的任

务。未来应注重符合我国人群遗传特征的环境基因组学检测技术、适合国民特征的个体环境健康风险评估平台和防护技术的开发。同时优先发展高通量、高灵敏的暴露和健康效应分析技术，针对不同类型人群、不同环境污染物所致健康危害的暴露风险进行评估，研发可供大规模人群推广使用的低成本、高效果的防护产品和技术。

第十二节　人工智能与智慧医疗子领域发展趋势

卢朝霞　赫　阳

（东软集团股份有限公司）

一、人工智能与智慧医疗发展现状

近年来，以云计算、大数据、物联网、移动互联网、人工智能等为代表的新一代信息技术正在以极快的速度影响着各行各业。生命健康领域作为一个数据密集型的行业也正由此发生着深刻的变化，而由信息技术带来的数字化、网络化、智能化三大特征，也正成为智慧医疗的三大关键要素。

数字化——生命健康数据大爆发。随着技术的发展，生命健康领域数字化的程度正在快速加深。一方面，"人"的数字化正在变得更为立体：微观层面，基因测序技术革新使快速、低成本、高通量的测序得以实现，人体微观层面的遗传信息正在以极快的速度实现数字化；中观层面，3D 医学成像技术正在实现人体器官的数字化三维重建，并通过虚拟的方式进行更为精细的可视化呈现。微型传感器的进步推动了可穿戴设备的快速发展，从而使持续性的生命体征监测成为可能，人体生命活动的数字化也逐步开展（江海燕等，2017）。另一方面，以电子病历为代表的医院临床信息系统（CIS）开启了医疗服务的数字化，其首要目标是实现全医疗服务流程的无纸化；而个人健康档案正在推动服务的数字化，从以治疗为核心向全程全生命周期方向发展。

网络化——数据流动产生新模式。互联网、移动互联网、物联网技术的发展全面推动了数据的横向流动，从而创造了全新的医疗服务模式与场景。互联网/移动互联网技术的深度应用打破了医疗服务时间、空间、服务者的限制，使医疗服务流程得到深度优化，全面提高了资源利用效率。医患、医医、医卫之间的高效协同，一方面有助于缓解我国当前医疗服务资源分布不均的问题，另一方面也推动了从治疗到预防的转变。未来随着通信技术的快速发展［如 5G 技术乃至第六代移动通信技术（6G 技术）的快速应用］，移动医疗在数据传输过程中面临的诸多问题将得到解决，推动医疗服务从原先割裂的状态向整合、连续、泛在的方向发展。更进一步，随着第 6 版互联网协议（IPV6）的普及和物联网的全面接入将使得下一代互联网不再局限于人与人之间的数据交互，小型家用物联网设备的普及进一步实现了"数字化的人"与"数字化的服务"相结合，一方面使设备监测数据与服务连接从而实现更大的健康价值，另一方面来自不同监测维度的数据借由物联网真正融入了健康医疗大数据，服务也变得更为精准。总体来说数字化更多是点上数据产生，而网络化构建的新型服务网络则使点上的数据经由一条条河流最终汇成了海洋，在这一过程中健康医疗数据在量的爆发的同时也在逐步实现闭环。

智能化——数据洞察产生新价值。由数字化和网络化产生的海量数据使基于数据的洞察成为可能，而这也真正开启了真实世界数据对医疗的系统化影响，医疗手段的进步、医疗服务的改善、医疗体系的决策将不再仅仅依赖于实验室数据或者个体经验，也不再仅仅是"事后总结"，而将逐渐形成"服务—数据—服务"的动态决策循环。而以数据为核心，以网络为渠道的优质医疗资源也将迎来新的扩展与分布模式，在这一过程中，人工智能将成为"数据洞察"的典型体现形式。

自 2006 年以来，人工智能发展进入到认知智能阶段，其主要依赖于三方面的进步：以大数据技术为代表的数据处理性能提升，以云计算、图形处理单元（GPU）技术为代表的算力提升，以及以深度学习、神经网络为代表的人工智能算法优化。在此基础上，人工智能开始在某些细分领域具备了超越人类的能力，从而真正进入到了行业应用阶段，由此以医疗人工智能应用为代表的数据洞察也成为智慧医疗下阶段发展的重点。

目前，医疗人工智能应用已经覆盖了生命健康领域的各个环节。①在疾病预防与健康管理领域，人工智能正在应用于群体疾病风险预测与应急响应（如传染病预警），同时以虚拟家庭医生为代表的个体健康管理/慢性病管理也正在提供更为全面的智能服务（包括风险评估、方案制定，以及协助方案执行）。②在医疗服务领域，以智能分诊/导诊/预问诊为代表的流程优化类应用已经开始被广泛应用于就医过程；以智能语音病历为代表的效率提升工具力求将医生从繁杂的事务性工作中脱离出来；以智能影像、临床决策支持系统（CDSS）为代表的临床辅助决策类应用在减少医疗差错、提升医疗安全与质量、减轻大型医院医生临床负荷的同时，也致力于将优质的医疗资源系统化、软件化，以帮助基层医生快速提升服务能力。人工智能与医学机器人的结合也是当前热门的领域，智能手术机器人有助于提升医生的手术能力，而护理机器人、康复机器人则有助于缓解护理和康复医疗资源的不足。③在医学科研与教育领域，以自然语言处理技术为核心的病历后结构化应用正在一定程度上改善数据质量，同时智能科研辅助工具也在提升医生的科研效率；大数据+人工智能+虚拟现实/增强现实（VR/AR）相结合的应用正在为医学教育与科研提供越来越多的虚拟环境，全息数字人便是其代表。④在药物研发领域，利用人工智能开发的虚拟筛选技术正在部分取代或增强传统的高通量筛选（HTS）过程，提高潜在药物的筛选速度和成功率；人工智能同样被应用于临床药物试验，其借助自然语言处理技术可以自动验证多个来源的非结构化健康数据，以提高患者与临床试验的匹配度与匹配效率，同时人工智能结合物联网技术还可监控患者的临床试验过程（Accenture，2017）。

二、人工智能与智慧医疗领域重要技术发展展望

根据医疗卫生体系的发展需求以及新一代信息技术的发展趋势，预计在2035年人工智能与智慧医疗领域相关技术主要有以下四大发展方向。

（一）智慧医疗基础支撑体系

人工智能与智慧医疗支撑体系的核心依然聚焦于数据与算力两大板块。第一，人工智能的临床应用有赖于经过专业认证的、系统化的、能够互相关联的医学数据，预计在10年内我国会形成一套基本覆盖临床医学各个学科，具有系统化分类与关联的专业医学术语体系，能够将汇集的医学术语进行分类（如诊断、解剖、处置、症状、亲缘关系等），并能将各个术语之间的关系进行对照（如同义词、包含、排斥、含义定义等）。第二，云计算和健康医疗大数据平台将被广泛应用，以突破医疗服务及数据资源的院际/地域限制，保证大数据的收

集、共享与分析利用。建立与开发者共享的数据和算法开放开发接口，支持与开发者成果系统共生的研发平台，同时为使用者提供开放共享云平台，实现医疗资源系统共享，其中智能影像云平台将有可能率先实现突破。第三，由于健康医疗数据集成与共享具有来源多渠道、使用多元化的特点，传统集中访问控制手段难以解决数据整合和可控使用的问题，区块链技术及其相关的智能合约将会被广泛用于应对健康医疗数据应用过程中存在的安全和隐私保护问题。第四，为实现多来源的医疗健康数据、知识库数据能够分散采集、多种类集成、大范围利用，需要建立起统一的、得到广泛认可的医疗数据实用标准，且医疗数据、知识数据均应基于标准进行采集、传输、存储与分析处理。

（二）个性化智能健康管理

个性化健康（慢性病）管理是未来医疗健康服务的重要组成部分。实现个性化健康管理有三大要素：个人数据的精确与完整采集、高效动态的管理方案制定，以及方案执行过程中的高频交互，未来"云+端+智能"的组合将成为个性化健康管理的重要落地模式。第一，具有边缘计算能力的医疗设备物联网接入终端得到实际应用，集成小型可升级的 AI 芯片的物联网设备在满足数据连续、多维采集的同时，还能使其具备独立辅助决策能力以解决部分简单的医疗需求，以"分级决策"的方式缓解大型平台的智能决策压力。第二，基于规范化个人健康档案的移动智能健康管理平台将被广泛应用，各类标准化的健康数据将围绕健康管理需求得以整合，平台还将持续跟踪健康管理过程并与支付体系进行对接，成为价值医疗的重要组成部分。第三，未来患者/居民将更多参与到个人健康的决策过程中，面向患者的辅助决策系统将成为智能健康管理平台的重要功能，包括帮助患者更好理解自身的健康数据，以及更好理解医疗/健康管理方案（Wachter，2018），而这需要通过构建权威数据库以形成对多元化整体信息的分析能力。因此，预计未来5～10年，我国将建成中华人群健康状态数据库并完善相应的核心知识库，支持各类智能健康管理平台逐步实现对个人健康状态的智能评估，为患者/家庭医生提供更为有效的决策支持。

（三）综合性临床辅助决策

目前医学范式正在逐步从循证医学向精准医学发展。基于人工智能的综合性临床辅助决策类应用将成为其重要的支撑，在实现数据整合与质量控制的基础上，权威知识库构建、算法模型优化、应用场景设计将成为智能辅助决策类应用成功的关键。根据我国当前的疾病谱及医学实践的特点，我国智能辅助决策系统将有几大发展方向。第一，适合中国人的中西医结合的权威医学知识库将被开发并应用。该知识库将突破当前辅助决策系统对国外医学知识库的依赖，通过融合中西医和民族医学知识库，逐步建立领域共享/区域共享/国家级的权威医学知识库，成为面向慢性病、传染病、再生医学、生殖健康、精神健康、医疗健康设备、卫生应急、环境健康等多领域智能辅助决策系统的底层支持。第二，重点疾病的关联研究算法研究获得突破，帮助人们从复杂系统的角度理解疾病的成因，从而形成新的治疗方法和路径，尤其在慢性病/老年退行性疾病/肿瘤等复杂的疾病领域得到广泛应用。第三，临床辅助决策系统将成为医疗核心系统（如电子病历）的组成部分，融入医疗服务全流程以提供不同类型的智能决策支持，包括辅助诊断、治疗方案决策、智能审方、智能护理/监护、医疗质量控制等多个维度。由于与医疗核心系统进行了无缝融合，这些决策支持系统将自动获得系统中的各类医疗数据，包括基于物联网的各类数据以及医疗服务数据，并且在必要时可以进行综合性数据获取（如在辅助诊断时可自动获得既往电子病历数据、主述、各类检验检查数据、基因检测数据等），从而真正成为临床工作的一部分。同时，医疗系统的数据也能向决策支持系统反馈相关信息（如医生诊断信息、患者随访信息等）以帮助其不断完善。

（四）新型医疗交互模式

未来随着人与信息世界的交互变得更为频繁，医疗交互模式和场景也将随之发生巨大的变化。第一，以虚拟助手为代表的语音交互将成为主要的应用入口，键盘输入将逐渐淡出。居民可以通过语音交互利用虚拟助手调用各类个人健康/慢性病管理服务（如个人数据的管理、信息查询、问诊导诊等），医疗健康服务人员也可以通过虚拟助手调用各类辅助类应用，如帮助家庭医生辅助诊断和会诊指导，帮助临床医生自动记录电子病历、实时监测与预测患者病情、推荐精准治疗方案、自动科研挖掘等。虚拟助手类应用还可以运行于各类硬件，如智能手机、机器人、智能家居等。第二，虚拟世界将成为重要的交互场景，面向医务人员的沉浸式多角色交互的虚拟现实重点救治环节技术得到广泛应用。AR/VR 技术的发展能为使用者提供更为精细的虚拟三维环境，形成良好的沉浸感。医务人员可以通过交互技术很容易地实现多种医疗场景的实时沟通，提高临床诊疗及协作效率。这一技术也同样能应用于医患远程交互、医学远程教育等领域，从而真正消除空间距离造成的障碍。

三、人工智能与智慧医疗领域重点发展的技术

根据中国生命健康科学发展的需要以及德尔菲调查的结果，在人工智能和智慧医疗领域，我国应首先加快两大技术方向的研究与应用推广：面向未来医学的智能决策支持系统，以及具有边缘计算能力的医疗设备物联网接入终端。

面向未来医学的智能决策支持系统是精准医学和个性化健康服务的核心支持系统，其并非单一应用，而是基于人工智能/大数据技术的综合决策支持体系，既能够为诊疗和个人健康管理提供实时的权威决策支持服务，还能为群体公共卫生服务和应急领域提供有效预警，同时也能支持药物、新型医疗设备的高效研发。这一体系将成为我国生命健康领域数字化、智能化转型升级的重要推动力量，有助于全面提升我国医疗健康服务质量、个人健康管理能力和健康水平以及医药产业的创新能力。

万物互联是下一代互联网的重要发展方向，而医疗设备物联网接入终端是实现健康医疗数据闭环的必要环节。这部分数据是医疗真实世界数据的重要组成部分，是疾病诊治、预防和科研的重要组成部分，也是医院设备运维和运营管理的重要数据基础，其数量预计在未来一段时间内将迎来爆发式增长。与医疗物联网设备快速增长相对应的是计算传输需求的指数级增长，大量的数据会产生在边缘，必须进行实时处理，传统的中心化、集中式的云服务架构将无法交付边缘计算的需求（施巍松等，2017），基于医疗健康服务对响应度、稳定性、安全性的高需求，加载边缘计算能力将成为医疗物联网设备的必然发展方向。另一方面，从技术发展的角度来看，边缘计算将从根本上改变计算、网络的拓扑结构，成为所有产业数字化转型的重要基础设施，而我国当前在相关领域已经拥有了相当的技术储备。在医疗这一重要民生领域构建边缘计算应用场

景，将有助于我国在这一关键技术领域占据全球发展的高地。

参 考 文 献

江海燕，安宁，张峰，等. 2017. 医疗健康数字化的内涵及其发展方向［J］. 中国基础科学，
（1）: 13-15, 23.

施巍松，孙辉，曹杰，等. 2017. 边缘计算：万物互联时代新型计算模型［J］. 计算机研究与
发展，54（5）: 907-924.

Accenture. 2017. Artificial intelligence: Healthcare's new nervous system［OL］. https://www.accenture.
com/us-en/insight-artificial-intelligence-healthcare%C2%A0［2018-11-15］.

Wachter R M. 2018. 数字医疗：信息化时代医疗改革的机遇与挑战［M］. 郑杰，译. 北京：
中国人民大学出版社.

第十三节　生物安全子领域发展趋势

武桂珍[1]　张卫文[2]　祁建成[3]　赵赤鸿[4]　赵四清[5]　王　华[5]

韩　俊[1]　江永忠[6]　梁　磊[7]　陈洪岩[8]　王小理[9]　陈惠鹏[5]

吴金辉[3]　衣　颖[3]　闫桂龙[10]　张小剑[11]　王嘉蓓[12]　韩卫芳[1]

（1 中国疾病预防控制中心病毒病预防控制所；2 天津大学；3 国家生
物防护装备工程技术研究中心；4 中国病预防控制中心；5 军事医学
研究院；6 湖北省疾病预防控制中心；7 中国建筑科学院有限公司；
8 中国农业科学院哈尔滨兽医研究所实验动物与比较医学团队；
9 中国科学院上海生命科学研究院；10 解放军信息工程大学；11 北京
易安华卫科技有限公司；12 北京环安生物技术服务有限公司）

生物安全是国家在生物领域能够保持稳定健康发展，使利益相对处于没有
危险和不受威胁的状态，具备保障持续发展和持续安全的能力。生物安全事关
国家安全、社会稳定及经济发展。

一、生物安全发展现状

生物安全实验室在安全性设计、调试、使用和消毒等的检测评价中，由于
受检测仪器和检测条件等的限制，难进行实时多断面、多点、多参数的定量检

测分析评价。近年来，国内外学者们应用计算流体动力学（computational fluid dynamics，CFD）数值分析技术，在分析和改善室内空气质量、污染物的扩散，评价室内暖通空调系统的实际运行效果等方面进行研究。SARS、禽流感等疫情发生后，生物源性污染物的扩散与控制研究受到国内外学者的重视，主要研究通风室内人体呼出生物性污染物的浓度分布情况、室内流场和温度场以及排污效率等内容，以寻求适合室内环境的合理通风方式，减小人员受空气传播疾病感染的可能性。

近年来生物安全装备发展迅速，在高等级生物安全防护、人员防护、侦察检验、消毒灭菌等方面均取得了长足的进步。在国内，大量国产化生物安全防护装备得到广泛应用。随之而来的是对这些装备的全方位评价问题日益突出。随着科技发展，人工智能以其对真人替代的优势迅速进入到生物安全装备综合效能评估领域，美国先后开发了 Man In-Simulant Test（MIST）、Smartman 模拟评估机器人、PETMAN 机器人、PETProto 机器人等用于替代真人进行生物安全装备的综合效能评估。英国国防科学与技术实验室建立的正压防护服动态评估机器人主要用于正压防护服的动态防护性能测试及意外风险的评估。未来生物安全装备综合效能评估将完全摆脱真人参与的束缚，走向完全机器人化。

消毒灭菌是生物安全实验室开展活动、保障安全的基础内容之一。传统消毒灭菌技术在消毒灭菌高效性、环境友好性、使用便利性等方面难以有效兼顾，根据消毒因子的类型分为湿式消毒和干式消毒，其中湿式消毒即常用的消毒液、泡沫等方式，干式消毒又包括紫外线、高温等物理方法及气体、等离子体等化学方法。溶液或泡沫等湿式生物去污染技术成本低、作业能力大，一直以来是我国洗消作业采用的主要技术。国内外常用的消毒液多为含氯消毒剂，虽然具有广谱、高效、成本低等优点，但腐蚀性较强。此外，气体熏蒸方式消毒也得到了大力发展，具体包括甲醛、气体二氧化氯和汽化过氧化氢，这种方式不仅具有良好的气体分布特性，而且具有良好的材料兼容性，非常适用于精密的敏感设备及复杂物体表面的消毒。但其中，甲醛于 2004 年被世界卫生组织确认为致癌物，在欧美等国家和地区的军队、地方都已被弃用。紫外线辐照是典型的物理消毒方法，但紫外线对照射不到的表面处无法杀菌，且受湿度和粉尘影响较大。

基于远程探测技术，建立具有能够直接遥测空气中生物气溶胶光学特征的探测系统，是有害生物因子远程探测技术取得实际应用的核心标志，也是未来生物安全领域主动防御能力显著提升的重要体现。目前，以生物气溶胶的现场远程侦检为例，美国、英国、加拿大等发达国家基于激光诱导荧光光谱分析、长波红外差分散射等相关技术，已经形成针对生物战剂、生物气溶胶袭击时的远程探测、实时监测装备，如美国 SESI 公司的联合生物学遥测系统（Joint Biological Stand of Detection System，JBSDS）。国内也开展了采用傅里叶变换红外光谱技术对生物气溶胶的可行性研究。但是，国内外激光雷达等远程实时探测技术在探测空间范围、识别灵敏度与特异性、技术实际应用成本等方面还存在诸多不足，相关基础研究与应用研究有待深入。

合成生物学被认为是对未来有颠覆性的技术。应对合成的新型生物威胁因子的相关技术是生物安全的重要组成部分，主要内容包括：合成生物威胁因子识别、人工生物体基因组设计合成技术和对合成生物威胁因子封闭技术等。美国、英国和德国等发达国家目前均在此领域进行超前战略布局，已经开发包括利用右旋氨基酸和左螺旋 DNA/RNA 设计生命体，实现人工生命体的快速检测、真核生物复杂基因组的设计合成、可控制工程改造后菌株扩散的工程生物"安全开关"等技术。我国除了在人工生物体基因组设计合成技术领域处于并跑地位外，其他方面与国外还有较大差距。

移动式生物安全实验室的建设是国家生物安全能力建设的重要组成部分，可有效解决应急监测及时性、便利性，以及偏、边、远地区的检（监）测需求，弥补固定实验室区域布局不均衡和传统监测能力的不足，是实施重大活动安全保障和突发公共卫生事件应急处置必需的技术平台。目前，国外的移动生物安全实验室已相当成熟，产品形式包括车厢式、方舱（集装箱）式及半挂式三大类型。我国移动生物安全实验是在非典疫情暴发以后才得到发展。为应对不断加剧的生物安全威胁，通过借鉴国外先进技术，我国自主研发了移动式生物安全三级实验室，经过 10 余年发展，已完成了三代产品更新，产品功能更加完备，安全性、可靠性、实用性更高，系列产品在自然灾害、国家重大活动以及突发公共卫生事件应急处置（含境外援助）中发挥了重大作用。

二、中国生物安全重要技术发展展望

未来我国生物安全将是多学科融合、多部门合作的发展趋势，在生物安全前沿技术和基础研究、人工智能化应用、综合评价体系、高性能装备等方面进行深入探索。

（一）合成生物威胁因子相关侦测技术建立

保障合成生物的生物安全性是生物安全的重要组成部分，主要包括合成生物威胁因子的快速识别技术和合成生物威胁因子封闭技术等。未来将围绕单细胞分析技术、气溶胶检测技术、生命体基本原件组成鉴定、生物威胁表型标志物数据库、合成生物封存技术等内容开展研究。

（二）生物气溶胶远程探测系统的构建

生物气溶胶远程探测系统的构建涉及基础研究、技术转化和实用验证等多个阶段，融合了气溶胶力学、生物自体荧光技术、网络信息技术、激光雷达技术等众多关键技术。预计到 2035 年，生物安全实验室污染风险预警远程自动化识别系统的实用化将进一步提高目前高级别生物安全实验室的安全水平，降低实验室人员的感染风险，降低对环境的潜在威胁。同时，我国将系统研究和掌握生物气溶胶远程探测系统的关键技术，构建适用于生物防御战备需求的实用技术平台与应用装备。

（三）新型消毒灭菌技术研究与应用

未来我国将基于人工智能、生物技术等科技基础，在新型消毒灭菌技术建立与应用方面进行研究。通过与纳米技术、高分子聚合物复合等其他学科交叉互补，研发材料兼容性更优的新型消毒剂；改进气体二氧化氯发生方法，实现可利用易获得耗材快速、连续、可控发生气体二氧化氯的新方法、新配方；优化过氧化氢溶液配方，显著增强汽化过氧化氢的杀菌能力；获得不同消毒方法消毒动力学模型，构建消毒学大数据库，为计算机模拟提供数据和算法基础；在放射线防护材料方面，研究轻型放射线灭菌装置。

（四）仿真技术在高等级生物安全实验室安全性分析评价中应用

仿真技术在高等级生物安全实验室安全性分析评价中的应用主要包括四个方面：致病微生物污染物扩散规律仿真研究和应用，实验室及防护区通风系统压力场、流场等的仿真研究与应用，实验设备的压力场、流场、温度场等的仿真研究与应用，实验室消毒时气溶胶分布特点和区域扩散压力场、浓度场等的仿真研究与应用。预计到 2035 年，该技术的应用将为提高我国高等级生物安全实验室的安全性设计、作业与评价，防止生物安全实验室意外泄漏事故的发生做出巨大贡献，赶上并超过世界先进的水平。

（五）人工智能在实验室生物安全领域的应用

通过我国机器人技术、智能制造和"互联网+"等在实验室生物安全领域深入融合，发展以机械臂为代表的精准操作控制模式在远程无人实验室的运用，研发远程操作与生物安全关键防护设备，包括生物安全柜、进气门关闭（IVC）、隔离器、负压解剖台等的结合应用技术，力图使操作便捷、高效、安全，实现远程操作技术与生物安全要求的无缝衔接。预计在 2035 年前，远程控制机器人技术将实现精细化操作的技术突破，开发出基于"无人"概念的生物安全实验室技术。

三、中国生物安全领域应优先发展的技术

建立生物安全实验室污染风险预警远程自动化识别系统。研究空气微生物采样、生物快速侦检、新型生物质谱与传感器、数学建模与算法和数据库开发及其利用等生物监测预警关键技术，通过在高级别生物安全实验室部署多个监测点，自动采样、自动识别、自动报告，完成对实验室内气溶胶污染的监测与预警，使实验室具备实时监测、即时报警、长期预测能力，并可在 1 小时内完成生物危害因素的识别溯源，建成远程探测、点检测、战术侦检一体化技术与产品体系。

借鉴军用装备的设计思路，以方舱为单位，进行实验室各系统集成设计，形成快速搭建的模块化生物安全实验室。重点解决实验室围护结构的气密性和耐用性、模块化集成、拆装方便快速、运输机动性和"三废"的安全快速处置等关键技术。该装置可装配机场、港口及海外远程机动部署，真正实现在外来传染病监测和应急处置的关口前移，在我国传染病防控中发挥重要作用，为我国生物防护领域开辟新的道路。

仿真技术在生物安全实验室安全性评价中的应用将会大大丰富和提高系统定量分析的手段和能力，为我国生物安全实验室的安全性定量分析评价打下良

好基础。在高等级生物安全实验室使用中把保护人身安全放在第一位，因此生物安全实验室及防护区安全性评价和消毒作业的仿真就显得尤为重要。预计到 2035 年，我国仿真技术在评价高等级实验室的安全性设计、调试、检测和消毒中能够得到广泛应用。该技术的应用将为提高我国高等级生物安全实验室的安全性作业与评价，防止生物安全实验室意外泄漏事故的发生做出巨大贡献，赶上并超过国外发达国家的水平。

生物安全净评估综合技术平台开发成功。生物安全净评估平台需重点解决推演模型构建与重组（适应不同行为体）、生物安全（恐怖）事件案例功能模块构建、动态异质数据库构建、敏感数据系统遴选采集、半自动化数据库构建与判定解读、战略非对称点识别、颠覆性生物技术预测、威胁趋势模拟测试、假定假想设定与验证技术。我国未来 5～10 年将在定向数据库建设、推演模型构建、案例模块测试和威胁风险研判等方面取得重要进步，并将在 2030 年成功研发构建生物安全净评估平台 1.0 版本。预计到 2035 年，我国将掌握基于高级人工智能的生物安全（生物恐怖）净评估 2.0 版，有效评估若干重大生物安全风险，有力指导生物安全领域战略规划。

生物安全装备和设施的人工智能化。在未来5～10 年，优先发展以机械臂为代表的精准操作控制模式在远程无人实验室的运用，让远程操作病原微生物的检测、分离、培养等工作能够现实完成；研发出利用机械臂等远程操控一级屏障如 IVC、隔离器、负压解剖台等控制模式；开发控制回路的可视化配置、被控制对象和控制器参数的设置、控制策略的动态加载等技术；研究以机械臂为代表的远程控制装置与各类生物安全柜的结合，既保证实验的高效性和准确性，又保证整个实验过程的生物安全要求；研究无人值守的远程控制模式下，对实验室围护结构及工艺布局在生物安全要求方面的变化。

通过多个相关设备的集成、配套和联动，实现烈性病原感染性动物实验生物学数据的实时监测、在线记录、远程传输和大数据处理与共享，根除漏记、误记、错记和补记等人为因素，最大程度保持数据采集和收集的真实性，为高级别生物安全实验室动物实验提供安全可靠的数据采集与处理环境。高等级生物安全实验室系列技术与该设备的成功利用，将减少大量如保定、麻醉等复杂、精确、危险的大型动物实验操作，排除了对实验人员和动物的潜在伤害，极大减轻动物的应激，使获得的数据更具有真实性和客观性，实验环境将更加安全。

　　生物安全装备综合效能评估技术体系开发。重点建立生物安全装备智能化评估体系和生物安全装备综合效能评估标准物质与标准体系。重点发展能够模拟人体生理、运动与感知特征的综合效能评估机器人体系，满足我国人员防护、消毒灭菌、侦察检验、现场处置等生物安全装备的无人化综合效能评估。建立生物安全装备综合效能评估的技术标准体系，建立基于气溶胶形式的单分散微生物标准粒子体系。优先发展大型模拟生物气溶胶暴露试验场和专用生物气溶胶暴露实验舱体系。

　　战略性生物资源保护与保藏关键技术标准建立。以发展国家生物资源保护和保藏技术为重点，建立和完善我国生物资源，特别是病原微生物资源的管理和质量控制的标准体系，全面盘点、整合和规范国内各类应用生物资源，特别是高致病性病原微生物的保藏和保护，建立生物资源材料的交换、备份和共享机制。应用分子标记技术，联合开展生物资源的快速鉴定和具有自主知识产权的资源保护工作，有效扩大生物资源储备和加强开放共享，提升生物资源持续利用的研发与产业转化的核心竞争力。

第四章
生命健康领域关键技术展望

第一节　动态生物过程的临界预测方法和理论展望

陈洛南

（中国科学院上海生命科学研究院）

经过专家研判，本次技术预见慢性非传染性疾病子领域遴选的重要技术是"慢性病发生发展的预测技术"，动态生物过程的临界预测方法和理论是其中比较有代表性成果，此外还有一些研究假设。

一、发展该方法和理论的重要意义

慢性病是多种内因和外因交错动态影响和演化而形成的复杂病情（性状），其过程也是复杂生物过程，不仅起病时间长、因素多、缺乏明确病因，而且有一旦发病即病情迁延不愈的非线性特征。从系统科学的角度，生物系统可由一个非线性动力学系统来描述。因此，慢性病的发生发展过程可看作是一个动力学系统的演化过程。但由于慢性病的形成机理十分复杂，其分子机制长期以来一直是一个科学难题。分析多组学高维数据等，特别是整合遗传-调控网络-表型三个层面的生物大数据，系统解明复杂慢性病的成因或其动态演化的分子机制是系统生物学及系统医学的核心目标之一。

一般来说，典型的慢性病发生发展过程包括长时间的状态渐变（缓慢累积）过程和相对短时间的状态快速病变（相变）过程。也就是说，复杂生物过程中存在一种普遍的临界现象，即由一个相对稳定状态，经过一个临界期后在很短的时间内快速地进入另一个稳定状态。例如，许多复杂慢性病的恶性转化和复杂性状的演化就存在这样一种普遍现象：在缓慢变化后，病情在很短的期间内从正常状态（性状 A），经过一个临界期或关键节点快速进入疾病状态（性状 B）的现象（图 4-2-1）。其中，正常状态描述了生物体的正常阶段或其病情较疾病期轻微的缓慢变化阶段，包括疾病的潜伏阶段、癌变前的慢性炎症阶段或者病情得到有效控制而处于相对健康的阶段，这是一个较为稳定的状态。疾病状态指病情已经恶化成为重病期，或者慢性炎症已经恶性转化成为癌症等，这时生物系统再次处于另一个稳定状态。一般来说，当疾病到达这一阶段时，治疗的难度非常大，很难再使病情回到相对正常状态。

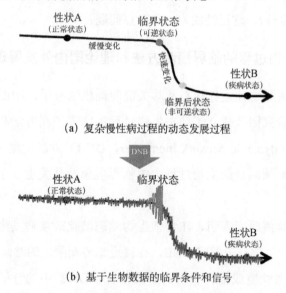

(a) 复杂慢性病过程的动态发展过程

(b) 基于生物数据的临界条件和信号

图 4-2-1　慢性病过程是一个典型的非线性动态过程

对慢性病来说，在疾病恶化前的临界状态，仍为疾病的可逆阶段，此时进行适当的治疗可以使疾病重新恢复到正常状态。但当疾病的发展一旦越过临界点迅速到达疾病状态时，则为疾病的非可逆阶段，即使采用先端医疗也很难再使病情回到相对正常状态。因此，临界期是早期诊断和治疗的关键时间节点。

驱动生物系统进入临界状态的分子群是关键因子，它们的调控网络是导致疾病快速恶化的关键网络，因此也是针对性治疗的关键网络。显然，临界状态的早期预测和诊断尤为重要，这是很多患者病情得到有效控制的重要机会。然而，一般来说疾病状态与正常状态有着显著不同，所以有多种方法和生物标志物对疾病状态进行诊断，但与疾病状态不同，临界状态仍是正常状态的一部分，即与正常状态并无明显差异［图 4-2-1（a）］。现行的方法和理论虽然能够区分正常状态和疾病状态，但都不能准确区分正常状态和临界状态。因此，精确预测或诊断临界状态问题在生命科学、工程学、生态学、信息科学、地球科学、物理及数学等领域都是一个非常困难但亟须解决的科学难题。日趋成熟的高通量生物大数据为全面了解动态生物过程及其临界机制提供了一个宝贵的契机，如何建立基于生物大数据的临界状态必要条件，由此预测临界状态或探测状态变化前的预警特征（信号），这已经成为一个热点问题。

二、动态生物过程的临界预测方法和理论国内外发展现状

近年，为了预测这种临界状态及其关键驱动生物分子，中国科学院上海生命科学研究院的研究团队建立了动态生物过程的临界预测方法和理论，即动态网络生物标志物（dynamic network biomarker，DNB）方法，建立了利用生物大数据的动态性质来预测复杂生物过程中的临界现象及其关键分子网络的新概念和理论。

理论和实验数值研究表明，在复杂生物动态演化或疾病发生发展过程中，存在一个可观测的生物分子群或 DNB，在接近临界期附近的时候，DNB 具有以下三个独特的动态性质或临界状态的必要条件：DNB 中的分子表达量（如基因、蛋白等）的相关性快速上升，DNB 中的分子表达量出现剧烈的波动，DNB 中的分子与其他所有分子的相关性快速减弱。

以上临界状态的三个统计学性质表明：DNB 是一群生物分子，它们在临界期时，形成一个具有强相关并强震荡的奇异网络（子网络）。以上三个临界状态的必要条件可由观测到的生物高维大数据直接检测，由此可实现临界状态的精确和定量预测。该理论是基于小样本高维生物大数据的 model-free（不需建立具

体模型）的方法，用于探测动态生物过程临界前的信号，即预测临界状态，而不是临界后的疾病状态的全新方法。以上三个条件是研究团队首次获得的多维复杂系统的临界条件，其主要理论依据为非线性动力学的分岔与中心流形理论，图 4-2-1（b）为基于生物数据的临界条件和信号。

三、动态生物过程的临界预测方法和理论发展方向展望

现行医学的疾病诊疗主要基于"疾病组/正常组"比较方式进行分子表达量的差异分析，而疾病预测则需要基于"临界组/正常组"进行临界状态 DNB 的差异分析。值得注意的是，由于个体差异的广泛存在，即使是对同一种慢性病，每个患者可能不会有完全相同的动态网络标志物。因此，和分子生物标记和网络标记物不同，DNB 的成员并不一定总是固定的一组分子。与传统的分子标记物和网络标记物相比，DNB 具有明显的优势。第一，DNB 可用于检测疾病突变发生前的临界状态，从而能够提供慢性病恶化的早期预警信号。第二，由于 DNB 方法是基于 Model-Free 的理论，即使没有其模型，有快速状态转换现象的复杂疾病都可适用，因此潜在应用价值很大。第三，由于临床应用的限制，在患者真正进入疾病状态前，我们所能得到的仅仅是小样本，这造成很多系统建模方法都无法使用，但是 DNB 的应用是建立在小样本上的，符合临床应用的限制。此外，虽然 DNB 现在主要用于检测复杂慢性病突变发生前的临界状态，但在理论上，它可以应用于任何生物过程来检测关键的临界期，如细胞的分化过程、衰老过程和细胞周期的变化或生物系统昼夜节律的开关行为。特别是，基于动态生物过程的临界理论，建立复杂慢性病的临界检测理论对各种复杂生物动态演化或复杂疾病发生发展过程是普适的，不仅可直接用于基于小样本高维生物大数据的各种动态生物过程或慢性病早期诊断及个人医疗，而且可用作复杂疾病过程的"驱动网络"和关键节点的检测准则，因此对疾病早期检测与预防、致病机理的发现、药物开发、生态系统突变及环境灾变预测等都具有重要指导意义。

第二节 以病原组大数据为核心的传染病人工智能
监测预警技术展望

阚 飙 周海健 崔志刚 逄 波 杜鹏程 张 雯 秦 天
卢 欣 李臻鹏
（中国疾病预防控制中心传染病预防控制所；
传染病预防控制国家重点实验室）

一、发展该技术的重要意义

传染病监测与疫情预警，是传染病有效预防与控制的先决条件。充分挖掘利用传染病病原体信息，是传染病疫情监测预警技术、信息和决策依据的必要组成。将分子生物学手段，尤其是基因组测序等技术应用到传染病病原体的分析，也促使传染病流行病学分析发生了质的提升。当前结合基因组测序技术的快速发展，已将病原体基因组信息整合应用于传染病监测和暴发预警与发现之中，开始在传染病实验室监测网络中应用病原体基因组信息识别和预警暴发。

传染病的监测预警、暴发应对和溯源控制需要收集多方面的信息，努力揭示疫情的发生原因、传播和发展趋势。1854 年伦敦暴发霍乱期间，公共卫生医学的开拓者约翰·斯诺通过绘制霍乱病例分布地图、总结生活习惯等细致的流行病学调查，证明霍乱的流行源自伦敦宽街（Broad Street）中的一口水井，随后将水井封住禁止使用，并应用洗手和水烧开再饮用等措施，有效控制了霍乱的流行。这是应用流行病学分析手段发现传染病的传播来源并控制暴发的经典案例。但这类流行病学调查，往往需要在传染病形成一定的病例数和流行规模后，才能开展统计分析和发现传染病的分布规律。在公共卫生工作中，对传染病疫情的早期和准确识别，是及时采取有效控制措施的要求。早期识别暴发，能够有效控制疫情规模、缩短暴发流行时间、避免出现更多病例、预防后续疫情的发生。

　　传染病疫情的发生和播散存在内在的关联，并且由复杂的因素所决定，因此对传染病疫情发生和扩散的描述、追溯源头和预测趋势需要传播相关的多方面的信息，包括人群、社会活动、环境、病原体等。传播相关的人群和环境因素在以往被首先考虑分析，并在不同疫情中也做了很多深入的监测研究，甚至通过数学模型进行传播的模拟重建和用于疫情趋势推测，但对疫情病原体本身，还主要用诊断、治疗和疫情定性等手段。实际上，通过对致病微生物进行鉴定、分型和遗传特征分析，能够甄别与疾病发生或暴发流行相关的病原体及其特征，进而解释传染病的流行特点；同时，鉴别不同时间和地点分离的同种属病原体株的分子分型，发现具有同种型别的菌株，能够协助推断病例的出现具有成簇性、可能有共同暴露，从而在发现暴发、追溯感染来源方面发挥重要的作用；进一步结合自然社会大环境和人体微生态小环境因素，揭示病原体遗传变异和传播流行的规律，并且依据这些规律开展病原组大数据为核心的传染病监测预警。

　　近些年来，人们通过细胞的组学研究技术手段以及通过这些技术取得的更为全面的数据，对生命活动有了更为接近本质的认知。在传染病方面，对病原体、感染和机体反应所开展的组学分析，对传染病的发生、发展形成了更为深刻的认识，并且已逐渐被应用到传染病传播流行的分析和溯源之中。病原组大数据为核心的传染病人工智能监测预警技术，是将病原体组学应用于传染病监测预警，重点在病原体基因组学、蛋白质组学、糖组学、微生物组学、代谢组学、机体感染与免疫组学等方面发展新技术，建立相应组学数据获取、收集、比对分析的网络化工作体系和信息系统，并以此为基础，构建、整合、利用传染病传播相关自然和社会学大数据，开展多元数据人工智能关联分析和疫情预警的技术体系（图4-3-1）。

　　以病原组大数据为核心的传染病人工智能监测预警技术得到广泛应用，需在三个方面取得进展：①病原组学数据的获取和分析更快更准确；②整合环境社会学大数据构建数据库；③统计分析、构建模型以及实现人工智能关联分析和监测预警。

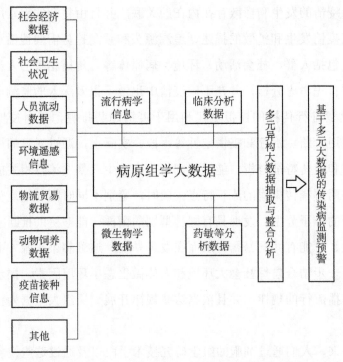

图 4-3-1　病原组大数据为核心的传染病人工智能监测预警涉及的数据类型和技术

二、以病原组大数据为核心的传染病人工智能监测预警技术发展现状

病原组学研究对病原体本身来说，主要包括基因组学、糖组学、蛋白质组学和代谢组学等，在人体、动物和自然环境中，涉及共存的以及相互关联的微生物组学以及代谢组学等，在机体感染过程中，涉及病原体本身的代谢组学以及机体免疫组学等。不同的组学研究的目的和采用的技术方法不同。病原基因组学研究的目的是通过序列比对分析、功能序列预测和搜索、功能注释、系统发育分析等方法，研究病原基因组中编码基因功能特征和基因组进化变异特征，进而明确病原致病和传播的基因组学机制和基础。病原基因组流行病学是将基因组学应用于流行病学研究的最新发展，其中全基因组分型溯源技术在近10 年世界各地的传染病应对中已得到广泛应用，而深度整合自然社会大数据和病原多组学信息从而形成完善的传染病预测预警和监测体系尚需时日。蛋白质组学和糖组学作为组学研究中的重要一环，为定位病原特征、阐明病原的感染

和致病机理提供了理论依据和解决途径。相比较于基因组学技术，其数据库完善、多组学数据的整合以及其算法的改进和系统性评估仍有待进一步的发展。代谢组学是对生物系统的终端产物——代谢物的种类和丰度进行研究，通过观察代谢物的变化阐释生物系统的代谢状态和生理功能。由于代谢组学的高度复杂性及可变性，微生物在被刺激或扰动情况下可能产生不同的代谢反应，而微生物与宿主相互作用会导致微生物自身代谢组学的变化及宿主代谢组学的变化，因此不同情景下比较代谢组学的研究对鉴定感染、了解微生物的致病机制及宿主抗感染反应有着重要意义。微生物组学研究通过针对特异基因的扩增子测序或全部基因的宏测序确定标本中的细菌种属及其丰度，预测抗生素抗性和毒力。目前基于二代测序（NGS）方案的微生物组学已经在临床感染病原诊断和传染病暴发调查中得到了应用。利用宏基因组学也揭示了更多的可能致病菌。除了目前发现的致病菌，人类的病原菌很多都是人类的共生菌，他们能够在不引起任何感染的情况下对人体部位进行定殖，但在异常条件下，能够成为致病的病原体。在很多情况下，需要进一步验证这些菌的潜在致病性。充分挖掘病原体及其感染的组学数据，将使病原识别与新病原发现，甚至重新定义病原、感染与传播分析、疫情预警和溯源等具备更精细和准确的判别依据。

目前将病原组学数据应用于传染病监测预警的最好的例子是流感的监测和预警，但是在其他传染病中则鲜有研究。流感监测和预警的研究中涉及将流感病毒基因组学、患者的电子病历以及社交大数据单独或者整合应用，已显示了潜在的应用价值：使用流感诊断的卫生信息系统（health information system，HIS）和症状远程护理数据能够对季节性流感实现流行高峰时间和流行高峰强度的预测，但还不能对大流行流感实现预测；基于社会大数据的系统如谷歌流感趋势（google flu trends，GFT）能够实现信息的实时捕捉，但是其仍然存在算法、大众数据稳定性、数据整合分享等需要改进的方面。此外，病原体的蛋白质组学、糖组学和机体感染代谢组学数据、人畜共患病的动物宿主的疾病动力学数据、人群与动物的接触数据，以及宿主种类屏障、物流、贸易、自然环境、社会活动等多元数据等可能与传染病传播相关的数据还没有系统整合到传染病的监测预警中。跟随大数据收集和处理技术的进步，以及结合传染病防控专业应用，在未来数年将是传染病监测预警技术突破点。

三、以病原组大数据为核心的传染病人工智能监测预警的关键技术

（一）病原组数据获取在保证准确性的前提下需逐步实现高覆盖度和即时性

伴随高通量测序技术的发展，从 2005 年第一台二代测序仪面世，至目前测序技术在科研领域得到充分应用，其测序操作复杂度和成本都在快速降低。更高效的 NGS 测序系统、质谱分析系统以及数据分析系统正在不断推出，而且有望实现多组学检测技术的整合化，实现同时对 DNA、RNA、蛋白质不同维度生命大数据获取的整合实验方案和分析技术。这些技术发展中，在传染病监测预警方面主要的应用需求就是快速、准确获取组学数据，并且能够实现疫情发现所需要的快速分析。首先，是从获得的样本中能够短时间快速获得分析数据，能够为疫情迅速决策提供数据，争取疫情发现和控制的反应时间，避免或最小化疫情影响。其次，是从初始的、复杂的样本中，能够快速和准确获知其中的与病原相关的组学信息，包括用于识别病原体的信息、病原体全基因组信息、病原感染和机体免疫反应的信息，用于病原感染识别，这需要测序、代谢等组学分析技术以及计算分析的突破。最后，传染病的跨时空传播需要在多地区连续开展监测分析，因此对不同时间、不同操作进行样本和病原组学检测，甚至是即便分析技术方案和操作程序缺乏一致性，但获取了高质量高覆盖度的组学数据，也能够被用来进行相互的比较，而当前对不同实验室产生的数据，是要求有一致的分析方法产生可比较的数据结果。即便不同实验室用不同组学数据产生技术和平台，在获得了足够准确度和覆盖度的大数据后，能够被分析系统采集和抽取具有特征意义的数据进行比对，能够使组学数据具有更强的共享能力，具有更广泛的应用范围，并可被广泛用于传染病的监测预警和决策依据的目的。

（二）需加快传染病传播相关的自然和社会学大数据获取以及数据库构建技术发展

集成与传染病传播相关的社会经济、卫生状况、物流贸易、人员流动等数据，可构建传染病传播相关的自然环境和社会学数据库。由于数据往往来自不同的采集途径，同一个对象由多种模态的特征来描述。通过融合不同模态的数

据，一方面可以获得统一表示，便于后续分析；另一方面也结合了不同模态中互补的信息，利于提高分析性能。所采集的多元数据，可以同时表达传染病传播的多方面信息，时空覆盖面广，是实现多信息综合、构建高准确性传染病传播预警系统的数据基础。有必要基于大数据技术，实现上述多元大数据的科学表征，清洗冗余数据并优化数据描述形式，搭建快速精准的特征选择平台，实现对传染病多元异构数据的有效集成。例如，大数据环境中的异常噪声问题需要恰当处理，才能不影响后续学习模型的性能；目前传染病数据中的标签信息还需要专家进行人工标注，对专业性和参与时间均有较高要求，通过智能分析建立大批量标注成为下一步突破目标之一；大数据的采集过程随着时空变化，环境设备等也会出现显著变化，导致某些特征严重缺失，甚至整个模态缺失，需要多专业解决数据采集技术以及建立新的分析技术。针对所采集的数据中存在的多元异构、数据缺失、标记缺失等问题，研发传染病传播的多元数据集成技术，对数据进行数字化、标准化，去除冗余和异常数据，能够为后续的传染病传播分析和预警提供可靠的数据源。

（三）需加快人工智能关联分析和监测预警技术发展

病原组大数据整合社会经济、卫生状况、物流贸易、人员流动、自然环境等方面数据，在传染病监测预警方面蕴含着巨大的价值，对提升传染病的检测预警能力具有重要的意义。其往往在大的时空跨度、多源分布的环境中生成，呈现出异构的、多模态的、低信噪比的、弱监督的、动态演化的特性。如何将这些异构的多元数据进行有效融合，也是目前大数据分析领域的挑战。目前数据清洗从数据的完整性和不一致性方面展开了大量的研究，致力于提高数据的质量和可用性。因多时空跨度采样、多源异构、异常噪声、数据缺失带来的不确定性给机器学习带来严峻挑战，需从特征、样本和标记等多个层面进行研究，建立不针对病原大数据的机器学习框架，并为传染病数据关联分析和人工智能检测预警提供技术支撑。

（四）需构建网络化工作系统并应用于决策

基于病原组大数据的传染病人工智能监测预警技术手段的应用需要全新的网络化工作系统予以支撑。在病原组大数据时代，网络化工作系统的构建不仅仅是指建立在传染病防控、综合医院和社区门诊等专业机构上的工作平台，而是以传染病防控专业机构和医疗机构为主，联合人口、动物、地理、气象、环保、贸易和经济等相关管理和研究机构，在协商的机制下，协作共建、合作发展；同时，建立的网络化工作系统应该尽可能采用扁平化的、网络多节点互通的管理方式，适度地简化层级管理。这样建立的网络化系统能够实现快速精准地获取人、动物、环境和社会的多维度、多方位和多层次的资源和数据，满足病原组大数据人工智能监测预警技术体系对资源数据获取和信息分析利用的基本需求。

四、中国病原组大数据为核心的传染病人工智能监测预警技术的发展战略

以病原组大数据为核心的传染病人工智能监测预警技术发展的核心是整合。将病原组学大数据和自然社会大数据进行整合，将现有的传染病监测系统与人工智能监测预警技术进行整合。针对上述整合需求，以病原组大数据为核心的传染病人工智能监测预警技术的发展趋势主要表现在以下三个方面。

（一）病原组学新技术发展

未来的传染病精准医学场景，意味着更为精准，检测结果更为明确；意味着更为高效，能够同时检测千万种病原体，以最快的速度得到临床检测结果；意味着更为系统，与公共卫生系统紧密连接，最大限度地保护人群健康和安全。将实现样本中的基因组学、代谢组学、免疫组学分析中的实验一体化，实现对实验时间和操作最大程度的简便化和实验空间的精简性，并实现真正意义的全实验过程的无人值守和自动、持续监控。在实现整个测序流程一体化的基础上，整个实验过程亦将进一步地压缩，由目前的二代测序的一周或几天，至数分钟数秒，从样本处理、实验、获取数据、分析运算整个流程运行简便快捷。

（二）传染病监测预警智能判断决策技术发展

基于病原组大数据为核心的传染病人工智能监测预警技术体系涉及内容广泛，包括传染病相关的流行病学、病原学、病原组学以及社会环境等，产生的数据类型广泛，数据内容丰富，数据形式复杂多样。这符合大数据的四个"V"

的特性，即大量化（volume）、多样化（variety）、快速化（velocity）和价值（value）。以传染病防控决策支持为目标的分析，需要不断扩展数据来源、发展建立健康相关信息感知收集方法，作为健康大数据获取、分析和应用中的重要组成，完善由数据分析到数据挖掘的转变。基于病原组的大数据的信息获取需建立在大量数据基础上，建立机器方便读取的数据仓库，采用机器学习的算法自动发掘知识的过程，开发适宜的算法流程来达到传染病防控相关的价值信息的获取。在这个过程中，还要对整合建立的数据挖掘的有效性进行回溯性验证和不断调整优化，引入先进的算法和方法学成果，提高整合数据挖掘的可靠性和价值性。最后，将数据挖掘和专家系统、知识管理等相结合，建立完善的基于病原组大数据的监测预警智能决策支持系统，以提高传染病防控的预测预警水平。

（三）注重技术应用

当前全球社会经济的发展以及气候变化，使传染病的发生和发展呈现出与以往明显不同的特点，需要采用新的监测预警模式来应对。基于病原组大数据的传染病人工智能监测预警技术提供了全面和精准的监测手段，将主要应用于传染病监测与防控的以下几个方面。①可用于对已确认的暴发或流行疫情进行传染源的追踪，识别源头，从而有效预防疫情的再次发生。②从表现上呈现为散在分布的病例中寻找可能的联系，及时发现暴发。当今传染病暴发流行的性质由小地区、短时期、单传染源的模式转变为跨地区、长时间、多重传染源的模式。病原组学由于其自身优势能够从流行病学上散发的病原体间寻找共性特征，指导针对性地结合流行病学调查，早期识别暴发。③从病原详细特征上分析、追踪暴发或流行内部的传播联系，从而揭示疾病传播模式和新的流行因素，为精准防控提供依据。④鉴定新病原、新亚型以及具有特殊公共卫生和临床意义的克隆和暴发病原株，如能够引起严重临床感染、大范围暴发或高毒力的流行克隆。新病原、新亚型以及新的流行克隆和暴发菌株相比以往的菌株会呈现一些新的基因组特征，如基因突变、新的毒力基因、耐药基因等。这些新的基因组特征呈现重要的表型特征，而这些表型特征能在流行或暴发中导致宿主敏感性增强、高病死率和治疗失败等。⑤病原组学整合自然社会大数据还可以用于追踪传染病病原体和耐药株的传播、区分暴发相关或不相关病例、鉴别社区获得性和院内获得性感染、区分复发和再感染、筛选疫苗候选株等方面。将病原组整合环境社会等多元数据用于传染病监测预警能使我国传染病疫情的敏感监测、精准预警能力取得跨越性提升。

在病原组大数据时代，传染病应急处置和决策支持更加快速、精准和循证。在应急处置方面，病原组大数据技术的整合应用，将极大提升病原识别的准确性和速度，并迅速发现暴发疫情的传播链路，精准定位暴发疫情源头；在决策支持上，通过纵向深入分析和挖掘病原组大数据和多维的社会环境数据，准确甄别传染病发生与影响因素之间的关联性以及各影响因素的重要程度。同时，以大数据资源为基础，通过大数据的关联性分析，横向上与同时空的国际国内疫情比对，纵向上与既往时空国际国内疫情比对，预警传染病暴发危害程度和可能的发展方向。在横纵网格化关联分析的基础上，建立基于病原组大数据，并整合社会、环境、人群等传染病传播相关大数据的分析模型，能够为未来传染病的防控提供预测预警。以病原组大数据的传染病人工智能监测预警技术体系为依据，将使得传染病防控决策更加高效、及时和精准，更能体现出传染病防控决策以预防为主的宗旨。

第三节 传染病广谱预防与治疗技术展望

徐建青[1] 石正丽[2] 徐建国[3]
（1 复旦大学/上海市公共卫生临床中心；2 中国科学院武汉病毒所；
3 中国疾病预防控制中心病毒病预防控制研究所）

一、传染病广谱预防与治疗技术的发展现状

随着全球气候、生态变化，各种新发或再现传染病在 21 世纪暴发频率越来越高，传染病的种类越来越多。自 20 世纪 70 年代以来，全球几乎每年都有一种或一种以上新发或再发急性传染病出现。2003 年发生的席卷全球的"非典"、2004 年出现的高致病性 H5N1 禽流感、2009 年暴发的甲型 H1N1 流感、2012 年出现的 MERS 新型冠状病毒、2013 年的 H7N9 流感、2014 年西非再次大规模暴发的埃博拉出血热以及 2016 年的寨卡病毒和黄热病疫情，对人类的健康安全和

社会经济发展构成的威胁不断增大。在党中央、国务院的领导下，经过"十一五"和"十二五"两个五年计划的建设，我国传染病防治体系建设取得显著成效，初步形成了分级负责、属地为主的传染病防控管理体制和国家级、省级、设区的市级、县级四级疾病预防控制网络，以及健全的传染病防治法律法规和预案体系，在此基础上成功应对了多起重大突发急性传染病疫情。但是，随着全球一体化进程的加快和我国"一带一路"倡议的稳步推进，我国与其他国家和地区之间的人与物的流动更加频繁，境外突发急性传染病输入的风险也将不断增加。近年来，我国境内先后发生中东呼吸综合征、黄热病、寨卡病毒、脊髓灰质炎等多起输入性疫情。此外，地方性动物源性新发传染病如高致病性禽流感、鼠疫等亦不断出现，给现有的公共卫生应急体系带来巨大挑战。

鉴于每个国家均将面临需要同时应对多种疫情的局面，传染病防控呼吁前瞻性地做好疫情防控工作，全面提升疫情应对和防控能力。国际上传染病防控模式也从传统的利用现有技术进行临床诊治为主的"被动防御"模式，逐渐转变成面向新发、突发传染病的预防与治疗技术研发储备的"主动防御"模式。即通过针对新发、突发传染病的防治技术研发和临床应用，加强针对传染病的综合防控、应急诊治的战略储备能力，全方位推进突发急性传染病防治能力和水平建设。在现有传染病防控体系的基础上，加大对新发突发传染病研发和技术储备的投入，初步形成以传染病防控为目的、技术研发储备为基础、生物医药产业为动力的传染病防控新模式。通过加强传染病研究相关的科研平台建设和科技项目投入，提升对新发、突发传染病的预防与治疗新技术的研发能力，并推动防治传染病的新技术的临床转化与应用。

在主动防御新发、突发传染病的预防与治疗储备技术研发中，广谱的抗疾病技术与药物最为引人瞩目。这是由于新发、突发传染病的发生难以预测、预警，研发针对单一病原体的预防与治疗技术或药物研发成药时间滞后、成本过高，甚至出现传染病疫情已经得到控制，预防与治疗的研发尚未完成的情况，造成资源极大的浪费；此外，生物恐怖的发生也同样难以预测与预警。因而，国际上越来越重视广谱预防与治疗技术/药物的研发。所谓广谱预防与治疗指的是能够预防或治疗同一病原体的不同变异株（流感、HIV 等）或多种病原体的广谱防治技术。该方向的推进将进一步健全我国新发突发传染病预防与治疗体系，不仅是保障经济社会全面、协调、可持续发展，实现"十三五"全面建成小康社会和"健康中国 2030"目标的迫切需求，同时将带动一系列与之相关的新型药物、疫苗等生物医药产业的发展，促进地区经济向创新经济转型，这也是我国建设具有全球影响力的科创中心的需要。

二、传染病广谱预防与治疗技术的发展需求

（一）国家健康战略与人民健康生活的需要

随着现代生物技术的发展，人类应对传染病的技术手段得到巨大的发展，研制了疫苗、抗生素、干扰素、小分子抗病毒药物等，在传染病的防控中取得卓越成就，但依然面临巨大挑战。人类在防控传染病中的成功程度与病原体变异度成反比。在针对单一且遗传学稳定的病原体的预防实践中可以获得巨大成功，最著名的例子是由于天花疫苗的研发成功，WHO 在 1980 年宣布天花在全球被消灭；乙肝疫苗同样是成功的疫苗，但由于乙肝病毒可以出现变异，因而消灭乙肝的难度增加；流感病毒是一个变异度更高的病原体，其控制难度更高，每年接种流感疫苗的保护期非常有限，流感依然每年威胁人类健康；迄今为止，人类对变异程度更大的 HIV 依然难以找到有效的预防疫苗。此外，自然界中有自然宿主的病原体有时可以跨物种传播，进入人体致病，禽流感是最著名的例子。针对预防手段尚不足以消灭病原体的情况，治疗技术的补充显得尤为重要。然而，迄今全球范围内传染性疾病仍是危害人类健康的重要疾病，老的传染病持续存在，新现和再现疾病层出不穷，每年仍有 1700 万人死于传染病。由于病原体极具多样性，同一病原体在自然界与宿主中不断进化，因而传统的以针对单一病原体研发预防与治疗技术手段的模式显得力不从心，且经济效益比低下。与传统的技术手段相比，传染病广谱预防与治疗技术手段是最为经济的防病、治病手段（据估计价值 1 美元的疫苗可带来价值近 10 美元的健康保障，广谱预防疫苗将进一步提升经济效益）。利用传染病广谱预防与治疗技术和手段，有效控制乃至终结传染性疾病带来的危害，快速推进我国实现《"健康中国 2030"规划纲要》的战略目标。传染病广谱预防与治疗技术研究必须依靠强有力的国家意志，进行统一布局与顶层规划，必须依赖于坚持不懈的努力。

（二）为国家安全与"一带一路"倡议保驾护航

近年来，新发、突发传染病不断出现，生物恐怖活动的持续存在，给国家

安全造成重大挑战。由于新发、突发与生物恐怖活动的病原体均难以预测与预警，同时面对多种病原体的威胁时有发生，因而，研制广谱的预防与治疗手段将为我国的国家安全保驾护航。此外，我国传染病流行总体不均衡，在局部地区与人群呈现高发态势，尤其在少数民族聚集的云桂川疆边远地区，传染病流行严重且可能多种病原体同时流行，对这些地区的民族团结、社会稳定与和谐造成严重的不利影响。随着国家"一带一路"倡议的推进，"一带一路"沿途国家和地区的传染性疾病进入我国的概率增加，对我国造成威胁；同时，我国"走出去"战略使得外交人员、护航军人以及交流人员均面临当地的传染病威胁，广谱预防与治疗传染病的手段将保障我国边缘地区的社会稳定、人民健康以及国家"一带一路"倡议实施。

（三）国家科技创新需求

国际社会已经形成共识，传染病的防治是一项长期的任务，人类战胜传染病必须依靠科技支撑，持续推进传染病预防与治疗创新技术研发，建立我国自主核心技术体系，将是我国"国家科技创新战略"的重要组成部分，对我国的生物医药产业发展至为重要。广谱预防与治疗的手段是一类全新的技术，其技术作用的靶点、作用机制、研发平台等均不同于传统的以单一病原体为目标的技术手段，这一领域的核心技术将引领国际制药产业，对国家经济、人民健康与社会稳定等长远的目标均有着重大意义。

三、传染病广谱预防与治疗技术未来发展展望

（一）研发基于中和抗体的广谱预防技术

广谱是相对于单一而言的，我们以流感为例来说明广谱的概念。流感病毒可根据核蛋白（NP）的抗原性分为甲、乙、丙三型（分别对应英文 A、B、C 三型）。图 4-4-1 给出的主要为甲、乙两型的关系图，丙型流感一般不致病，不列入讨论。甲型流感可以根据遗传学距离进一步分为 1 组和 2 组，每组中根据血凝素（HA）的抗原性区分为亚型，1 组包括 H1、H2、H5、H6、H8、H9、H11、H12、H13、H16、H17、H18 亚型；2 组包括 H3、H4、H7、H10、H14、H15 亚型。每一亚型中又包含很多毒株，比如 H1 亚型可以有序列不同的毒株，已经获得序列的流感毒株数以万计。若是以单一毒株研发预防与治疗的技术，通

常保护谱很窄，接种价值很小。事实上，流感的任何毒株与其他毒株间有一定的交叉保护，但广谱性有限。迄今为止，尚无流感疫苗能够与同一亚型的所有毒株均能交叉保护的，所以流感疫苗每年都要根据流行病学的数据预测下一年度可能流行的毒株来制备疫苗。广谱流感疫苗可以分为四层次：亚型内、组内、型内、跨型的广谱疫苗。亚型内指的是能够覆盖一个亚型的，比如覆盖H1 亚型内不同的毒株；组内指的是超越覆盖单一亚型，可以覆盖组内的不同亚型，比如 1 组的 H1、H2、H5 等；型内指的是覆盖整个甲型流感；跨型指的是同时覆盖甲型和乙型流感。HIV 病毒的多样性与流感类似，亚型多，毒株更多。

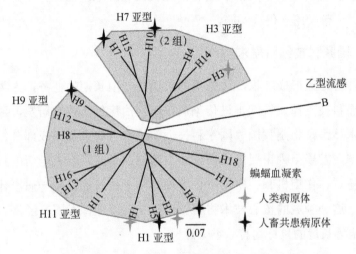

图 4-4-1　甲、乙两型流感的关系图

对流感而言，研发出亚型内的广谱流感疫苗已经是一个重大的挑战，但国际上科学家们努力挑战的是型内（跨越 1 与 2 组）的广谱流感疫苗，其理论基础是流感的 HA 中存在跨组的中和抗体表位。但迄今为止，尚不清楚是否存在跨甲乙型流感的中和表位。HIV 虽然类似，但有很大不同。HIV 的亚型是由其遗传序列决定、而非抗原性，所以有效的 HIV 疫苗必须是跨亚型（即在型内水平的广谱性），而亚型内广谱是不存在的，这解释了为何 HIV 疫苗研制的挑战性巨大的原因。总而言之，通过广谱的预防疫苗技术研发，科学家们希望能够达到跨亚型的广谱性。

（二）研发基于 T 细胞应答的广谱预防与治疗技术

广谱的预防与治疗技术对 T 细胞而言则容易得多。由于 T 细胞疫苗识别的序列为线性，不同亚型间保守的线性序列表位多，因而，研制跨亚型的 T 细胞疫苗是可能的。但线性表位面临的挑战主要是免疫原性弱、激活有效的免疫应答有技术挑战，同时 T 细胞应答通常是在细胞被感染后才能介入，所以保护作用晚于中和抗体。但越来越多的研究表明，高亲和力的 T 细胞应答是可以在感染早期介入并杀伤被感染的细胞，从而在体内清除病毒。也就是说，T 细胞疫苗兼具预防与治疗作用，实现其广谱性的挑战弱于中和抗体疫苗，是值得领域思考与尝试的。事实上，对感染后 T 细胞应答的研究显示：由于 T 细胞识别有一定的兼容性，T 细胞可以跨属攻击其他病毒。比如，有研究发现，丙型肝炎病毒（HCV）活化 T 细胞应答对 HIV 感染有一定的保护作用，从而有些 HIV 与 HCV 共感染者，疾病进展反而比单独的 HIV 感染还缓慢。这些结果表明，基于 T 细胞疫苗技术，有望研发更为广谱的、跨属的预防与治疗手段。

（三）研发基于活化固有免疫应答的广谱预防与治疗技术

更为广谱的预防与治疗技术可以基于活化宿主的固有免疫系统与抗炎机制。宿主的固有免疫应答是机体拮抗病原体的第一道屏障，其中以 I 类干扰素的作用研究得最为清楚。广谱的预防技术可以利用 Toll 样受体（TLR）或 RIG-1 样受体配体，以活化 I 类干扰素为目标，研制广谱抗病毒甚至同时抗病毒与细菌的技术。此外，利用 I 类干扰素治疗病毒感染在临床上已经得到广泛应用。鉴于 I 类干扰素家族成员众多、保护作用不尽相同，因而进一步开发 I 类干扰素来实现广谱抗病原体依然是热点。病原体感染的致病常常是因为感染所诱发的炎症应答所致，抗炎是另外一个研制广谱预防与治疗技术的靶点。

（四）研发基于抑制病毒共性复制机制的小分子药物

根据病毒的遗传学物质不同，病毒可以分为 DNA 病毒、RNA 病毒以及同时利用 DNA 与 RNA 的病毒。无论是 DNA 还是 RNA，其复制过程有着共性的特点；此外，宿主自身的 RNA 与入侵病毒的 RNA 亦存在差异。利用病毒共性的复制机制或外源核酸的共性特点，筛选能抑制这一过程的小分子化合物将是值得考虑的切入点。

综上所述，作为广谱预防与治疗手段的研发，未来可以优先研发覆盖更广，以宿主固有免疫应答或病毒复制共性机制为靶点的技术；同时，推动基于T细胞保护作用的疫苗研发，T细胞应答兼具预防与治疗作用；其次，攻关以活化广谱中和抗体为目标的中和抗体疫苗研发。在活化宿主固有免疫应答的技术手段中，中药可能发挥重要的作用，还有待于进一步探索与开发。

第四节　基于大数据和人工智能的精准药物设计技术展望

蒋华良　郑明月
（中国科学院上海药物研究所）

一、发展该技术的重要意义

在过去的 10 年中，生物学和医学正在迅速变成数据密集型学科，高通量生物技术、医疗信息化以及信息技术的发展，产生了大量的生物医药数据。生物医药数据的来源多样，涵盖临床医疗、公共卫生、医药研发、医疗市场、遗传学与组学研究等。随着互联网和生物技术的快速发展，目前已经具备在系统生物学和系统药理学领域内收集、组织和分析这些大数据的条件。将这些数据合理地整合起来，一方面，能够促进对系统药理学的全面理解并促进药物研发与精准医药的发展；另一方面，这些数据的多样性与复杂性给数据整合与充分利用带来挑战。深度学习作为人工智能领域重要的方法之一，其强大的自动特征提取、复杂模型构建以及图像处理能力，为解决生物医药数据的分析处理和应用带来新的机遇。随着人工智能和机器学习的融合，人们将有望显著提升新药研发的过程中的"去风险"能力。在大数据时代，从人工智能和机器学习的角度推进药物设计方法发展，利用大规模的生物医药数据挖掘药物背后的生物学原理，对药物分子复杂的体内作用进行更精准的模拟和预测，达到开发安全、有效的药物来满足最合适患者的目标，这将是精准医疗数据时代的重要发展方向。

二、基于大数据和人工智能的药物设计技术发展现状

"大数据"一词最初起源于互联网和IT行业，是指无法在可承受的时间范围

内用常规软件工具进行捕捉、管理和处理的数据集合。目前，大量生命科学领域的数据，包括基因组学、转录组学、蛋白质组学、代谢组学等数据也同样具有数据量大（volume）、多样化（variety）、有价值（value）、高速（velocity）等大数据特点。人工智能与人类和其他动物显示的自然智能（natural intelligence，NI）不同，是指由机器显示的智能，是研究、开发用于模拟、延伸和扩展人的智能的理论、方法、技术及应用系统的一门新的技术科学。近年来，大数据与人工智能已经在多个生物医药应用中取得成功，包括生物标志物开发的重要领域（基因组学、转录组学、蛋白质组学、结构生物学和化学）以及药物研发等（Ching et al.，2018）。

成本投入高、研发周期长、开发风险大一直是药物研发所面临的难题。一个药物从筛选到上市，平均需要 10～15 年时间，研发费用大概需要 8 亿～18 亿美元。大数据和人工智能有望从根本上革新研究生物学和药物开发的方式。先导化合物的发现是药物研发过程的起点，提高先导化合物发现的效率和质量将大大降低药物研发的成本，具有重要的研究价值。计算机虚拟筛选与设计在先导化合物发现和优化过程中具有重要作用，最显著的优势在于高效率、低成本。例如，最近 Ban 等（2017）充分利用计算机辅助药物设计技术，高效完成了雄激素受体新型抑制剂先导化合物从发现到代谢和安全性评价的临床前研究。尽管理论计算方法对发现先导化合物具有重要贡献，但现有的方法普遍存在预测不准确、假阳性率高等问题。随着生物化学、活性、毒性等大规模数据的积累，计算模型由传统的基于牛顿力学或量子化学的能量公式向基于统计或信息科学的机器学习模型拓展。在众多机器学习算法中，神经网络模型以其多样的网络架构和丰富的表现力在许多商业场景（如语音识别、图像分类等）中得到广泛应用。同样，在生物医药领域神经网络模型也引起了研究人员极大的兴趣。神经网络是机器学习算法中一类泛化能力很强的代表性模型，通常情况下，神经网络模型的架构由输入层神经元、隐藏层神经元和输出层神经元以某种数据流形式连接构成。每个神经元计算的结果经过激活函数（activation function）将线性的输入值转化成离散的（或其他非线性的）输出信号（如符号函数、sigmoid 函数等）传递给下一层神经元，从而实现对非线性信号的模拟。特别地，对含有多个隐藏层的神经网络，我们称之为深度神经网络，其建模过程称之为深度学习。作为近年来非常热门的深度学习架构，生成式对抗网络的设计本质是同时构建生成模型和判别模型，使其相互制约共同进化。这方面最出色的应用是谷歌研发的围棋机器人 Alpha GO 和 Alpha Zero，通过自身产生样本和自我对抗训练，达到超越世界一流人类棋手的顶级水平。在药物研发领域也有类似的研究，人们尝试构建深度学习模型使其学习活性化合物的特征并设计出新的易于合成的活性化合物。例如，Kadurin 等（2017）将对抗自编码器用于筛选治疗乳腺癌的先导化合物，利用 6252 个对人乳腺癌细胞（MCF-7）有抑制作用的化合物训练模型，将化合物的分子指纹编码到隐层空间并拟合它们的肿瘤抑制率。

除了筛选和优化药物先导化合物以提高药效，精准药物设计还广泛应用于药物研究的其他方面。从治疗的角度来看，精准医学的主要目标之一就是提高药物的治疗指数。然而，据统计在进入 I 期临床试验的药物中，只有大约 1/10 最终通过美国 FDA 批准上市。安全性问题是导致新药失败的主要原因之一。因此，开发用于药物毒性检测系统以及模拟毒性方法具有重要的应用价值，可为药物研发提供高通量、低成本的替代方法，能够与体内外毒性试验有效互补并减少毒性测试的成本和时间。吸附、分布、代谢和排泄（ADME）特性是研究药物治疗效果与代谢毒性的重要组成部分。目前，越来越多的研究工作试图将 ADME 预测纳入药代动力学和药物动力学模型。这些模型试图预测在给定时间（药代动力学）或给定药物浓度（药效学）条件下药物的作用，从而量化 ADME 过程，以提高预测药物毒性反应的准确性。

为了能够在人工智能与新药研发相结合的领域占领制高点，越来越多的医药公司和大学研究机构已经开始部署使用人工智能技术加速新药研发。目前该领域美国和英国处于领先地位。例如，强生伦敦创新中心与英国的人工智能技术开发和应用公司 BenevolentAI 进行了合作，使用 BenevolentAI 公司判断加强认知系统（Judgment Augmented Cognition System，JACS）的人工智能系统指导处于试验中的小分子化合物研发，以避免代价高昂的临床试验失败；2016 年底，IBM 公司宣布与美国制药公司辉瑞（Pfizer）合作，辉瑞将运用 Watson 系统"识别药物新靶点，确定综合疗法的研究方向，制定肿瘤患者治疗策略"。人工智能开发新药的企业逐渐增多，除了欧美药企，日本武田药品工业株式会社、富士胶片株式会社及盐野义制药株式会社等近 50 家日本企业将参加利用人工智能推进新药开发的项目。

在我国，尽管国家层面积极推动人工智能健康发展，但国内的创业公司却很少涉及人工智能新药研发领域。中国在进行人工智能药物研发方面，要面对人才、数据等困难。首先，人工智能应用于药物研发需要若干个垂直领域的专家共同参与才能有所突破：既需要药物化学专家、药理学家、药企研发高管等，又需要人工智能科学家、云计算工程师等跨学科人才。通过在多个领域人才和经验的积累，整个团队需要紧密合作，这样才更容易获得突破性的思路和好的成果。其次，人工智能药物研发需要高质量数据支持。国内创新药研发起步较晚，与国外相比，对优质数据的积累还有一定差距。

三、基于大数据和人工智能的精准药物设计技术目前存在的问题和未来发展趋势

基于大数据的人工智能技术为我们深入解读和整合生物医药数据、发展药物设计新方法提供了有力的工具，同样也需要我们开展更多的探索。首先，药物研究需要探究的科学问题更加复杂，很多生命体内的生物机理机制依然不明确；其次，药物研发本是一个交叉学科，相应的数据内容及形式复杂多样，对多学科的数据进行挖掘并加以利用同样是一个复杂的问题。IBM 沃森健康生命科学副总裁 Lauren O'Donnell 指出，"随着科研人员找到现有知识体系中的新模式，必将出现一波不可小觑的医药创新。为此，他们需要开发和利用各种研发工具，通过探索全球范围的资料，高效率地接触各种机遇和挑战"。

基于大数据和人工智能的药物设计技术发展需要全面了解药物行为，需要来自不同领域专家的紧密合作，以及对生物学、物理学、数学、统计学、机器学习和语义网络等模型进行整合，这在模型管理、集成和转化等方面都面临挑战。对药物作用的全面理解需要整合来自不同数据模式的多种模型（例如甲基化、蛋白质组学、转录组学、代谢组学等），从药物-靶标结合中原子水平的热力学和动力学到蛋白质组规模的药物-靶标相互作用，从细胞色素 P450 还原酶反应到基于生理学的药代动力学等。它们可以是基于生物物理学的分子模型、分子相互作用的机器学习模型、系统生物学或药代动力学的数学模型等，即使在相同类型的模型中，具体设计模式也可能不同。这种多样性使得发现、访问和使用超出其专业领域的模型以及整合多个模型成为一项艰巨的任务。此外，模型还与底层算法、实现算法的软件以及处理输入和输出的工具紧密相关。软

件通常以不同的语言开发并编译在不同的操作系统中，同时随着时间的推移而进行升级或调整，使得互操作性、重用性和可重复性等问题变得尤为显著。

多种模型的整合对建模的成功也至关重要。从蛋白质构象动力学细节到生物网络特性，多尺度建模是全面了解药物作用以及开发精准医学的必然要求。多尺度建模的成功取决于分子、细胞、组织、生物体和种群模型在多个空间和时间尺度上的有机整合。然而，多尺度建模目前还面临诸多挑战，如：数据的不完整性、每个靶标的相关配体的数量高度不均一性、许多未表征的蛋白质在与药物的重要作用等。就异质性而言，这些数据涵盖了生物体（分子、途径、细胞、组织、器官、患者和人群）的跨层次组织，横跨多个时间尺度以及跨越多个物种，即使在相同的生物体的相同时间尺度下，数据也可能是高度异质的。另外，由于对药物扰动的生物反应是动态的，精准药物设计技术不仅要考虑各种实验方法和数据集的信噪比，还要将噪声和随机性纳入模型中。未来，应注重开发用于大数据分析中的模型整合的技术以应对上述挑战。

此外，利用人工智能研究生物问题在技术方面也有较多发展需求。①大多数深度神经网络是通过简单的关联和共现（cooccurence）来学习的"黑盒子"，因此缺乏有效的方法来及时获取模型中间过程的透明度和解释性，无法在没有人工输入的情况下发现生物学中常见的复杂因果关系和结构关系。这些问题还有待于进一步深入的理论和技术研究。②当数据量不足时，训练深度神经网络面临的主要挑战之一是过度拟合的风险，即当训练误差较低但测试误差较高时，模型未能学习到所包含知识的适当特征。目前有一些方法可以帮助减轻过拟合风险，例如随机失活（dropout），即在模型训练时随机让网络某些隐含层节点的权重不起作用，但过度拟合仍然是对小规模生物数据集进行有效分析的重要障碍。③模型注释方面，为使计算模型具有可发现性、可访问性、可互操作性和可重复性，必须遵守共同的表示和注释标准，包括对结果的描述。④模型验证方面，评估它们在预测中的准确性和可靠性并确定其应用范围也非常重要。由于数据的偏差、不完整和异质性，以及人们对生物系统和人体生理学的研究局限性，导致某些模型可能不适用于新情景。因此，对模型进行严格的实时验证至关重要，尤其是在药物敏感性领域（例如，确定癌症患者是否对实验性抗癌药物敏感），或者在不能使用常规技术（例如，交叉验证或有限数量的实验验证）的情况下验证相关的机器学习模型。为了明确定义模型的适用范围，非领域专家需要有足够的信息利用已经建立的模型，需要设计新的标准以用于系统药理学机器学习模型的未来发展和描述。

总之，药物进入体内发挥药理学作用的过程非常复杂，以至于任何单一模型都可能只涉及过程的一部分，来自任何模型的信息都可能有偏差，甚至会产生误导。清楚地了解每个模型的应用范围，尽可能多地整合多种模型，可以获得对药物反应的全过程更全面和更可靠的描述。传统的"单药物-单靶标-单疾病"的药物发现不适用于治疗多基因、多因素的复杂疾病，这一方面要求我们使用多种方法利用多维度数据解决个体独特性问题，另一方面要求我们能够通过整合多种模型以获得对不同遗传和环境条件下药物作用的全面了解。这种在系统水平对生物体系的理解和合理药物设计可能是解决未来创新药物发现挑战的发展方向。

参 考 文 献

Ban F，Dalalk，Li H，et al. 2017. Best practices of computer-aided drug discovery：lessons learned from the development of a preclinical candidate for prostate cancer with a new mechanism of action [J]. Journal of Chemical Information and Modeling，57（5）：1018-1028.

Ching T，Himmelstein D S，Beaulieu-Jones B K，et al. 2018. Opportunities and obstacles for deep learning in biology and medicine [J]. Journal of the Royal Society Interface，15（141）：20170387.

Kadurin A，Aliper A，Kazennov A，et al. 2017. The cornucopia of meaningful leads：applying deep adversarial autoencoders for new molecule development in oncology [J]. Oncotarget，8（7）：10883-10890.

第五节　新型抗菌药物研发及其技术展望

蓝乐夫

（中国科学院上海药物研究所）

细菌感染曾经是造成人类死亡的第一大原因。在历经漫长的黑暗年代后，抗生素的发现给人类带来了希望之光。以青霉素的发现为标志、链霉素的发现为起点的抗生素的使用使得人类的平均寿命延长了 10 年以上，被誉为 20 世纪医药学领域最伟大的成就之一，并成为现代医学的基石。

抗生素是通过直接抑制细菌生长或直接杀死细菌来达到临床治疗的效果。相应地，病原细菌为了生存，也通过各种各样的方式来抵御抗生素。滥用抗生素是造成抗生素耐药性加速出现的一个重要原因。由于抗生素直接抑制或杀害敏感细菌，它的广泛使用及滥用进一步富集了耐药性菌株。目前多重抗生素耐药菌不断出现并击破抗生素为人类筑起的健康防线。现有抗生素的有效性正在普遍下降，越来越多的感染变得难以治疗，有时甚至无药可用。同时最令人担心的是，这种危害性正逐年攀升（Laxminarayan et al.，2013）。

世界卫生组织强调，目前新抗生素的研发严重不足，难以应对日益增长的细菌抗生素耐药性的威胁，全球抗生素正濒临枯竭。预计到 2050 年，抗生素耐药细菌每年会导致 1000 万人死亡，而且会引发全球约 100 万亿美元的损失，危害将超过癌症。

一、抗菌药物研发及其技术发展现状

抗生素是微生物在生命活动过程中所产生的具有抗病原体或其他活性的一类物质，其通过阻断细菌重要的生命活动进程，如蛋白质合成、DNA 复制、细胞壁合成等，从而抑制细菌的生长、细胞分裂，或者导致细菌死亡。

抗生素的最初发现主要是基于最小抑菌浓度（MIC）的方法，在体外（丰富培养基）筛选具有广谱抑菌或杀菌活性的天然产物。这种基于细胞水平的表型筛选获得了巨大的成功，呈现了 1950 年至 1960 年抗生素发现的黄金时代。但自 20 世纪 60 年代中期以后，利用传统的筛选方法从微生物代谢产物中获得具有新骨架和开发价值的抗生素变得越来越困难。人们更多关注利用药物化学的技术对天然来源的抗生素进行结构改造，以提高抗生素的药效、抗菌谱、成药性和防止耐药的产生。从 20 世纪 80 年代至今，也是基于靶点的现代药物研发技术的兴起和蓬勃发展阶段。尽管这种技术策略在许多疾病领域的药物发现中获得巨大的成功，然而它在抗生素发现上却是失败的。1999～2004 年的资料表明，至少有 34 家不同的公司共对 50 种以上不同的抗菌靶标进行筛选，但是在抗菌药物产业链中，并没有能出现新的药物，主要是因为潜在的候选药物的抗菌谱比较窄（不易覆盖已存在的各种各样的耐药菌）或者对革兰氏阴性菌无效。在过去的 20 多年，传统的抗生素药物发现的基准越来越难实现。发现无毒、高效、广谱的抗菌药物可能正在变成一种奢盼，抗细菌感染药物的研究在步入窄谱时代（图 4-6-1）（Brown and Wright，2016）。

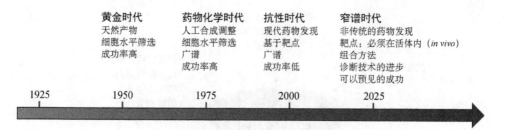

图 4-6-1 抗菌药物研究的发展简史和现状
（修改自 Brown and Wright，2016）

广谱抗生素有助于医生选择经验治疗。但随着耐药菌的分离率居高不下和分子诊断的研究进展，医生对感染性疾病的治疗方式也开始转变，需通过药敏检测以指导临床合理选用抗生素药物。这种医疗实践的变化将对下一代抗生素的研究及开发产生巨大的影响。例如，达托霉素只对特定的革兰氏阳性菌有效，是一种窄谱抗生素。达托霉素的成功上市从某种意义上来说是对传统的广谱抗生素发现及开发策略的挑战。耐甲氧西林金黄色葡萄球菌（MRSA）的出现进一步增加了达托霉素的临床需求。目前，该药的原研药年销售量在 10 亿美元左右，表明窄谱抗菌药物也有巨大的投资回报（Brown and Wright，2016）。

从广谱到窄谱，这种研究策略的改变，会促进人们对曾经抛弃的抗生素进行重新研究并发现其临床价值，如达托霉素和非达霉素（用于治疗艰难梭菌感染伴随的腹泻）。另一方面，靶标的匮乏是广谱抗生素发现的一个瓶颈（广谱抗生素主要靶向细菌正常生命活动中的必需的共性环节，如细胞壁合成、蛋白质合成、DNA 复制、RNA 转录等），而生命科学的研究进展表明病原细菌中存在着许多与病原菌在宿主体内生长密切相关的基因可作为开发窄谱抗菌药物的靶点（Brown and Wright，2016；Clatworthy et al.，2007）。

二、新型抗细菌感染药物研究技术和策略

细菌耐药性已成为 21 世纪全球公共健康领域的一个重大挑战。要缓和细菌耐药性问题，需要开发全新的抗生素和采取新的策略应对细菌的感染（图 4-6-2）（Brown and Wright，2016；Clatworthy et al.，2007；Hauser et al.，2016）。

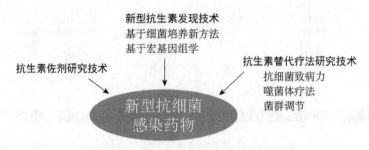

图 4-6-2　新型抗细菌感染药物研究策略

（一）新型抗生素的发现技术

环境微生物是新型抗生素的重要来源，可能是地球上最大的未知生物宝库。自然环境中微生物在千百万年的演化过程中，发展出了各种各样的生存策略使得自己在激烈的竞争中获得生存优势，其中之一就是合成各种各样的抗生素。

1. 基于细菌培养新方法的新型抗生素发现技术

目前，只有非常小部分的微生物可以用人工培养基进行培养，而绝大部分都不可人工培养，这严重制约着我们从环境微生物中发现新类型的抗生素。

2010 年，美国科学家 Slava S. Epstein 教授开发了一种新的高通量平台用于大量培养和分离环境中的不可人工培养的微生物，这种平台称之为分离芯片（isolation Chip，iChip）（Nichols et al.，2010）。通常情况下，只有约 1%的土壤微生物能在实验室生长，而 Kim Lewis 教授与他的团队在 2015 年通过利用 iChip 设备培养出 50%的土壤细菌，并发现了 25 种潜在的抗生素；其中，泰斯巴汀（teixobactin）被誉为是近 30 年来第一种新型抗生素，表现出了比万古霉素更好的抗菌效果（Ling et al.，2015）。虽然 teixobactin 还没有真正成为药物并且其对革兰氏阴性菌无效，但 iChip 技术对革兰氏阴性菌造成的严重感染问题提供了可能的解决办法。

培养皿中培养出来的微生物与"野生"微生物之间有着巨大的不同，Slava S. Epstein 教授称之为"微生物学最古老的未解之谜"。如何发展及利用新的细菌培养技术，如利用模拟环境的扩散培养室（diffusion chambers）、iChip、共培养等，将对新型抗生素的发现具有重要而深远的意义。

2. 基于宏基因组学的新型抗生素发现技术

微生物的培养率低是制约新型抗生素发现的一个重要因素。然而，不通过培养微生物，而是在环境中提取微生物的 DNA 进行直接研究，这种方法被称为宏基因组学。通过宏基因组学和生物信息分析技术，可以迅速获得不同微生物基因组的信息，随后对感兴趣的基因或基因簇进行异源表达，是一种不依赖于培养的抗生素发现策略。例如，在 2018 年，美国科学家 Sean F. Brady 教授团队根据达托霉素合成基因的保守序列筛选新的抗生素合成元件，并最终在土壤微生物中发现 malacidins（一种新抗生素），其与达托霉素的结构、作用机理等都存在差异（Hover et al.，2018），表明基因组挖掘技术是新型抗生素发现的一个重要的有效途径。

（二）基于细菌耐药机制的抗生素佐剂研究技术

通过抑制细菌耐药性来恢复抗生素的有效性或扩展抗生素的抗菌谱，是一种在临床上行之有效的策略。如 ß-内酰胺酶抑制剂克拉维酸与青霉素类药物联用在临床上已有几十年的历史。

临床上使用的抗生素通常不符合 Lipinski 的类药五原则，这可能也是近几十年来对合成的小分子库（大都基于 Lipinski 的类药性而建）进行筛选并没能有效发现新型广谱抗菌药物的一个重要因素。基于对细菌抗生素耐药机制的深入理解，利用基于靶点的现代药物研究技术和基于表型的筛选方法，有望充分发挥小分子化合物库的价值，为发现抗生素佐剂提供重要的资源（Brown and Wright，2016；Foster，2019）。

（三）抗生素替代疗法的研究技术

许多抗生素是微生物在生存竞争中对付其他细菌的武器。相应的，在长期的演化过程中，细菌也早已发展出各种各样的对抗抗生素的策略。抗生素的大量使用及滥用对细菌的耐药性施加了强大的选择压力，导致抗生素耐药菌的分离率不断攀升。另一方面，抗生素尤其是广谱抗生素在治疗复杂性混合感染中可发挥重大作用，但是在多数情况下，由于其对非致病菌不加区别地杀伤，严重损害了人体的微生物群落甚至导致出现一系列的"菌群失调症"，如艰难梭菌抗生素相关结肠炎等（Laxminarayan et al.，2013；Brown and Wright，2016）。为满足临床对抗细菌感染药物的迫切需求，人们提出了非传统抗生素疗法的新技术。其主要包括抗细菌致病力药物技术、噬菌体疗法技术、调节人体微生物菌群技术等。

1. 抗细菌致病力药物技术

通过消除病原菌的感染能力来实现抗细菌的感染正在成为一个重要的研究方向（Clatworthy et al.，2007；Dickey et al.，2017）。理论上，靶向细菌致病相关因子对细菌的选择压力较小，所以不易产生耐药性。抗细菌致病力的药物通常是窄谱的，不易引起耐药性在细菌种属间的扩散，对人体的正常菌群的影响也较小。目前，抗致病力药物如瑞西巴库（Raxibacumab，治疗炭疽杆菌感染）、奥托昔单抗（Obiltoxaximab，治疗炭疽杆菌感染）、贝洛托单抗（Bezlotoxumab，治疗艰难梭菌感染）已通过美国 FDA 的审批成功上市。抗铜绿假单胞菌感染的 MEDI3902 和抗金黄色葡萄球菌感染的 MEDI4893、AR-301 和 ASN-100 在进行临床 II 期实验（Dickey et al.，2017）。抗细菌致病力的内涵也渐渐扩大到宿主的免疫调节。抗细菌致病力药物的研究需要对细菌致病机理深入的了解和新型的药物筛选方法。随着生命科学、医学的研究进展，我们有理由期待着在抗致病力药物研究技术方面重大进展的出现。但其目前也面临着诸多的挑战，如需要对病原菌的快速、准确的诊断，以及疗效（尤其是在免疫缺损患者中）可能没有抗生素明显（Clatworthy et al.，2007；Dickey et al.，2017）。

2. 噬菌体疗法技术

噬菌体曾被作为抗菌治疗药物普遍使用。随着抗生素的兴起，与抗细菌致病力的血清疗法一样，日渐淡出人们的视线，现如今又被重新利用于临床中。2014 年美国国立卫生研究院的过敏和感染疾病研究所将噬菌体疗法作为对付抗生素耐药菌的手段之一。法国费雷克斯制药公司（Pherecydes Pharma）认为噬菌体疗法可以提供"对抗抗生素治疗僵局的一种现实选择"。该公司计划在 2018～2019 年启动两种噬菌体疗法的临床试验：Pneumophage 用于治疗铜绿假单胞菌呼吸道感染；Phosa 用于治疗重度金黄色葡萄球菌感染。

现代生物学技术，如高通量测序技术、蛋白质组学技术、基因编辑技术、生物信息学分析技术等，为深入研究、改造噬菌体提供了强大的支撑。噬菌体疗法有望为人类抗细菌感染提供新的选择手段（Laxminarayan et al.，2013；Hauser et al.，2016）。

3. 调节人体微生物菌群技术

由于自然界中广泛存在微生物，人的体表以及与外界相连的腔道如口腔、呼吸道、肠道、尿殖道等存在着不同数量和种类的微生物。近年来兴起的微生物组学研究表明，人体内的微生物群对人类的免疫系统、身体健康及生活习性等都具有深远影响，被认为是人体的一个器官。这些微生物在不同层次上与人体互作，维持着人类健康。

抗生素的使用是诱发菌群失调的一个常见因素。在长期使用抗生素特别是广谱抗生素后，人体和正常菌群之间以及正常菌群的各细菌之间的生态平衡失调，可导致一系列的感染性疾病。例如，耐药性金黄色葡萄球菌繁殖成优势菌而发生腹泻，变形杆菌和假单胞菌生长旺盛并侵入组织发生膀胱炎或肾炎，白色念珠菌大量繁殖引起肠道/肛门或阴道感染及全身感染，艰难梭菌在结肠内大量繁殖而导致假膜性肠炎等。

近年来，粪菌移植已成为生物医学和临床医学的研究热点。多种疾病的患者，包括复发性艰难梭菌感染、难治性溃疡性结肠炎的患者已从粪菌移植的治疗中获益。粪菌移植的临床疗效为菌群-宿主间相互作用在人类健康中的意义提供了关键证据。

随着我们对与微生物相关疾病机制和治疗的认识不断深入，在不久的将来，通过利用药物来干预菌群的策略在治疗特定的细菌感染将引起更多生物医学研究者的关注并让更多人获益（Libertucci and Young，2019）。

三、中国新策略抗菌药物研究技术的发展重点

细菌耐药性是 21 世纪全球性的难题。我国在新策略抗菌药物研发技术方面，虽然个别单位已经起步，但总体上研究基础仍非常薄弱。针对"后抗生素时代"的需求，我国未来的新策略抗菌药物研究的技术发展应该注重以下三个方面的工作。

（一）靶标的发现和确证

细菌生理生态学、病原细菌生物学、细菌致病机理以及相关的基础研究和应用基础研究是发展新策略抗菌药物技术的需要，而且其研究成果也将大大提高抗细菌感染靶标和先导物发现的能力。这种能力是我国发展新型抗菌药物的

最根本基础，并应该优先考虑那些生物学功能（细菌在宿主体内存活、细菌抗生素耐药性）特别重要的基因、蛋白质、分子。这些研究虽然较困难，但是如能发现一系列在遗传或遗传互作上对细菌在宿主体内存活关键的分子途径，科学意义和价值将非常重大。同时，由于近年来生命科学、组学、化学、化学生物学、计算生物学等研究技术已有一定的基础，应紧密融合各学科技术，进行抗菌靶标发现和确证研究，使我国在窄谱抗菌药物的研究中有明显的突破，实现可持续地研究发展。

（二）先导物的发现

目前化合物的筛选方式主要有两种模式：表型筛选和基于靶点的药物筛选。这两种筛选思路各有优势。但从抗菌药物研发的历史上看，表型筛选在原创新药研究中表现出了更大优势。通过构建新型的筛选模型，有望赋予小分子化合物库新的应用价值，并在窄谱抗细菌感染药物的研究中发挥重大作用。因此，应重点发展新型抗菌药物筛选系统的构建，以及后期的机制研究。

（三）抗菌药物技术平台的建设

由于抗菌药物开发昂贵且回报低下，不少药企决定不再研发新型抗菌药物，这进一步让抗菌药物的研究雪上加霜。除了严格限制抗菌药物的使用条件以延长抗生素的使用寿命，应同时加强新型抗菌药物研发并对研发机构加以鼓励和扶持。为了发展新策略的抗细菌感染技术以应对日益严峻的抗生素耐药形势，新策略抗菌药物研发和技术发展应以学术机构为主，组建多学科交叉的抗细菌感染研究平台及队伍，鼓励复合型人才的成长，推动我国在抗耐药菌感染研究领域的跨越性发展，并逐渐奠定我国的国际地位。这样的平台和队伍不宜过多，同时引入竞争机制。

参 考 文 献

Brown E D, Wright G D. 2016. Antibacterial drug discovery in the resistance era [J]. Nature, 529 (7586): 336-343.

Clatworthy A E, Pierson E, Hung D T. 2007. Targeting virulence: a new paradigm for antimicrobial therapy [J]. Nat Chem Biol, 3 (9): 541-548.

Dickey S W, Cheung G Y C, Otto M. 2017. Different drugs for bad bugs: antivirulence strategies in the age of antibiotic resistance [J]. Nat Rev Drug Discov, 16 (7): 457-471.

Foster T J. 2019. Can beta-lactam antibiotics be resurrected to combat MRSA?［J］Trends Microbiol，
　27（1）：26-38.

Hauser A R，Mecsas J，Moir D T. 2016. Beyond antibiotics：new therapeutic approaches for
　bacterial infections［J］. Clin Infect Dis，63（1）：89-95.

Hover B M，Kim S H，Katz M，et al. 2018. Culture-independent discovery of the malacidins as
　calcium-dependent antibiotics with activity against multidrug-resistant gram-positive pathogens
　［J］. Nat Microbiol，3（4）：415-422.

Laxminarayan R，Duse A，Wattal C，et al. 2013. Antibiotic resistance-the need for global solutions
　［J］. Lancet Infect Dis，13（12）：1057-1098.

Libertucci J，Young V B. 2019. The role of the microbiota in infectious diseases. Nat Microbiol，
　4（1）：35-45.

Ling L L，Schneider T，Peoples A J，et al. 2015. A new antibiotic kills pathogens without detectable
　resistance［J］. Nature，517（7535）：455-459.

Nichols D，Cahoon N，Trakhtenberg E M，et al. 2010. Use of ichip for high-throughput in situ
　cultivation of "uncultivable" microbial species［J］. Appl Environ Microbiol，76（8）：2445-2450.

第六节　体外自体器官制造技术展望

赵小阳[1]　沈　立[2]　刘　凯[3]　汪　妹[1]　崔忠凯[1]　黄文华[1]
（1 南方医科大学；2 浙江大学；3 香港科技大学）

异体移植方面目前最大的障碍主要是供体来源及免疫排斥问题，而我国人口众多与器官捐献体系不健全使得器官供需矛盾尤为严重。再生医学领域将终极目标锁定到体外自体器官制造，这将从根本上解决器官资源紧缺和配型困难的问题。体外自体器官制造需要综合运用多种技术，目前可以预见的包括干细胞诱导技术、三维培养技术、增材制造技术等技术。

一、干细胞诱导技术的发展现状

（一）干细胞的种类和来源

干细胞具有很强的自我更新及定向分化能力，在细胞来源、增殖、定向分化及重建器官的植入等方面均具有较明显的优势，因此可以作为自体组织器官构建良好的材料来源。根据干细胞来源的不同可分为胚胎干细胞、诱导多能干

细胞和组织特异性干细胞。胚胎干细胞是胚胎发育到囊胚时期从内细胞团建立的多能干细胞；诱导多能干细胞由终末分化的体细胞经过重编程产生，具有与胚胎干细胞类似的多向分化潜能；组织特异性干细胞从特定组织分离、扩增产生，多为单能干细胞。

（二）干细胞的体外诱导分化体系

类胚体（Embryoid Body，EB）形成法是目前多能干细胞体外分化的常用方法，主要通过撤去维持干细胞自我更新的细胞因子或小分子抑制剂，在模拟体内胚胎发育的过程中使多能干细胞发生随机分化，但该方法只能产生多种分化细胞的混合体，而不能获得单一类型的靶向细胞，因此较为低效。基于类胚体的分化策略，科学家们试图通过设置培养条件、添加条件培养基，实现定向的细胞分化。如 hESC 培养至 EB 后，分离出部分分化的 EB 在培养基内添加碱性成纤维细胞生长因子（bFGF）继续培养，最终获得高纯度的神经元细胞。此外，利用特定细胞表面标志分子分选、富集出特定类型的细胞，进行再培养，也能获得更高纯度的分化细胞。

（三）体细胞转分化

转分化又称谱系重编程，主要是指直接将体细胞转变为其他类型的功能细胞或祖细胞。近年来，体细胞转分化的研究得到快速发展，它与干细胞诱导分化主要的区别在于整个转化过程不需要建立多能性状态。目前转分化的方式主要是在体细胞中激活谱系特异的转录因子，结合适合目的细胞的诱导环境共同完成转分化。到目前为止，利用这种诱导策略科学家们已经能够获得心肌细胞、肝脏干细胞、肝细胞、神经干细胞、神经元、星形胶质细胞等细胞类型，极大地丰富了再生医学领域的功能细胞来源。

（四）终末分化细胞的功能评价

目前，通过干细胞定向分化产生终末靶向细胞后，一方面对该细胞类型特异的基因及蛋白表达特征进行检测；另一方面主要测试是否具有该目的细胞的生理特征及生物学功能，如神经元、心肌细胞的电生理特性，肝脏细胞的肝糖原积累等生理功能。此外，干细胞分化获得的目的细胞是否能在缺失该细胞类型的组织器官原位行使功能被认为是其功能验证的黄金标准。

二、三维培养技术在组织器官再生中的应用

如何在体外细胞培养中模拟体内细胞生长微环境进而在体外构建功能性组织是体外自体器官制造技术的热点研究方向。不同于传统的二维细胞培养缺乏体内细胞分化的微环境调控，三维细胞培养是将细胞培植在具有不同三维结构的材料支架上并在体外共同培养，使细胞能够在三维立体空间中迁移、生长，形成三维的细胞—材料支架复合体。由于三维细胞培养所构建的细胞生长微环境能更好地模拟体内环境，细胞培养的直观性和条件可控性的优势得到了同行的认可，近年来三维培养技术在组织形成、器官发育、筛选新药等方面引起了学者们的广泛兴趣，成为当今生命科学、材料科学最受关注的技术之一。加强三维细胞培养系统的稳定性及可重复性的关键因素在于生物材料的创新性研发、优化以及与细胞生长因子的有机融合。

（一）生物材料的定义

生物材料是一类具有特殊性能和/或功能，用于与生物组织接触以形成功能的无生命的材料。迄今为止，详细研究报道的生物材料已逾千种，临床上广泛使用的也有几十种之多，涉及材料学的各个领域。细胞的三维培养的关键在于选择合适的生物材料。

（二）三维培养材料的研究现状

20 世纪中叶，生物材料的研究得到了各国学者的广泛关注，在世界范围内掀起了研究热潮。尤以美国、欧洲和日本研究成果显著，从人工器官到高效缓释药物的研究都取得了显著成果和巨大社会经济效益。人工心脏研发与临床应用的成功，一定程度缓解了心脏捐献来源不足的问题。脂质体包裹阿霉素（Doxil）化疗药物的上市提高了癌症的疗效，减轻了化疗带给患者的痛苦，提高了患者的生存质量。我国研究起步相对较晚，但目前整体达到了世界先进水平，现有医用高分子材料 60 多种，市场产品 400 余种。

生物医用材料的研究目前仍处于经验和半经验阶段，还没有能够建立在分子设计的基础上，优化材料的结构与性能关系，材料的化学组成、表面性能和有机体组织的相容性之间的关系，从而研究开发新材料。

对三维细胞培养系统所选用的生物材料，良好的生物相容性是先决条件。

材料的生物相容性主要包括组织相容性和血液相容性。当今合成的各种生物材料难以满足良好的组织相容性这一必要因素，主要是在合成过程中往往含有可游离的有毒物质或在与生物组织接触过程中逐步降解产生有毒物质，长期植入后出现排异反应。而生物材料表面化学修饰、改性研究的进展可以较好地解决血液相容性的问题。生物材料作为永久性植入材料使用时，不仅要求良好的生物相容性，而且要求其耐生物老化性能好。作为非永久性植入材料时，发挥相应功能后，能被吸收并参与正常的代谢循环排出有机体外。

三维培养材料应有利于细胞在生物材料表面的黏附、铺展和增殖，应具有良好的温度敏感性，使得细胞在三维培养条件下的生理行为与体内生理环境接近。目前已有不同种类的支架材料被广泛应用，如水凝胶、纤维支架、多孔支架、微球及天然组织支架。然而，没有通用的支架材料，使用哪种支架取决于想要实现的功能和所需的特性。决定三维支架设计标准的一系列特性如下：生物材料、生物相容性和可降解性、孔隙率、孔径、几何结构、连通性、导向性、力学性能（张力强度、弹性系数等）、加入生理信号以及储存可溶性信号的能力和包含有不同的细胞外基质（ECM）等。

现有的第一代三维培养系统运用如壳多糖在内的人工合成的生物高分子微纤维支架，从而模拟三维环境，但合成高分子的降解产物可能危害细胞生长。随后支架材料采用了更接近体内的 ECM，如胶原蛋白。由于目前实验室大量运用的 ECM 是小鼠肿瘤组织中提取的抽提物人工基膜（matrigel），这为三维培养介导针对人体的干细胞临床治疗带来了风险。

三、增材制造技术在组织器官再生中的应用

增材制造技术，也称为"3D 打印"或"分层制造"，是一种快速成型技术，由计算机辅助设计数据通过成型设备以材料逐层堆积的方式实现实体成型。近几年，增材制造技术在生物医学领域的应用中获得快速发展，特别在人体器官打印方面的应用研究成为社会关注的焦点，具有良好的发展前景和巨大的社会价值。目前美国科学家利用增材制造技术能获得简单的人工耳廓、能滋养早产羔羊的人造子宫、能生下小鼠的卵巢，澳大利亚、日本、美国等国家利用人工基膜、水凝胶等三维基质进行培养，在体外成功获得类肾脏、类肝脏、类胃等类器官，但只具有部分功能。但是，有关干细胞在增材制造方面的成功

应用还鲜有报道，目前还主要停留在增材制造干细胞的存活能力、干性维持的层面。

四、干细胞诱导、三维培养和增材制造技术获得自体组织器官的发展需求和未来研究趋势

根据研究发展现状和行业需求，以下方向将成为未来20年的发展趋势。

（一）利用多组学测序等技术探知体内器官发育的细胞命运调控网络

尽管目前通过干细胞诱导结合三维培养和增材制造技术能获得一些组织器官，但主要还局限于细胞种类简单且结构较为单一的组织器官类型。要获得细胞种类更复杂而结构更精细的自体组织器官，首先需要建立在对这些组织器官发育及功能行使过程更加全面的了解之上。近年来，单细胞转录组测序、单细胞甲基化测序、细胞谱系追踪及由此衍生的三维多组学测序等技术在胚胎发育、器官形成方面得到广泛应用，不仅能解析体内组织器官发育的基础原理，尤其是该过程中的细胞命运调控网络，还能在三维结构层面分析组织器官内不同类型细胞的排列组合模式，从而在体外利用干细胞诱导、三维培养或增材制造等技术获得组织器官时为功能细胞的配比组合等参数提供标准。

（二）干细胞体外分化体系的开发

若使干细胞真正应用于再生医学治疗，还需解决体外分化获得与体内功能细胞发育阶段生理功能相似的问题，构建模拟体内器官发育的体外分化体系能帮助获得更加成熟且具有功能的终末分化细胞。体内组织器官多组学测序的技术能提供详尽的体内组织器官分化发育的调控网络，人们有望对干细胞的体外分化过程进行更深入的理解，结合小分子化合物以及信号通路调控分子的动态添加，从而建立更精细的干细胞分化体系。

（三）三维培养材料的重点研究方向

生物医用材料必须具备高纯度、化学惰性、稳定性、耐老化性能等优点，因此生物材料的发展具有极其严苛的要求，短期内主要应从以下几个方面重点研究：生物相容性、可控降解化、生物功能化和生物智能化、生物材料纳米技

术、生物材料固有治疗特性的开发等。

量子物理学、量子化学、结构化学以及纳米技术的进步，给生物材料的设计和研发提供了强有力的保证。未来生物材料的设计研发更应该立足于微观的世界，达到纳米级的精度。生物材料的优化从量子领域出发，充分利用量子领域的特殊效应，有机结合自下而上（bottom-up）和自上而下（top-down）的方式，获得组织相容性好、三维空间结构可以自由控制的生物材料，真正实现可替代移植器官体外培养的目的。结合迅猛发展进步的 AI、芯片技术，智能自主学习型生物材料的研发将实现生物材料根据生物机体的结构和功能恢复和改进生物体组织、器官的功能。

（四）仿生结构–材料对细胞自组织重建功能过程的影响机制研究

利用多组学手段、单细胞转录组测序等技术剖析器官发育过程，研究三维结构中的细胞群自组织形成多级、有序的结构，实现组织器官功能的机制，并研究通过因子诱导、增材制造等手段调控细胞群分化与自组织形成的功能组织器官的理论和技术，实现具有全面功能的体外器官制造。

（五）打印–质控集成化高精度生物增材制造技术研究

针对生物增材制造的高精度、自动化控制需求，重点解决打印在线监测和控制反馈关键问题，研究打印–质控集成化技术，开发面向生物增材制造的在线监测、同步成像和反馈控制技术。通过多元信息融合解决生物增材制造过程内部结构的定量可视和反馈精准控制，建立生物增材制造的精确控制，为精细化组织结构的打印和质控奠定基础。

（六）新型活性生物墨水材料研究

针对含细胞活性生物墨水的制备和应用，解决生物相容和适合生物增材制造的新型生物材料制备和制造问题，研究环境响应性可生物降解水凝胶材料和降解特性可调控的生物高分子材料的设计与合成，开发生物高分子材料、天然生物材料和活细胞的多相复合技术，揭示生物墨水与打印装备集成的精准互配机制。

（七）开展人体组织器官体外制造的数字建模研究

基于人体解剖数据集和临床病理分型数据库，解析组织器官实现功能需要的细胞、基质和结构，归纳重建功能所需的基本组分和结构单元，构建正常组织器官的解剖形态标准参数数据库、缺损组织病理分型数据库，实现面向组织器官功能重建的非均质三维结构仿生设计与建模。

针对结构精细复杂的器官构筑和仿真三维培育环境要求，基于对生物信息采集和建模结果，研究在第四维度上的生物纳米技术和数字化制造，按需开发可重新调整其形状、性能或功能的自适应、可控自组装的 4D 打印新材料和新技术，实现增材制造生物细胞和活体组件在指定地点和时间从低维到三维的自我组装以及不同三维结构之间的智能转化，探索刺激响应组件及预测系统时序行为的能力，提升对体外培养和体内复杂三维环境的自适应机能，为人工活体器官的高存活和功能构建奠定基础。

（八）血管化、神经化等增材制造仿生器官及活体组织的后体外培育和植入研究

针对增材制造器官和活体组织的应用，解决增材制造等准备过程中对生物细胞活性造成的潜在损伤，控制好活体细胞培育的微环境和细胞培养液供给维持细胞的结构形态，提高其具备较高的体外培养和存活活性，从源头上设计并构建具备从表面细胞到内部器官的全活性仿生器官，探索营养物质输送进入活体组织和器官内部、血管网络的连接以及神经的连接，实现真正意义上活体器官的构建和成功开发。

（九）建立更全面的体外组织器官的功能评价体系

目前已有的功能评价指标除较为单一的标志分子的表达特征、生理特征，我们通过这些指标获得的对体外构建的组织器官的认识仍然较为有限。从基础研究到临床试验必须确保最终应用于疾病治疗的组织器官的长期安全性。因此，基于转录组和基因组水平的功能评价体系，包括基因表达特征、表观遗传修饰等方面，能提供更加全面的功能及安全性评价。

实现体外自体器官制造，需要重点利用多组学手段、单细胞转录组测序等技术剖析器官发育过程，建立创新的干细胞体外分化体系，开发新型三维材料等。预计到 2035 年前，我国将在干细胞诱导、三维培养和增材制造等技术方面取得进步，体外制造出功能全面的器官，这对临床治疗具有重要意义。

第七节　通过干细胞和药物延缓机体衰老，治疗 PD/AD 等老年神经退行性疾病的方法展望

胡慧芳[1]　张维绮[2]　刘光慧[1]

（1 中国科学院动物研究所；2 中国科学院北京基因组研究所）

衰老是人类各种慢性病最大的致病因子。伴随着人口老龄化及其相关的老年病和慢性病高发态势日趋严重，机体衰老及 PD 和 AD 等衰老相关退行性疾病已逐渐成为全球关注的重大问题。实现健康老龄化及对衰老相关疾病的及时诊治和预防，也已经成为一个亟须解决的重大社会和科学问题。因此，聚焦于重要人体组织器官，研究衰老中的遗传、表观遗传和环境因素互作的机制，发现并鉴定新的衰老相关基因和干预靶标，从而建立通过干细胞或药物延缓机体衰老的方法，将为 PD/AD 等老年神经退行性疾病提供可靠的干预策略。

一、国内外治疗老年神经退行性疾病方法的发展现状

（一）干细胞延缓机体衰老，治疗 PD/AD 等老年神经退行性疾病

衰老是一种依赖于时间积累及各个器官的功能性衰退过程。这一过程伴随组织器官退行以及组织再生能力下降过程，组织器官的稳态受到破坏，是多种衰老相关退行性疾病的重要诱因。2013 年《细胞》（*Cell*）杂志发表的前瞻性综述对衰老特征进行了总结，其中机体组织干细胞的耗竭或功能衰退则被认为是导致器官退行和机体衰老的最根本原因之一。人类成体干细胞对机体自我修复和组织再生至关重要，因此干细胞移植具有修复组织器官老化和损伤的巨大潜力。针对干细胞衰老和功能退行的干预被认为可从源头预防和治疗衰老相关疾病。目前，多种成体干细胞移植的基础研究和临床实验数据初步表明，干细胞移植在治疗衰老及衰老相关疾病中具有广阔的应用前景。

基于小鼠的相关研究显示，下丘脑神经干细胞的补充可以有效延长机体的寿命。年轻骨骼肌来源的间充质干细胞能够显著改善早衰老鼠的健康状态并延

长其寿命。在人成年早衰症间充质干细胞中过表达异染色质相关蛋白可以抑制其加速衰老；表观遗传重编程可以在体内使得衰老的器官组织恢复年轻化；清除小鼠组织中的衰老（干）细胞能延迟与增龄相关的多种组织功能丧失等。胚胎干细胞可用于产生多巴胺（DA）神经元，缓解由于中脑区缺失 DA 神经元而造成的神经退行性运动障碍帕金森病。目前已可以获得表达 DA 神经特异标志蛋白的 DA 神经元，并且这些神经元在啮齿类动物模型中可分泌多巴胺，重塑缺损的运动能力。

然而成体干细胞作为组织修复和疾病治疗的重要来源，在临床应用中受伦理、供者资源、细胞体外分离纯化、培养条件以及老化等多方面的限制，制约了干细胞应用的规模化以及标准化。如何实现优质和高纯度干细胞的体外大量扩增，是将干细胞用于再生医学治疗的关键问题之一。更为重要的是，在衰老和疾病组织等不良微环境下，提升干细胞移植率和存活率，保证植入后的安全性非常关键。因此建立干细胞临床应用规范，探索新型的移植方法或直接改善移植微环境的方法学势在必行。

（二）药物延缓机体衰老，治疗 PD/AD 等老年神经退行性疾病

现有研究已经证明，包括雷帕霉素、二甲双胍、白藜芦醇在内的一系列化合物都可以延缓衰老的进程，而与上述化合物相关的雷帕霉素靶蛋白（mTOR）、去乙酰化酶（Sirtuin）、腺苷酸活化蛋白激酶（AMPK）、叉头转录因子（FOXO）及其相关蛋白也随之被定义为衰老调节蛋白。例如，雷帕霉素可在酵母、果蝇、线虫中延缓衰老和衰老相关病变；在小鼠中延长寿命，且没有显著副作用；在啮齿类模型中可预防关节炎、神经退行、视网膜病变和心脏病的发生；降低小鼠和人的肥胖程度；在老年小鼠和人中改善免疫系统功能。但是长期服用雷帕霉素可能在特定小鼠品系和遗传背景人群中造成胰岛β细胞功能障碍和糖尿病，血糖水平需要加以监控。再如二甲双胍在小鼠和果蝇中可延长个体寿命；在人体内可预防癌症和其他衰老相关疾病的发生，降低糖尿病患者的死亡率和认知能力下降、痴呆的风险。此外，多种药物组合也用于临床前试验中。例如，达沙替尼和槲皮素组合可以在小鼠体内分别靶向清除不同的衰老细胞，改善心脏射血分数和缩短分数，增强大动脉血管活性，改善虚弱、神经退行、关节疏松、椎间盘退行等衰老表型。

　　然而其在临床试验部分仍面临巨大的挑战。以阿尔茨海默病为例，自 2003 年以来，没有新的治疗方法被批准。在 2002~2012 年，413 项临床试验中测试了 244 种化合物，其临床Ⅲ期后的药物中，只有美金刚胺被批准上市，总体批准成功率仅为 0.4%。目前批准的治疗方案（胆碱酯酶抑制剂和谷氨酸拮抗剂）仅为对认知功能有所改善的症状缓解类药物，仍需在认知领域以及情绪激动、精神紊乱等其他症状方面研发更有效的缓解类药物。目前亦有新的治疗方案针对推迟或延缓发病进程，除了传统的淀粉样蛋白级联假说、Tau 生物学，再生医学提供了新的解决思路。

　　毋庸置疑，对衰老及衰老相关疾病仍需要更有效、更安全的药物治疗方案，如何从症状缓解过渡为在发病早期延缓病理进程，有效预防治"未病"，将是未来该领域研究的重点。导致器官衰老的器官退行性变化是导致老年病和其他慢性病的重要病生理环节，因此要防治老年病和慢性病，依赖于充分认识组织器官衰老的规律和调控机制，为从根源上延缓衰老和治疗老年病慢性病提供可靠的干预策略。

二、治疗老年神经退行性疾病的关键技术

　　对 AD 的治疗包括药理学以及非药物疗法，如音乐和回忆疗法。目前常用的多种药物可以暂时改善 AD 的症状，但其功效常常因个体而异，包括在非药物治疗方法中，没有有效的治疗方法能够确实改变 AD 的进程。另外，PD 的治疗重点是提高多巴胺的水平，以模拟大脑中多巴胺的作用，包括多巴胺激动剂和外科手术等治疗方式。尽管所有这些措施似乎都有效缓解症状，但它们同样无法阻止或逆转疾病进程。

　　近年来，随着科学技术的发展和提高，有关神经退行性疾病的药物开发和创新治疗手段也层出不穷。对神经退行性疾病的研究，一般从三个层次开展：分子水平可以研究疾病相关基因和蛋白功能，探索分子间的相互作用；细胞水平可以研究疾病对细胞功能和一些细胞活动的影响；个体水平可以从整体的高度比较全面地了解疾病对机体的影响。其关键技术手段主要集中在以下几点。

（一）新药开发

　　雷帕霉素又名西罗莫司，是一种应用于癌症患者的微生物药物。近年来发

现，其衍生物 TH2453 对神经退行性疾病的神经损伤有较好的保护作用。白藜芦醇是一种具有抗炎、抗氧化应激、增强免疫调节的多酚类化合物。已有的研究发现，白藜芦醇不仅在冠状动脉粥样硬化中起治疗效果，还可以延缓大脑神经元凋亡、促进脑功能恢复等作用。银杏内酯可以通过减少脑组织含水量、减少黑质纹状体区细胞凋亡、改善脑代谢从而起到神经保护作用，同样也可通过抑制兴奋性诱导神经元损伤、免疫调节等多种生物模型发挥神经保护作用。京尼平是从栀子花中提取出的苷元，近年来研究发现，京尼平在神经细胞领域有着突出的表现。研究表明，其具有改善行为认知、减少神经元细胞凋亡、保护神经元作用的物质，对神经退行性疾病的治疗前景具有很大的开发价值。

另外，神经退行性疾病的单一药物治疗在疾病早期具有良好的治疗效果，但对病情发展到中后期的患者，联合用药比单一用药的疗效程度更佳确切，同时药物联合应用可发挥协同作用、提高疗效、减少用药剂量、减少药物的不良反应。

（二）细胞移植——干细胞治疗

在 20 世纪 90 年代，细胞移植被认为是 PD 中大脑修复的有前景的方法。开放标签试验表明，从流产的胚胎/胎儿中获得的未成熟多巴胺神经元不仅可以恢复纹状体多巴胺的传递和连接（通过体内正电子断层扫描和尸检时的形态证实），而且还可以减少疾病症状。

在过去的 10～15 年中，干细胞治疗获得了长足发展。目前，已经可以从两种形式的人多能干细胞，即人胚胎干细胞和人诱导多能干细胞（hiPSC）中产生具有中脑特征的多巴胺神经元。截至 2018 年底，相关研究表明它们能够在实验动物中成功嫁接，生成大脑的轴突，并且能够从病变引起的缺陷中提供恢复功能。目前的研究重点主要是解决与扩大细胞产量相关的问题，同时确保安全性并满足对生物制品日益增加的监管要求。基于干细胞的试验的开发应遵循国际干细胞研究学会提出的指导原则。可以预期，在 PD 中使用干细胞衍生产品进行科学验证的临床细胞移植试验将在 2～3 年内开始。

（三）基因治疗——基因编辑

对基因治疗，之前存在两种主要策略：病毒载体介导的生长因子表达或神经递质合成酶。大量实验证据表明，神经胶质细胞源性神经营养因子（GDNF）家族成员保护黑质多巴胺神经元免于死亡，并在损伤后促进其轴突的再生。

随着基因编辑技术的不断更新和突破，使得人们更加精准高效地进行基因治疗成为可能。通过基因敲除、特异突变引入、定点转基因等方法研究特定靶基因对神经退行性疾病的影响。

（四）神经退行性疾病动物模型的建立

通过构建动物模型，我们可以更加清楚地理解神经退行性疾病在个体水平上的表现，同时也为寻找对应的治疗方式提供重要的研究平台。目前被广泛使用在此类研究中的动物主要有秀丽隐杆线虫、黑腹果蝇、斑马鱼、啮齿类动物、小型猪和非人灵长类动物等。

三、治疗老年神经退行性疾病方法相关发展战略展望

随着世界人口老龄化的加剧，以 PD、AD 为代表的神经退行性疾病发病率逐年攀升，这严重影响了人类的健康和生活质量。目前这两种疾病的病因和发病机制仍然不清楚，且尚无有效控制病程进展的措施。由于小鼠和人类在衰老和神经生物学方面具有较大的差异，现有的小鼠模型不能很好地重现人类PD/AD 的疾病表型，因此建立 PD/AD 的人类干细胞及灵长类动物疾病模型极为重要。此外，利用干细胞或药物延缓机体衰老的方法，将有望延缓 PD/AD 等老年神经退行性疾病的发生、有效减少 PD/AD 的发生。目前，我国在干细胞临床治疗衰老相关疾病领域与美国等发达国家处于齐头并进阶段，但是在延缓药物开发和临床前研究方面，与国外存在一定差距，缺乏理论突破和创新性研究。因此，针对目前我国衰老研究的发展需求，未来的发展需力求在以下几个方面寻求突破。

（一）加强衰老生物学的理论创新研究

在衰老的理论研究领域完成重要创新理论的构建，将为下一步关键核心干预技术的布局和研发提供理论基础，重点包括以下方面。

（1）建立衰老，包括 PD/AD 的灵长类动物模型，以及衰老相关疾病（包括PD/AD 等）的多种人类干细胞研究模型。

（2）绘制灵长类动物十余种重要机体器官，包括脑组织的基因与表观遗传水平的衰老图谱，明确器官衰老发生及病变演化的关键时间窗口，鉴定一系列调控灵长类动物器官衰老的关键靶点及新型分子标记物。

（3）明确机体干细胞耗竭和再生失能对衰老及衰老相关疾病的影响。

（4）利用疾病的人类干细胞模型进行 PD/AD 等衰老相关疾病的发病机制研究，同时为针对特定表型的药物筛选或评价提供研究平台。

（二）加强干细胞和药物延缓衰老的转化研究

基于以上衰老的理论创新基础研究进行关键核心干预技术的布局和研发，实现基础研究向临床转化研究的跨越，获得一批有自主知识产权的延缓机体衰老的药物治疗及干细胞治疗方案。加强颠覆性技术的研发及转化研究，包括以下几点。

（1）进行新型衰老生物标记物的鉴定与人群队列研究，开展衰老和衰老相关功能减损及重大疾病的早期快速诊断、治疗策略快速制定和主动精准干预等健康老龄化诊疗平台的建设和转化。同时，建立衡量机体生物学年龄的分子标志物及相关临床监测标准。

（2）利用体细胞重编程、基因编辑技术、多能干细胞定向分化技术等获得安全高效的遗传增强型干细胞，包括用于 PD/AD 治疗的干细胞材料。

（3）建立高通量延缓衰老的药物筛选平台，获得若干可干预人类器官或机体衰老，包括神经退行性疾病的候选化合物或天然产物。

（4）干细胞移植和基因治疗。该技术应用之前必须明确两点：第一，何种类型的干细胞用于移植最理想；第二，干细胞移植的成瘤性问题。除了神经干细胞，神经元可以从多种干细胞中获得：胚胎干细胞、诱导多能干细胞、骨髓间充质干细胞、脐带血间充质干细胞等。选择何种细胞获得需要深入研究。迄今为止的大多数研究均显示，胚胎来源的干细胞更具可塑性和多能性。先前的研究已经证实，来源于胚胎干细胞或神经干细胞的神经元或胶质细胞具有自我更新能力并可用于治疗各种神经系统疾病。然而，应用干细胞治疗相关疾病仍然面临各种障碍：干细胞来源的神经元或胶质细胞移植到宿主脑内之后的长期存活率和表型稳定性还不是十分理想，在未来的研究道路上应进一步明确有关干细胞增殖、分化、整合的信号分子，探究宿主脑内最适合移植干细胞存活、增殖以及修复损伤所需的内环境等。

（5）综合运用基因编辑、小分子药物或干细胞治疗等多种手段开展原位衰老细胞清除、体内原位重编程，以及衰老或长寿相关基因的体内原位抑制或激活。

（三）加强 PD/AD 等临床转化的监管

在关键核心技术研发的基础上，我国还需积极进行衰老干预相关小分子药物、干细胞治疗产品和基因治疗产品的评价、审批和监管、国际化注册、知识产权运作和成果转移转化，以及新产品临床推广应用等政策研究，着力推动基础研究的创新成果产业化。建立干细胞临床标准，获得大量可用于移植的安全的功能干细胞，完成临床人群试验，为大规模推广及产业化提供行之有效的可参考的基础。

第八节 再生医学在治疗肝衰竭、肝硬化、心衰等严重影响国民健康的慢性病中的应用展望

赵 扬 刘 洋

（北京大学分子医学研究所）

我国逐步步入老龄化社会，一些重大退行性疾病和慢性病，如肝衰竭、肝硬化、心衰等逐渐成为严重危害我国国民健康的主要问题。干细胞因其具有自我更新、高度增殖和多向分化潜能特性，可以进一步分化成为各种不同的组织和器官；与此同时，由干细胞生物学衍生的其他再生策略，如细胞增殖分化、细胞命运转化等技术的发展，为肝衰竭、心衰等疾病的治疗提供新的方法。干细胞和再生医学有望成为继药物治疗、手术治疗后的第三种治疗途径，并引领现有临床治疗模式的深刻变革。因此加强干细胞和再生医学领域的战略部署，对构建惠及我国 14 亿人口的普惠健康体系，抢占干细胞与再生医学研究和产业发展的战略制高点至关重要。目前，为了让针对这些疾病的再生医疗真正走向临床应用，还面临诸多挑战。这些方向上的系统性布局和深入研究将为干细胞和再生医学的研究和发展形成示范及引领作用。预计在未来 10～25 年，我国将

综合利用多种再生策略，为肝衰竭、肝硬化和心衰等各类慢性病提供全新的医疗技术体系。

一、再生医学在治疗肝衰竭、肝硬化和心衰等疾病中的研究策略和现状

（一）肝脏再生的策略

1. 动员成体干细胞

肝脏干细胞可以从成体或胚胎肝脏中获得。成体肝干细胞和胎儿肝干细胞（也称为肝母细胞），都是双潜能细胞，即同时具有肝实质和胆管细胞的分化能力。已经证明，当肝细胞损伤时，成体肝干细胞在肝再生中发挥重要作用（Fausto and Campbell，2003），而在动物模型中，肝母细胞已经被用于重建动物模型的肝脏（Oertel et al.，2003）。使用肝源性肝干细胞的主要限制是它们在正常肝脏中的数量非常低。成体肝干细胞可能仅占成人肝脏的 0.3%~0.7%，而肝母细胞则只占胎儿肝脏质量的 0.1%以下。这使得它们的活化、分离和扩增具有挑战性。近年来国内外在该方面取得一系列进展，包括长期培养和扩增人上皮细胞黏附分子阳性（EpCAM$^+$）肝干细胞（Huch et al.，2015）；把人的成熟肝细胞在体外通过退分化的方法转变为肝前体样细胞（Fu et al.，2018；Zhang et al.，2018）；以及在体外通过模拟肝损伤过程，实现小鼠和人胚胎期肝实质细胞的长期扩增培养（Hu et al.，2018；Peng et al.，2018）。这些研究成果在一定程度上解决了使用该策略进行肝脏再生的细胞的来源问题。

2. 体外诱导分化再移植

人胚胎干细胞和诱导多潜能干细胞，具有分化为各种细胞和组织器官的潜能。已经有研究表明，人多潜能干细胞分化而来的肝样细胞（HLCs）能够降低小鼠肝损伤模型的致死率（Asgari et al.，2013）。将人多潜能干细胞分化而来的肝内胚层前体与间充质干细胞、内皮细胞共聚集形成类器官的组织，移植到肝损伤小鼠模型后，可以显著改善小鼠肝功能和降低致死率（Takebe et al.，2013）。目前分化得来的细胞和原代分离的肝实质细胞相比还具有一定的功能不完善性，这表现在较低的细胞色素氧化酶活性、尿素循环活性，以及它们持续表达高水平的甲胎蛋白。因而，如何在体外通过改进和优化分化方案，从而快

速、高效地获得功能成熟的肝实质细胞，是现如今该领域努力解决的科学问题。人多潜能干细胞来源的肝细胞获得临床应用前，另一个必须要考虑的因素就是稳定、低成本、大规模的生产系统。由于单层静态培养无法维持临床应用所需的快速细胞扩增，同时也不能提供肝细胞进一步成熟所需的极性环境，需要建立可靠的三维诱导分化体系。现今研究人员通过转录因子、细胞外基质、蛋白因子、化学小分子、三维培养、微流控等促进成熟，并已取得初步成果。

3. 转分化技术

转分化技术是重编程技术的一个重要分支。近来的国内外的研究已经证明和鉴定出一系列重编程因子可以将小鼠和人的成纤维细胞重编程为肝实质细胞样的细胞（Du et al.，2014；Huang et al.，2011，2014；Sekiya and Suzuki，2011）。这些研究表明，转分化而来的细胞可能是未来细胞移植治疗的有效来源。目前，这些研究在进入临床应用前还需要解决一些问题。首先，转分化而来的细胞的肝功能水平仍有提升空间，通过继续改进方法诱导这些细胞进一步成熟，有望进一步提高其在细胞治疗中的应用性。其次，这些方法需要病毒基因组与宿主基因组进行整合或者肿瘤相关基因的激活和抑制，这可能存在着潜在的致瘤风险。尽管这不影响其在生物人工肝等领域的应用，但是仍然不适用于基于细胞移植的肝脏再生。因此，发展更安全的方法诱导细胞命运发生转变，如信使 RNA（mRNA）或小分子化合物直接诱导等，有望在将来解决这一问题。有文章报道，在小鼠上通过腺相关病毒（AAV）在体内传递肝脏转分化因子，可以实现体内活化的肝星状细胞（肌纤维细胞）向肝实质细胞转变的过程（Song et al.，2016），这不仅有力地证明了转分化技术在体内应用存在的可能性，而且该方法将有望通过原位的诱导再生改善或逆转早期肝脏纤维化的过程在人体内实现。此外，小鼠疾病模型的研究表明，肝实质细胞的重编程，以及胆管向肝实质细胞转分化也是肝脏再生的潜在来源，调控这种自然存在的转分化系统，也有望为肝脏的再生提供有效的来源（Raven et al.，2017；Deng et al.，2018）。

（二）心肌再生的策略

1. 促心肌细胞分裂

心衰有多种起因，最常见的因素是心梗之后因心肌细胞不能再生导致心衰。成年哺乳动物心肌细胞进入细胞分裂周期的能力很弱。有人报道，通过调控 Hippo 通路，可以使成体小鼠心肌细胞重新进入细胞周期，从而促进心肌再生（Heallen et al.，2011）。有文章报道，在小鼠以及人的成体心肌细胞中转入细胞周期调控因子可以观察到15%～20%的心肌细胞处于增殖水平。在小鼠心梗模型的测试中，发现实验组心脏的射血分数、瘢痕面积等多项指标相较于对照组有明显提高，并能够显著改善心梗后造成的心肌损伤（Mohamed et al.，2018）。因此，通过使成体心肌细胞进入细胞增殖状态，是通过再生医学促进心肌再生的有效策略之一。其策略的发展，重点在于瞬时高效地实现细胞周期调控因子的递送、更加高效地诱导损伤后的心肌细胞在可控的时间内进行增殖，以修复损伤器官，并保持器官再生后的功能稳定性。

2. 体外诱导分化再移植

如今，人多潜能干细胞向心肌细胞定向分化的效率已经达到较高的水平，可以在体外产生大量的，并且经过高度富集的心肌细胞（Lian et al.，2012）。事实上，诱导分化的心肌细胞已经在治疗心梗的大动物实验中取得显著进展。已有研究发现，在移植手术后三个月的时间里，移植的心肌细胞在体内逐渐成熟，能够利用宿主的血管存活并实现体内留存。在两周内，能够与宿主的心肌细胞产生同步的电生理偶联，并且在 4 周到 12 周，细胞移植后心脏的收缩功能有所增强。研究证明，自体或异体的 iPS 细胞分化得到的心肌细胞都能够在非人灵长类动物中实现留存，从而补充损伤的心肌细胞，并提高受损心脏的生理功能。最新的研究表明，综合多种工程学手段，包括渐强电刺激、周期性的机械力拉伸、三维培养等，可以促进分化来源的心肌细胞继续成熟，甚至达到原代人类心肌的成熟度（Lieu et al.，2013；Ronaldson-Bouchard et al.，2019）。目前分化而来的心肌细胞在移植到受体心脏后，会出现收缩节律不一致的现象。因此，对分化后移植的再生医疗策略，将建立一个高效、成熟、标准的心肌细胞分化和培养体系，避免存在多种亚型，使之适用于细胞移植再生，并完成细胞移植治疗策略临床应用化的细节确定及最终投入（Burridge et al.，2012）。

3. 转分化技术

近年来，与体细胞直接重编程技术相关的转分化技术为解决心脏再生这一难题带来了新的可能。已有一系列研究报道，通过 3 个转录因子 Gata4，Mef2c 和 Tbx5（GMT）的转染，可以将小鼠和人的成纤维细胞重编程为心肌细胞

（Fu et al., 2013；Ieda et al., 2010），这为再生医学在心脏相关疾病的治疗中提供了另一种细胞来源。此外，这一方法可以在体内原位实现，将心脏原位纤维化的细胞直接重编程为心肌细胞，不仅能够实现心肌再生，还可以减少过渡增殖的纤维细胞，缓解心脏纤维化，是一举两得的策略。近年的研究工作表明，接受转分化策略治疗的心梗后小鼠，相较于对照组，在射血分数等心脏功能指标上有所提高，损伤的心脏在一定程度上得到了改善，并且发现通过原位的微环境可以辅助细胞功能的成熟（Qian et al., 2012；Song et al., 2012）。不过，现阶段转分化诱导相较于干细胞分化效率较低（5%～13%），成熟度较成体心肌细胞仍有不足（Wada et al., 2013）。转分化体系将进一步在体外优化，通过转基因或小分子实现更高效、稳定的诱导，通过更多的大动物测试数据说明其作用效果，并优化病毒或小分子递送方式，实现靶细胞的转分化，从而实现安全、有效、具有靶向性的原位细胞重编程，并最终投入到临床应用。

二、再生医学在治疗肝衰竭、肝硬化和心衰等疾病中的发展需求和未来发展趋势

（一）生物人工肝的应用

肝移植存在几个重要的局限性，即供体器官短缺、同种异体排斥的可能性以及长期服用免疫抑制剂产生的副作用。因此，需要寻找替代疗法，其中正在开发的人工和生物人工肝支持系统是当前最有前途的解决方案之一。

理想的肝脏支持系统应清除氨等代谢废物分子，提供白蛋白和凝血因子等合成功能，减少炎症，促进细胞再生。生物人工肝（Bioartificial liver，BAL）系统将含有肝细胞生物反应器合并到纯机械的、基于白蛋白透析的人工肝支持装置中，以实现上述目标。理想情况下，生物人工肝系统将使用原代人肝细胞。然而，大量高质量的人肝细胞并不容易获得。因此，目前使用了许多不同的具有肝功能的细胞系，包括永生化肝细胞、肝癌细胞系、干细胞衍生的肝样细胞和异种肝细胞。理论上使用肝癌细胞系将存在肿瘤细胞或促瘤因子迁移到患者循环中的风险。同时，与正常肝细胞相比，肝癌细胞系显示出肝功能降低的表征，特别是在尿素生成和药物代谢方面。使用异种肝细胞，比如猪肝细胞的 BAL 系统有引起异种人畜共患病的风险，并且类似于人原代肝细胞，它们在

体外条件下的功能丧失和凋亡趋势的问题仍然存在。正在进行研究的包括人多潜能干细胞分化而来的肝实质细胞样细胞以及人的成纤维细胞转分化而来的功能性人诱导肝实质细胞（hiHep）。特别是 hiHep 已经用于细胞移植实现小鼠肝脏再殖，并且已经在基于 hiHep 的 BAL 中用于治疗药物诱导的猪急性肝衰竭模型的性能测试（Shi et al., 2016）。

目前，全球许多实验室正在致力于开发、维持和扩增原代肝实质细胞的培养基及促进从 iPSC 分化而来的肝实质细胞的成熟。在科研工作者的努力之下，今后有望解决大规模标准化全功能肝实质细胞来源的问题，获得更加有生物活性、安全、可以大规模生产并应用于临床的 BAL 系统，为肝硬化和肝衰竭的患者提供一定的缓冲时间。

（二）细胞移植

再生医学相较于其他治疗方式的核心优势是为肝衰竭以及心衰寻找替代细胞来源。肝干细胞扩增技术、干细胞向心肌与肝脏细胞分化技术、心肌细胞与肝脏细胞转分化技术的逐渐成熟，将使得基于这些技术获取的功能细胞的细胞移植治疗成为可能。目前基于干细胞技术来源的肝细胞研究的快速发展将有望解决这一难题。针对心肌细胞移植，在 2018 年 5 月日本劳动厚生劳动省已经批准将人多潜能干细胞分化而来的心肌细胞用于心衰治疗的临床试验。未来将有效结合多科学技术，建立高效、稳定、高成熟度的细胞诱导分化体系，通过高效、安全的细胞递送方法，精准移植分化的细胞，确保移植细胞的高整合率、高留存率，与原位组织器官协同作用，实现安全、有效的器官再生。

（三）器官重建

组织工程再生的整个器官具有克服移植领域面临的两个主要问题的独特潜力：供体器官短缺以及持续进行慢性免疫抑制的需要。迄今为止，组织工程策略已经应用于构建包括心脏和肝脏在内的许多衰竭组织的生物替代物（Ott et al., 2008；Uygun et al., 2010）。

组织工程需要构建功能性肝脏器官的支架，包括生物可降解聚合物基质、二维肝组织片和去细胞异种肝基质。同时，无论选择何种细胞类型，都需要完整的血管网络来支持细胞团必要的氧气及养料供给。因此，肝组织再细胞化的主要挑战是保护功能性血管的基础设施。

器官生物工程是创造易于获得和可持续移植器官的前沿领域。在进一步优化细胞接种技术，并对接种的细胞进行适当的修饰后，预计能实现具有能够代替内源器官基本功能、满足生理活动基本需求的组织工程的器官。

（四）原位再生

促进肝脏原位再生的策略包括体内直接重编程、在肝损伤情况下动员内源肝干细胞或祖细胞的肝向分化成熟以及胆管细胞转分化为肝实质细胞等技术。

体内直接重编程对缓解甚至逆转早期纤维化过程具有广阔的前景。而发展安全、有效、靶点特异的体内重编程技术是该技术实现临床使用的前提。小分子是除基因编辑外有力的转变细胞命运的工具。小分子具有很多优点，如非基因组整合、容易操作、免疫原性低、成本低、容易标准化等，有望解决转基因方法的争议。预计在未来发展中，原位再生策略方面，通过高效的筛选体系，发现能够代替转录因子实现原位高效转分化的小分子组合，适应于体内微环境，实现靶向给药，进而实现原位的心脏再生和心肌梗死区瘢痕的消除，为心脏原位再生提供全新技术。

近年来，在小鼠上的研究表明，在不同肝损伤模型下，小鼠肝实质细胞会退分化为肝干细胞或前体细胞。体内追踪实验表明，这些退分化的肝脏前体细胞在损伤停滞的条件下，仍然保留分化的记忆，会进一步分化为肝实质细胞，从而显著参与肝脏修复再生过程（Tarlow et al.，2014；Espanol-Suner et al.，2012）。更进一步的需要探究肝实质细胞退分化以及前体细胞分化的分子调控机理。已有相关研究表明，在急性肝损伤模型中，Hippo-Notch 信号通路参与调控肝实质细胞退分化过程（Camargo et al.，2007；Yimlamai et al.，2014）。因此，在失代偿性肝衰竭中，通过药物制剂提高肝脏前体细胞向肝实质细胞逆转的效率可能是改善肝功能和预后的未来策略之一。此外，肝细胞来源的前体细胞的体外增殖可为自体细胞治疗在再生医学中的应用提供机会。与此同时，近年来的研究证明，胆管上皮细胞也可能作为一种候选的肝脏再生来源。Raven 等（2017）证明，在促进肝实质细胞坏死或抑制肝实质细胞增殖的过程中（该模型更符合人类肝脏疾病长效发生过程），在小鼠模型上观察到胆管上皮细胞显著参与肝实质细胞再生。更进一步的研究，在慢性肝损伤过程中，鉴定出参与肝脏再生的胆管上皮细胞标记物（Deng et al.，2018）。因此，可以预见，通过这两种方式在临床上促进不同的肝损伤修复具有重要意义。

参 考 文 献

Asgari S，Moslem M，Bagheri-Lankarani K，et al. 2013. Differentiation and transplantation of human induced pluripotent stem cell-derived hepatocyte-like cells ［J］. Stem Cell Rev Rep，9：493-504.

Burridge P W，Keller G，Gold J D，et al. 2012. Production of de novo cardiomyocytes：human pluripotent stem cell differentiation and direct reprogramming ［J］. Cell Stem Cell，10：16-28.

Camargo F D，Gokhale S，Johnnidis J B，et al. 2007. YAP1 increases organ size and expands undifferentiated progenitor cells ［J］. Curr Biol，17（23）：2054-2060.

Deng X，Zhang X，Li W，et al. 2018. Chronic liver injury induces conversion of biliary epithelial cells into hepatocytes ［J］. Cell Stem Cell，23：114-122. e3.

Du Y，Wang J，Jia J，et al. 2014. Human hepatocytes with drug metabolic function induced from fibroblasts by lineage reprogramming ［J］. Cell Stem Cell，14：394-403.

Espanol-Suner R，Carpentier R，Van Hul N，et al.2012. Liver progenitor cells yield functional hepatocytes in response to chronic liver injury in mice ［J］. Gastroenterology，143：1564-1575. e7.

Fausto N，Campbell J S. 2003. The role of hepatocytes and oval cells in liver regeneration and repopulation ［J］. Mech Dev，120：117-130.

Fu G B，Huang W J，Zeng M，et al. 2018. Expansion and differentiation of human hepatocyte-derived liver progenitor-like cells and their use for the study of hepatotropic pathogens ［J］. Cell Res，29：8-22.

Fu J D，Stone N R，Liu L，et al. 2013. Direct reprogramming of human fibroblasts toward a cardiomyocyte-like state ［J］. Stem Cell Reports，1：235-247.

Heallen T，Zhang M，Wang J，et al. 2011. Hippo pathway inhibits Wnt signaling to restrain cardiomyocyte proliferation and heart size ［J］. Science，332：458-461.

Hu H，Gehart H，Artegiani B，et al. 2018. Long-term expansion of functional mouse and human hepatocytes as 3D organoids ［J］. Cell，175：1591-1606. e9.

Huang P，He Z，Ji S，et al. 2011. Induction of functional hepatocyte-like cells from mouse fibroblasts by defined factors ［J］. Nature，475：386-389.

Huang P，Zhang L，Gao Y，et al. 2014. Direct reprogramming of human fibroblasts to functional and expandable hepatocytes ［J］. Cell Stem Cell，14：370-384.

Huch M，Gehart H，van Boxtel R，et al. 2015. Long-term culture of genome-stable bipotent stem cells from adult human liver ［J］. Cell，160：299-312.

Ieda M，Fu J D，Delgado-Olguin P，et al. 2010. Direct reprogramming of fibroblasts into functional cardiomyocytes by defined factors ［J］. Cell，142：375-386.

Lian X, Hsiao C, Wilson G, et al. 2012. Robust cardiomyocyte differentiation from human pluripotent stem cells via temporal modulation of canonical Wnt signaling [J]. Proc Natl Acad Sci U S A, 109: 1848-1857.

Lieu D K, Fu J D, Chiamvimonvat N, et al. 2013. Mechanism-based facilitated maturation of human pluripotent stem cell-derived cardiomyocytes [J]. Circ Arrhythm Electrophysiol, 6: 191-201.

Mohamed T M A, Ang Y S, Radzinsky E, et al. 2018. Regulation of cell cycle to stimulate adult cardiomyocyte proliferation and cardiac regeneration [J]. Cell, 173: 104-116. e12.

Oertel M, Rosencrantz R, Chen Y Q, et al. 2003. Repopulation of rat liver by fetal hepatoblasts and adult hepatocytes transduced ex vivo with lentiviral vectors [J]. Hepatology, 37: 994-1005.

Ott H C, Matthiesen T S, Goh S K, et al. 2008. Perfusion-decellularized matrix: using nature's platform to engineer a bioartificial heart [J]. Nat Med, 14: 213-221.

Peng W C, Logan C Y, Fish M, et al. 2018. Inflammatory cytokine TNFalpha promotes the long-term expansion of primary hepatocytes in 3D culture [J]. Cell, 175: 1607-1619. e15.

Qian L, Huang Y, Spencer C I, et al. 2012. In vivo reprogramming of murine cardiac fibroblasts into induced cardiomyocytes [J]. Nature, 485: 593-598.

Raven A, Lu W Y, Man T Y, et al. 2017. Cholangiocytes act as facultative liver stem cells during impaired hepatocyte regeneration [J]. Nature, 547: 350-354.

Ronaldson-Bouchard K, Ma S P, Yeager K, et al. 2019. Advanced maturation of human cardiac tissue grown from pluripotent stem cells [J]. Nature, 572 (7769): E16-E17.

Sekiya S, Suzuki A. 2011. Direct conversion of mouse fibroblasts to hepatocyte-like cells by defined factors [J]. Nature, 475: 390-393.

Shi, X., Gao, Y., Yan, Y. et al. 2016, Improved survival of porcine acute liver failure by a bioartificial liver device implanted with induced human functional hepatocytes [J]. Cell Res, 26: 206-216.

Song K, Nam Y J, Luo X, et al. 2012. Heart repair by reprogramming non-myocytes with cardiac transcription factors [J]. Nature, 485: 599-604.

Song G, Pacher M, Balakrishnan A, et al. 2016. Direct reprogramming of hepatic myofibroblasts into hepatocytes in vivo attenuates liver fibrosis [J]. Cell Stem Cell, 18: 797-808.

Takebe T, Sekine K, Enomura M, et al. 2013. Vascularized and functional human liver from an iPSC-derived organ bud transplant [J]. Nature, 499: 481-484.

Tarlow B D, Pelz C, Naugler W E, et al. 2014. Bipotential adult liver progenitors are derived from chronically injured mature hepatocytes [J]. Cell Stem Cell, 15: 605-618.

Uygun B E, Soto-Gutierrez A, Yagi H, et al. 2010. Organ reengineering through development of a transplantable recellularized liver graft using decellularized liver matrix [J]. Nat Med, 16: 814-820.

Wada R, Muraoka N, Inagawa K, et al. 2013. Induction of human cardiomyocyte-like cells from fibroblasts by defined factors [J]. Proc Natl Acad Sci U S A, 110: 12667-12672.

Yimlamai D，Christodoulou C，Galli G G，et al. 2014. Hippo pathway activity influences liver cell fate［J］. Cell，157：1324-1338.

Zhang K，Zhang L，Liu W，et al. 2018. In vitro expansion of primary human hepatocytes with efficient liver repopulation capacity［J］. Cell Stem Cell，23：806-819. e4.

第九节 胎儿先天缺陷的监测及干预技术展望

赵扬玉 魏瑗

（北京大学第三医院）

出生缺陷是指出生前已经存在的结构或功能异常，由遗传、环境或两者共同作用引起。出生缺陷严重影响着出生人口素质，进一步关系到国家可持续发展战略。预防出生缺陷、提高人口素质、实行优生优育是我国的一项基本国策。产前诊断和宫内干预技术的进步对提高人口素质具有重要的意义。随着技术的进步尤其人工智能在医学领域中的应用，胎儿出生缺陷的监测和干预手段也将随之发生巨大的改变。

一、出生缺陷的遗传学筛查和诊断技术

随着无创产前检测技术的广泛应用（Obstetricians，2012），基于胎儿细胞的产前诊断具有简单、安全、准确的特点，将会是未来发展的热点。

无创产前检测技术需要从母体外周血中获取极少量的胎儿来源细胞，而胎儿有核红细胞（fetal nucleated red blood cells，FNRBCs）携带着胎儿全基因组编码，作为母体血液中替代性生物标志物，成为目前无创产前检测理想的胎儿来源细胞。对其进行捕获的技术也在不断创新和发展。传统的方法（Cheung et al.，2015）有密度梯度离心法（DGC），免疫学方法［包括荧光激活细胞分选法（FACS）、磁激活细胞分选法（MACS）］等，这些方法对胎儿细胞的捕获率低，纯度也不高。近年来，一种新的细胞捕获方法即纳米微流控芯片技术逐渐进入人们的视野（He et al.，2017）。利用此项技术成功捕获了孕妇外周血中的胎儿FNRBC，约为 14～22 个/4 毫升，并对细胞进行了荧光原位杂交（FISH）、基因组高通量测序，证实其用于产前检测技术及常见三种染色体异常检测的可行

性。将来的研究需要通过此技术对多胎妊娠合并一个或多个胎儿的非整倍体异常进行检测，验证其在多胎妊娠无创产前检测的有效性，并实现胎儿全基因组染色体拷贝数的检测及单基因疾病的诊断与筛查。

从长远来看，伴随着分子遗传学技术的不断完善和胎儿细胞捕获技术精准性的发展，无创产前检测有望取代游离 DNA 的检测，最终将取代侵入性的产前诊断方法。

在过去的 10 年中，基因组学技术已经成功应用于产前诊断，极大地提高了围产医学的诊疗水平。从起初的产前诊断技术局限于核型 G 显带，到 2012 年 Wapner 等应用 CMA（即染色体微阵列芯片分析技术，包括微阵列单核苷酸多态技术（SNP array）、微阵列比较基因组杂交技术（array CGH）等技术有效地提高了对异常胎儿的诊断，推动了该技术在产前诊断中的进一步应用。针对 CMA 检测阴性的异常胎儿的诊断，特定系统疾病相关基因的外显子测序以及基因组全外显子组测序技术有望进一步提高临床诊断率。目前研究性的外显子测序仅应用于特定疾病的诊断，随着技术的成熟，以及对基因变异不断的认识和解读，这一技术在产前诊断领域有着极大的应用前景。然而，由于产前表型信息主要依靠超声或胎儿核磁共振获得，对疾病表型的描述有限，基于高通量测序发现的基因变异的解读和咨询将是该技术临床应用的难点。

不同于 DNA 水平的检测，使用 RNA 测序技术来检测转录组水平，有望得到组织特异性的功能信息、无创地监测胎盘功能等。RNA 测序还可以分析所有种类的 RNA，包括微小 RNA（miRNA），转运 RNA（tRNA）和长链非编码 RNA（lncRNA）。近年来发展的单细胞 RNA 测序技术可以绘制完整发育转录组图谱，从而进一步对胎儿发育加以评估。在羊水的 RNA 测序中有发现其中含有来自多个器官的基因转录本，包括脑、肺、胃肠道，而检测胎儿来源 RNA 信息可以评估在不同疾病状态下 RNA 水平的变化。迄今，它已被用于研究植入前和植入后胚胎学、干细胞生物学、器官发生、胎儿成熟和胎盘生理学。在将来，RNA 测序有望提供关于先天性异常的起源和成熟的生物标志物的信息，在无创监测胎盘功能等围产医学临床应用。

随着基因检测技术的迅猛发展，基因变异的致病性判读成为临床应用的难点。蛋白质组学质谱技术的应用有望提供特异性代谢物异常的依据，可以对妊娠期母胎疾病诊断。利用孕妇血清、羊水或其他代谢产物筛选生物标志物或代谢产物，进行定性、定量评估。目前，该技术应用于孕鼠分析，发现了神经管畸形蛋白表达差异，应用于孕妇外周血检测，分析先天性心脏病与正常胎儿孕妇血清蛋白表达差异，证实了蛋白质组学技术在产前应用的可行性，还可为先天性心脏病胚胎发生研究提供新的依据。

鉴于在精准医学中组学技术的快速发展，从基因组、转录组，到蛋白质组，产前组学的未来将不可避免地带来新的变革，精准评估异常胎儿或提示疾病风险的妊娠将不是梦想。通过大数据，建立、完善共享产前数据库，分析基因型-表型信息，将使研究人员和遗传咨询医生可以检索相似的产前表型，分析变异致病性，便于对产前组学准确解读和临床咨询。

二、产前诊断影像学技术现状和发展

（一）超声影像学技术的发展

随着超声技术的发展，孕期超声检查能够实现更为精准的诊断，包括结构畸形的确诊、母胎循环状态评估等。

超声技术在硬件中的进步表现在以下方面。一是主机平台的集成，可以实现声束的全场全域聚焦，应用超宽频带的声束发射和聚焦技术的探头，其声束穿透深度良好而图像质量上能够具有匹拟 MRI 高清图像的分辨力，因此在图像的获取和成像技术上能够显示更加清晰的解剖图像。二是成像技术，包括早孕期及全周期精细结构筛查中，探头技术的进步将会为神经、消化、骨骼和心脏等各系统发育异常提供高清晰图像，为出生缺陷的早期诊断和干预提供帮助。能量多普勒微细血流成像技术和立体化二维血流模式的应用，使得母胎循环的测量更为精准，使对母胎循环异常导致的病生理状态进行早期诊断成为可能，为早期疾病的干预提供证据支持。三是采集技术，如筛查切面采集的流程指引模式、自动胎儿结构测量技术、实时三维容积技术、微波束技术、薄层面成像和立视图复合技术等的大量的集成应用为临床工作提供了前所未有的便利。筛查切面采集的流程指引模式和自动胎儿结构测量技术为出生缺陷的筛查节约了大量的时间成本，实时三维容积技术则可以提供更为直观的信息，方便医生的诊断和患者的理解。电子矩阵探头可以实现临床三维图像的实时和多角度、多切面的采集，并实现了实时容积采集。微波束技术具备薄层面成像和立视图复合等技术，从而实现容积图像任意多平面成像，能够在2秒内采集超快速跳动的胎儿心脏信息，提供高空间分辨率的胎儿心动周期的容积数据。为评估胎儿心脏结构和功能提供革命性的进步。

超声技术软件方面的进步包括数据分析和处理软件技术的发展。通过超声容积扫描可一次性或实时获得胎儿解剖结构的完整容积数据，可在 $X \backslash Y \backslash Z$ 轴多角度直观观察胎儿四肢、颜面部、脑泡及脐带等结构，也称为表面观察模式。对采集到的宫内各解剖结构进行投照，增加视觉获得的信息量，以增加诊断准确性。三维成像技术通过对采集的图像进行分析，滤掉软组织信息，从而提供类似成人 CT 脊柱三维重建般的胎儿脊柱及全身骨骼图像，得到全面的脊柱清晰显示，帮助精准诊断隐性脊柱裂、脊髓栓系等二维影像较难诊断的疾病。

（二）核磁成像

MRI 作为超声筛查的重要补充方法，其不受扫描角度、羊水量、母体肥胖等影响，近年来，应用越来越广泛，目前已经成为诊断胎儿异常的重要的影像检查方法。

MRI 在胎儿结构筛查上成为超声筛查的有力补充，为出生缺陷的诊断提供支持。其中，MRI 单次激发快速 T2 加权序列是胎儿 MRI 检查的必备脉冲序列，多应用于神经系统的结构筛查中，而以二维平行采集加速技术为基础的稳态快速进动电影序列可进一步缩短扫描的时间，快速获得一系列二维相同切面的影像，利用连续播放的模式，还可对胎儿在宫内的肢体运动及肠胃道蠕动状况进行研究。利用标准化的三垂直切面（矢状面、冠状面、横断面）影像，进行三度空间影像重组可以用来研究胎儿脑部的脑沟与脑回的发育过程。三维稳态快速进动电影序列可应用于三维 T2 加权 MRI 技术，也可用于增材制造的数据采集。磁敏感加权成像（SWI）可用于进行大脑静脉血管成像，也可用于区分骨骼和周围软组织从而评估胎儿脊柱的发育。

功能 MRI 在一种新的神经影像学检查方式，近年来，多种功能性 MRI 技术包括血氧水平依赖功能磁共振成像（BOLD MRI）、弥散加权成像（DWI）、弥散张量成像（DTI）、磁共振波谱（MRS）等的快速发展提供了对胎儿宫内组织缺氧情况进行评估的技术手段。血氧水平依赖 MRI（Neugarten，2012）是指当血红蛋白从氧合状态转化为脱氧状态时磁性发生了改变，影响了相邻水分子的磁性，从而增加了信号的强度。动物实验表明在缺氧条件下，脑组织改变最小，而肝脏和心脏改变最为显著。有的学者对胎盘的氧合情况进行了监测用来预测或诊断胎儿宫内生长受限（Sinding et al.，2018）。DWI 是目前唯一能够检测活体组织内水分子扩散运动的无创方法。组织细胞内水分子扩散越快，信号越低。当组织细胞缺血缺氧时，水分子弥散运动减弱。DWI 信号增高目前尚未在胎儿期见到，但是其在评估新生儿缺氧损伤中显示了高敏感性，未来有很好地应用于胎儿期的前景。与 DWI 不同的是，DTI 在三维空间内定时、定量地分析组织内水分子的弥散特性，主要集中在中枢神经系统的检查，主要是反映脑白质的微结构变化并对脑髓鞘的发育成熟度进行准确的量化评价，在胎儿缺氧中的应用是一个新的研究领域。磁共振波谱是检测活体细胞代谢物的一种无创性检查方法，是在磁共振成像的基础上又一新型功能分析诊断技术，通过检测多种神经化学物质，如 N-乙酰胺、肌酸 / 磷酸肌酸、胆碱、乳酸及脂质等，并根据这些代谢物含量的改变，以其在磁共振波谱曲线中产生不同的峰值及比率，来分析组织细胞结构或代谢的异常。例如，乳酸是葡萄糖无氧酵解的产物，它的升高通常提示有氧呼吸发生障碍。磁共振波谱通常在缺氧损伤后 24 小时之内即能检测到代谢异常。因此，对一些缺氧性损伤可以早期进行诊断，如复杂性双胎妊娠一胎发生胎死宫内后，可以通过早期的 MRI 检查，对其脑损伤进行预测性研究。

（三）AI 技术和影像组学在产前成像诊断技术中的应用

近两年人工智能推动影像技术有了大发展。随着大数据的积累、深度学习方式的进步，机器学习通过逐步的临床验证而进入临床实践阶段，影像组学（radiomics）是利用计算机及图像处理技术，提取高通量影像特征，通过筛选、排序及降维，提取关键影像标志物，反映肿瘤异质性的生物学特性，从而达到精准诊断、精准治疗、精准预测的目的。在肿瘤的诊断和预后评估中有一定的临床应用，初步的研究结果认为优于传统的诊断准确性。

目前，人工智能技术在产前超声诊断中的发展仅限于对已有数据库进行高通量的图像特征识别和分析，尚未见到通过模拟神经网络进行自主学习从而进行胎儿疾病诊断的报道。

解剖智能超声应用于成人心脏检查，也为胎儿心脏结构成像分析提供新的思路，可将胎儿心脏检查从单纯的结构性异常诊断推进到结构性成像和功能性成像阶段，即通过智能化心肌运动定量分析，对胎儿心脏功能做出评估，期待在心脏结构发生代偿性改变前进行宫内干预或者终止妊娠，从而避免进一步的心脏损伤，提高胎儿出生后的生存质量。

三、宫内治疗技术的发展和应用

在过去的 50 年中，胎儿治疗已从一个单纯的概念发展成为一种可接受且可行的治疗方式。对胚胎及胎儿发育过程的不断了解，加之高分辨率非侵入性胎儿成像技术的发展，导致发生了胎儿本身即为患者这一思维的根本转变。随着对许多先天性缺陷疾病更为早期且准确的诊断，宫内干预的窗口期也在不断扩大。整个 20 世纪下半叶，为了解决临床需求，外科医生与科学家们不断探索和创造科学的方法来解决胎儿手术问题。通过不断努力，胎儿宫内治疗提高了许多致死性先天缺陷胎儿的存活率，并减少了其发病率及致残率，同时最大限度地降低了母亲的风险。技术的不断进步使得在孕期进行胎儿宫内治疗更为安全，也推动了该领域的持续创新发展。

（一）开放性胎儿手术

微创技术兴起之前，为了挽救危及生命的出生缺陷胎儿，开放性胎儿手术应运而生。开放性胎儿手术是指在妊娠中期切开母体子宫，对胎儿进行外科手术或操作。与其他任何侵入性治疗手段一样，在实施开放性胎儿手术前必须权衡其可能带来的益处与风险，且需要符合以下原则：诊断明确、了解其自然病程；胎儿出生后的治疗预后很差；动物模型证实胎儿宫内干预措施为有效；有明确的宫内干预措施，实施宫内治疗的母体风险较低。开放性胎儿外科手术（Adzick et al.，2011）对麻醉及术者手术技巧的要求高，在打开子宫后应尽快完成，且术中可能会出现胎儿心动过速、胎死宫内等情况。由于需要切开子宫，母体创伤较大，术后出现羊水渗漏、绒毛膜羊膜分离、胎膜早破、早产及子宫破裂等风险较高，后续再妊娠胎盘植入的风险也明显增高。此外，开放性胎儿外科手术术后需要常规应用宫缩抑制剂，大剂量宫缩抑制剂可能会导致母体肺水肿等严重并发症的发生。该技术仅适用于危及胎儿生命的肺囊性腺瘤、支气管肺隔离症、骶尾部畸胎瘤及脊髓脊膜膨出等巨大先天缺陷的治疗，但国内鲜有开展。由于子宫切开手术所面临的近期和远期并发症风险，对经胎儿镜和子宫切开行开放性脊柱裂修补术的临床结局以及母胎并发症进行比较（Joyeux et al.，2016），二者治疗效果相似，并发症的发生率也相似，而且内镜术后可以尝试经阴道分娩。随着内镜技术的发展，势必会逐渐替代子宫切开手术，从而减少对子宫的损伤。

（二）微创胎儿手术

1963 年，Liley 应用 16G[①]穿刺针进行胎儿腹腔内输血，开创了宫内治疗技术。20 世纪 70 年代，首次进行在内窥镜直视下获取胎儿血液或进行活组织检查进行产前诊断。20 世纪 90 年代初，内窥镜技术的发展极大地推动了胎儿宫内治疗技术的进步。胎儿宫内微创治疗包括超声引导下的穿刺技术和超声引导下的胎儿镜技术。超声引导下的穿刺技术可以完成羊膜腔分流等术式，用来治疗胎儿腹水、胸腔积液等疾病，达到缓解症状的目的。当胎儿存在因尿道狭窄导致的下尿路梗阻时，也可在超声引导下进行膀胱羊膜腔分流术（VAS），缓解胎儿尿路梗阻以促进羊水增多及胎肺的发育和成熟，并降低胎儿出生后患慢性肾病的风险。胎儿红细胞破坏增加、生成减少或丢失增加导致胎儿贫血时，超声引导下经脐静脉穿刺输血是目前主要的治疗方法，可改善胎儿贫血及水肿状况，适当延长孕周。此外，随着辅助生殖技术的发展和促排卵药物的应用，多胎妊娠发生率明显增高，超声引导下的多胎妊娠选择性减胎术有助于降低围产儿发病率及死亡率。在双绒毛膜双胎中，可以通过超声引导向被减胎儿心脏内注射氯化钾使其心脏停搏。对单绒毛膜双胎而言，则需要在超声引导下利用射频针、微波针消融或双极电凝等方式阻断目标胎儿脐带血流以实现选择性减胎。

胎儿镜手术通常需利用直径 2.3～3.2 毫米的穿刺套管（内含有 1～2 毫米的内镜），借助超声引导安全置入宫腔，在内镜直视下完成多种宫内治疗。目前胎儿镜技术最常用于治疗双胎输血综合征，其次为先天性膈疝（CDH），其他包括羊膜带综合征及后尿道瓣膜（PUV）等。内镜技术的开展降低了切开子宫手术相关并发症的发生率，而器械的改进和操作技术的日趋成熟，包括手术时间的缩短、穿刺点的减少、羊水置换量的下降、术时出血减少等都与并发症的下降有密切关系。双胎输血综合征（TTTS）是单绒毛膜双胎一种严重的并发症，若不及时治疗，围产儿死亡率高达80%～90%。胎儿镜下激光凝固胎盘吻合血管术

---

① 国内针头以外径表示，国外用 Gauge 表示管径。

是目前妊娠 16～26 周 TTTS II～IV 期的首选治疗方法。虽然对 TTTS I 期而言，宫内治疗的风险与收益仍然存在争议，但近期的一项研究（Akkermans et al., 2017）表明，产前干预（羊水减量或胎儿镜下激光凝固胎盘吻合血管）相比期待治疗能够改善预后。CDH 是由于胎儿膈肌发育缺陷，腹腔脏器经过缺损处疝入胸腔的一种先天畸形。胎儿肺部及心血管系统受压发育异常，预后不良。目前针对 CDH 的宫内治疗措施主要是妊娠 26～30 周行胎儿镜下气管球囊封堵术（FETO），通过促进肺膨胀使疝内容物回纳腹腔，从而促进肺的发育。与期待治疗相比，FETO 能明显提高患儿存活率，但没有针对 CDH 的严重程度进一步分级。未来仍需对不同程度肺发育不良的先天性膈疝胎儿进行随机对照试验，以进一步评估 FETO 的治疗作用。羊膜带综合征是一种具有广泛临床特征的先天性畸形。其临床表现、严重程度及预后取决于羊膜带缠绕的位置和时间。当胎儿肢体受累时，可在胎儿镜直视下行羊膜带松解术，挽救胎儿的肢体功能并促进其正常发育。胎儿 PUV 是导致先天性下尿路梗阻的常见原因之一，超声引导下 VAS 治疗可以提高围产期生存率，但有关长期肾功能的报道令人失望（Nassr et al., 2017）；与 VAS 相比，胎儿膀胱镜检查明确诊断梗阻并进行消融能改善患儿出生后的肾功能，有提议将膀胱镜检查诊断 PUV 并进行瓣膜消融作为一线干预措施，但未来仍需进行多中心及大样本量研究来确证该宫内治疗手段的安全性及有效性。

（三）干细胞和基因治疗

胎儿的免疫系统并不成熟，因此可以在不进行免疫抑制的情况下引入外来抗原（如供体造血干细胞、病毒载体及治疗性转基因产物等）并诱导其产生抗原特异性免疫耐受，胎儿这一生理发育特点使得宫内干细胞及基因治疗成为可能。作为新兴的宫内治疗方法，胎儿干细胞和基因治疗的应用有望在症状出现前治疗目标疾病，在许多先天性遗传、血液、免疫及代谢系统疾病的治疗中具有很大潜力。对宫内干细胞治疗而言，宫内造血干细胞移植（IUHCT）是现今主要的研究方向，IUHCT 两种常见的靶向疾病为镰状细胞贫血及地中海贫血，但其应用后获取临床成功的病例极为有限。文献报道（Flake et al., 1996；Wengler et al., 1996），目前已有胎儿接受宫内造血干细胞移植治疗，除个别裸淋巴细胞综合征及 X 连锁重症联合免疫缺陷病获得成功外，大多数病例均由于未获得足够的可减轻疾病表型的持续供体细胞嵌合而没有实现预期疗效。动物实验研究表明，移植细胞总数不足可能是导致治疗失败的原因之一，而经血管内途径进行移植是造血干细胞在胎肝定植的最有效的方法。因此，尝试经血管内途径（脐静脉或心内）注射更大剂量的母源供体细胞，探索增强供体造血干细胞在移植时对内源性胎儿造血干细胞产生竞争优势的机制，可能是宫内造血干细胞移植未来的发展方向。基因治疗涉及将治疗性转基因产物转入靶细胞中并在其中表达这一过程。CRISPR / Cas9 等基因编辑技术的出现为单基因疾病的宫内基因治疗创造了前所未有的机遇。尽管目前已研发出非病毒载体方式，包括将质粒 DNA 及裸 DNA 直接注入羊膜腔或胎儿表面，但绝大多数研究均是利用病毒载体投递系统进行基因转移。T 细胞和抗体介导的对病毒载体和/或治疗性转基因产物的应答可能限制出生后基因治疗的有效性，但发育过程中的胎儿具有避免这种免疫应答的潜能，因此可进行病毒载体介导的基因治疗，且理论上宫内基因治疗允许出生后的重复注射，但相关研究仍需进一步探索。

参 考 文 献

Adzick N S, Thom E A, Spong C Y, et al. 2011. A randomized trial of prenatal versus postnatal repair of myelomeningocele [J]. N Engl J Med, 364: 993-1004.

Akkermans J, De Vries S M, Zhao D, et al. 2017. What is the impact of placental tissue damage after laser surgery for twin-twin transfusion syndrome? [J]. A secondary analysis of the Solomon trial.Placenta, 52: 71-76.

Belfort M A, Whitehead W E, Shamshirsaz A A, et al. 2017. Fetoscopic open neural tube defect repair: development and refinement of a two-port, carbon dioxide insufflation technique [J]. Obstet Gynecol, 129 (4): 734-743.

Cheung S W, Patel A, Leung T Y . 2015. Accurate description of DNA-based noninvasive prenatal screening [J]. New England Journal of Medicine, 372 (17): 1675-1677.

Flake A W, Roncarolo M G, Puck J et al. 1996. Treatment of X-linked severe combined immunodeficiency by in utero transplantation of paternal bone marrow [J]. New England Journal of Medicine, 335: 1806-1810.

He Z B, Guo F, Feng C, et al. 2017. Fetal nucleated red blood cell analysis for non-invasive prenatal diagnostics using a nanostructure microchip [J]. J Mater Chem B, 5 (2): 226-235.

Joyeux L, Engels A C, Russo F M, et al. 2016. Fetoscopic versus open repair for spina bifida aperta: a systematic review of outcomes [J]. Fetal Diagn Ther, 39: 161-171.

Nassr A A, Shazly S A M, Abdelmagied A M, et al. 2017. Effectiveness of vesico-amniotic shunt in fetuses with congenital lower urinary tract obstruction: an updated systematic review and meta -

analysis［J］. Ultrasound Obstet Gynecol，49（6）：696-703.

Neugarten J. 2012. Renal BOLD-MRI and assessment for renal hypoxia［J］. Kidney International，
　　81（7）：613-614.

Obstetricians A C O . 2012. Committee opinion No. 545：noninvasive prenatal testing for fetal
　　aneuploidy［J］. Obstetrics and Gynecology，120（6）：1532-1534.

Sinding M，Peters D A，Poulsen S S，et al. 2018. Placental baseline conditions modulate the
　　hyperoxic BOLD-MRI response［J］. Placenta，61：17-23.

Wengler G S，Lanfranchi A，Frusca T et al. 1996. In-utero transplantation of parental CD34
　　haematopoietic progenitor cells in a patient with X-linked severe combined immunodeficiency
　　（SCIDX1）［J］. Lancet，348：1484-1487.

第十节　快速起效的抗抑郁药物的研发展望

韩　盈　于鲁璐　吴　萍　薛言学

（北京大学中国药物依赖性研究所）

　　抗抑郁药物的快速起效对抑郁症患者尤其是具有自杀倾向的患者的治疗极为重要，也是临床上的迫切需求。氯胺酮和东莨菪碱（scopolamine）等药物的出现，使研发快速起效且毒副作用小的新型抗抑郁药成为可能。深入探究氯胺酮等快速抗抑郁的作用机制、明确具有快速抗抑郁作用的新靶点对新型快速抗抑郁药物的研发具有重要意义。在脑科学技术迅猛发展的大背景下，未来我们可阐明导致抑郁症发生的分子细胞及神经环路机制，研发不同类型的快速起效且不良反应小的新型抗抑郁药物或物理治疗方法，以实现对治疗抵抗或具有自杀倾向的重性抑郁症患者的有效治疗，进一步推动我国精神卫生事业的发展。

一、抗抑郁药物的历史

　　精神药物主要是指通过中枢神经系统影响精神活动的药物。治疗精神障碍的药物目前仍以化学合成药物为主。抗抑郁药是精神药物的重要组成部分，1957 年 Roland Kuhn 和 Nathan Kline 分别发现了三环类抗抑郁剂丙咪嗪和单胺氧化酶抑制剂异丙烟肼，随后证实了这两类药物在抗抑郁治疗中的作用。因单胺氧化酶抑制剂的严重副作用，且其疗效不如三环类药物，以至于在之后长达 20

年的时间内都是三环类药物在抗抑郁剂领域占主导地位。20世纪80年代，以三环类抗抑郁剂为主的第一代抗抑郁药占据了治疗手段的主流，虽然有较好的疗效，但是导致不良反应的风险也较高，特别是心脏传导阻滞，QT间期延长等严重不良反应，大剂量服用时可致中毒甚至死亡。此外，这类药物的抗胆碱能作用还会引起口干、便秘等不适症状，这些因素降低了患者的服药依从性，限制了其在临床上的广泛使用。20世纪80年代中后期，新型抗抑郁药在国外相继上市，包括选择性5-羟色胺再摄取抑制药（selective serotonin reuptake inhibitor，SSRIs）、选择性5-羟色胺和去甲肾上腺素再摄取抑制药（selective serotonin and norepinephrine reuptake inhibitor，SNRIs），以及去甲肾上腺素能和特异性5-羟色胺能抗抑郁药（noradrenergic and specific serotonergic antidepressant，NaSSA）等。更多的新型抗抑郁药相继上市，它们的疗效与三环类抗抑郁药基本没有差别。虽然这类药物本身有兴奋、激越、失眠、恶心、腹泻或性功能障碍等不良反应，但是与三环类抗抑郁药相比，在安全性和耐受性方面已经有了很大的改进。目前除了帕罗西汀、舍曲林、氟伏沙明、西酞普兰、艾司西酞普兰等SSRIs药物，SNRIs和NaSSA类抗抑郁药也在临床得到广泛的应用。

传统抗抑郁药物普遍的特点是起效相对较慢，通常是2周时间起效，而在此期间，不良反应常常会先于疗效出现，此时与患者的抑郁症状相叠加，往往会加重患者的不良情绪体验，甚至增加自杀的风险。因此，快速起效是医生、患者和家属在疾病治疗中共同的期望。艾司氯胺酮是一种N-甲基-D-天冬氨酸（NMDA）受体非竞争性拮抗剂。该药物已先后获得美国FDA授予的两项突破性疗法认定，分别为治疗难治性抑郁症（treatment-resistant depression，TRD）（2013年11月）及伴自杀风险的抑郁症（2016年8月）的药物。在我国目前正在进行临床试验，用于治疗既往采用两种以上抗抑郁治疗无效的难治性成人抑郁症患者。

二、快速抗抑郁药物的发展现状

抑郁症的传统的治疗方式是药物治疗，其中大多数是单胺类药物。但是传统抗抑郁药物起效慢、疗效差，且副作用较大，同时约有1/3患者疗效不佳。由于这些治疗局限性以及缺乏强有力或直接的证据支持抑郁症的单胺假说，已经有越来越多的研究者对具有快速抗抑郁作用的药物产生浓厚的兴趣，尤其是氯胺酮。目前处于临床试验阶段的快速抗抑郁药物包括：NMDA 受体的拮抗剂，如氯胺酮；乙酰胆碱-毒蕈碱受体拮抗剂，如东莨菪碱；选择性作用于谷氨酸受体 2B（GluN2B）亚基的 NMDA 受体拮抗剂，如曲索罗地（CPl01601/Traxoprodil）；NMDA 受体甘氨酸位点的部分激动剂，如雷帕替耐（GLYX-13/Rapastinel）。

（一）氯胺酮

Sofia 等在 1975 年最早发现了氯胺酮的抗抑郁作用。Berman 等在 2000 年首次进行了一项随机双盲对照临床试验，发现抑郁症患者静脉注射氯胺酮后 72 小时内抑郁症状得到了明显改善。2006 年，Zarate 等在难治性抑郁症患者中进一步验证了氯胺酮的快速抗抑郁作用。这一成果发表后，引起了国际同行的广泛关注，并掀起了围绕氯胺酮研究快速抗抑郁机制的热潮。2014 年，美国 FDA 通过快速通道批准测试氯胺酮衍生药用于治疗抑郁症的临床研究。在已完成的临床试验中，艾氯胺酮（esketamine）对难治性抑郁症表现出显著疗效（Daly et al., 2018）。该药有望成为过去 50 年中美国 FDA 批准用于治疗重度抑郁症的首个新药。

氯胺酮被普遍认为是一种非竞争性的 NMDA 受体拮抗剂，它可能通过拮抗氨基丁酸（GABA）能中间神经元上的 NMDA 受体，使兴奋性的谷氨酸能神经元去抑制，导致谷氨酸能突触传递的增强。同时，大量释放的谷氨酸激活突触后的氨甲基磷酸（AMPA）受体，诱导膜去极化和钙内流。细胞膜去极化可诱导脑源性神经营养因子（BDNF）的合成和释放，以及雷帕霉素复合物 1（mTORC1）、丝氨酸蛋白激酶-3β 亚型（GSK-3β）、真核延伸因子 2（eEF2）等信号通路的激活，促进转录过程及突触蛋白的合成，增加突触数目和功能，逆转应激诱导的前额叶皮层和海马等脑区的功能失调，从而发挥快速抗抑郁作用。

氯胺酮虽然能够快速治疗抑郁症尤其是难治性抑郁症，但是也会导致很强的副作用，包括严重的成瘾性、幻觉及行为分离等，从而很大程度上限制其临床应用。临床所用的氯胺酮是右旋（S-）氯胺酮和左旋（R-）氯胺酮两对映异构体的消旋体。截至 2018 年底，研究表明，R-氯胺酮比 S-氯胺酮抗抑郁作用更强、更持久，且没有氯胺酮相关的副作用。这一发现挑战了氯胺酮是通过阻滞 NMDA 受体而发挥抗抑郁作用的假说，因为 S-氯胺酮抑制 NMDA 受体的强度是 R-氯胺酮的 4 倍左右。而且，动物研究表明，NMDA 受体抑制剂地佐环平/地草西平（MK-801/dizocilpine），像氯胺酮有同样的结合位点，并不能产生持久的抗抑郁作用。最近更多的临床试验表明替代性的 NMDA 受体抑制剂缺乏氯胺酮的有力、快速、持久的抗抑郁作用。此外，研究发现，氯胺酮代谢物（$2R$，$6R$）-羟基去甲氯胺酮并非通过抑制 NMDA 受体而发挥快速抗抑郁作用，而是通过 AMPA 受体介导的突触增强过程（Zanos et al.，2016）。越来越多的证据表明，AMPA 受体激活和上调是氯胺酮发挥快速、持续抗抑郁作用所必需的因素。

（二）东莨菪碱

东莨菪碱是毒蕈碱型乙酰胆碱受体（muscarinic acetylcholine receptor，M 受体-G 蛋白偶联型受体）的非选择性拮抗剂。1979 年，Browne 首次在临床前研究中发现东莨菪碱的快速抗抑郁效应。1991 年，Gillin 首次在临床试验中报道了东莨菪碱对抑郁症患者的治疗作用。2006 年，Furey 和 Drevets 发现静脉注射东莨菪碱可快速缓解患者的抑郁症状；之后他们陆续开展了一系列交叉设计的随机双盲对照研究，发现无论是对抑郁症还是双相情感障碍患者，东莨菪碱在首次注射后的 3 天即可显著改善抑郁症状，并且具有持续改善效应（Drevets et al.，2013）。

目前认为氯胺酮和东莨菪碱在发挥快速抗抑郁作用方面有非常相似的机制。东莨菪碱可阻断前额叶皮层中 GABA 能中间神经元 M 受体，刺激椎体神经元快速释放谷氨酸，进而代偿性地激活 AMPA 受体，增加 BDNF 释放和激活 mTORC1 通路，从而达到快速起效的结果。M1 和 M2 受体均可能参与介导东莨菪碱的抗抑郁作用。但值得注意的是，其他抗胆碱能药物，包括 M1 毒蕈碱拮抗剂比哌立登（biperiden），在治疗抑郁症患者的效果中存在不一致性，表明东莨菪碱的作用可能是乙酰胆碱 M 受体特异的，或者是通过其他靶点发生作用。

三、快速抗抑郁药物研究的方向和展望

针对现有抗抑郁药治疗起效慢的现状，从氯胺酮、东莨菪碱、电休克疗法（electroconvulsive therapy，ECT）和睡眠剥夺等的快速抗抑郁作用机制为突破点，寻找新的快速抗抑郁干预靶点和治疗药物，以及开发新的无创的快速起效的物理治疗方法等，已成为当前研究的重中之重。

（一）开发以谷氨酸受体为靶点的快速抗抑郁药物

氯胺酮具有快速而持久的抗抑郁作用，尤其对难治性抑郁、双向情感障碍及伴有自杀观念的抑郁患者具有明显疗效，引起了国际同行的广泛关注。但由于氯胺酮副作用很大，如精神样不良反应及潜在成瘾性，限制了其在临床上的应用。之后，以氯胺酮为代表的谷氨酸能受体拮抗剂及其他快速抗抑郁药物的报道越来越多。寻找治疗抑郁症作用强而不良反应小的新型抗抑郁药成为当前的研究热点。

2018 年底，研究发现，氯胺酮代谢产物、R-氯胺酮及 NMDA 受体亚基调节剂均具有安全、有效的抗抑郁作用。基于目前氯胺酮代谢产物及同分异构体的研发进展，未来可在 R-氯胺酮和（2R，6R）-羟基去甲氯胺酮（HNK）的基础上改造、研发新一代的无毒副作用的快速抗抑郁药物。抑郁患者和抑郁模型动物内侧前额叶皮质和海马等脑区存在谷氨酸代谢异常和 AMPA 受体表达水平下降。此外，利用 ^{13}C 标记的核磁共振波谱法检测星形胶质细胞和神经元间的谷氨酸循环，发现氯胺酮、东莨菪碱和选择性 NMDA 受体 2B 亚基拮抗剂 Ro 25-6981 均能引起前额叶皮层中谷氨酸-谷氨酰胺-氨基丁酸循环的短暂增加，这可能是快速抗抑郁起始的关键步骤（Chowdhury et al.，2017）。临床前研究发现，代谢性谷氨酸受体拮抗剂能产生快速抗抑郁效应。因此，谷氨酸受体相关的抗抑郁药是新药研发的重要方向。

（二）开发以离子通道为靶点的快速抗抑郁药物

外侧缰核是大脑的"反奖励中枢"，是调控恐惧、紧张、焦虑等负面情绪的核心脑区。在抑郁状态下，外侧缰核神经元呈现出 NMDA 受体和低电压敏感 T 型钙通道（T-VSCCs）依赖的簇状放电模式。氯胺酮通过阻止这一放电方式，释放对下游单胺类奖赏脑区的过度抑制，从而产生快速抗抑郁效果（Yang et al.，2018）。星形胶质细胞在抑郁症治疗中发挥着重要作用。研究发现外侧缰核星形胶质细胞中的钾离子通道 Kir4.1 调控神经元的膜电位和放电模式，对引发神经元的簇状放电至关重要。因此，除了谷氨酸 NMDA 受体，T-VSCCs 和 Kir4.1 可作为快速抗抑郁分子靶点，为研发新的快速抗抑郁药物提供可能。

（三）开发新型快速起效的物理治疗手段

目前，在临床研究中被证明有快速抗抑郁作用的治疗手段还包括睡眠剥夺和电休克疗法。睡眠剥夺可快速有效改善抑郁患者的情绪。给抑郁症患者剥夺一夜睡眠，有60%～80%的患者出现一过性的抗抑郁效应。研究表明，睡眠剥夺的抗抑郁作用与多种神经生化物质，如单胺能、γ-氨基丁酸能和谷氨酸能神经传递等相关。最新研究应用转录组学分析方法，发现睡眠剥夺和氯胺酮均能引起前扣带皮层脑区中相似的生物节律相关基因转录水平的改变，并且氯胺酮的临床治疗效果与昼夜节律生物钟密切相关（Duncan et al.，2017），提示昼夜节律系统可能参与快速抗抑郁的应答反应。靶向昼夜节律系统将为快速抗抑郁手段研发提供一个有前景的方向。

抑郁症患者常存在脑功能的异常，通过对大脑实施电或磁刺激可调节其功能。目前临床上用于缓解患者抑郁症状的物理治疗手段主要有：重复经颅磁刺激（repetitive transcranial magnetic stimulation，rTMS）、迷走神经刺激（vagus nerve stimulation，VNS）及深部脑刺激（deep brain stimulation，DBS）等。抑郁症患者的影像学和脑组织研究显示许多和情绪相关的脑区体积和功能存在异常，包括海马、前额叶皮层、外侧僵核、伏隔核等。靶向这些脑区或投射纤维进行特异性电或磁刺激可减轻患者抑郁情绪。这些神经调控技术具有创伤小、可逆性与可调节性等优点，通过不同的刺激模式调整，寻找到最适合患者的治疗方案，但一般均需要几周甚至几个月才能起效。研究发现，应用高密度间隔的爆发式刺激（High-dose spaced theta-burst TMS）可在治疗抵抗的抑郁症患者中产生快速抗抑郁效果（Williams et al.，2018）。未来通过进一步优化刺激靶点、刺激参数和模式等，开发无创、精确导航、快速起效的神经调控技术将会有很大的应用前景。

参 考 文 献

Chowdhury G M，Zhang J，Thomas M，et al. 2017. Transiently increased glutamate cycling in rat PFC is associated with rapid onset of antidepressant-like effects［J］. Mol Psychiatry，22：120-126.

Daly E J，Singh J B，Fedgchin M，et al. 2018. Efficacy and safety of intranasal esketamine adjunctive to oral antidepressant therapy in treatment-resistant depression：a randomized clinical trial［J］. JAMA Psychiatry，75：139-148.

Drevets W C, Zarate C A, Furey M L. 2013. Antidepressant effects of the muscarinic cholinergic receptor antagonist scopolamine: a review [J]. Biol ogical Psychiatry, 73 (12): 1156-1163.

Duncan W C, Slonena E, Hejazi N S, et al. 2017. Motor-activity markers of circadian timekeeping are related to ketamine's rapid antidepressant properties [J]. Biol ogical Psychiatry, 82: 361-369.

Williams N R, Sudheimer K D, Bentzley B S, et al. 2018. High-dose spaced theta-burst TMS as a rapid-acting antidepressant in highly refractory depression [J]. Brain, 141: e18.

Yang Y, Cui Y, Sang K, et al. 2018. Ketamine blocks bursting in the lateral habenula to rapidly relieve depression [J]. Nature, 554: 317-322.

Zanos P, Moaddel R, Morris P J, et al. 2016. NMDAR inhibition-independent antidepressant actions of ketamine metabolites [J]. Nature, 533: 481-486.

第十一节　基于跨学科技术的精神疾病预测和诊断技术展望

刘佳佳　邓佳慧　孙艳坤　陆　林

（北京大学医学部；北京大学第六医院；北京大学精神卫生研究所）

近年来，精神疾病已成为全球性的公共卫生问题和社会问题。在我国，精神疾病的患病率持续上升，造成极大的疾病负担。流行病学调查显示，我国成人精神障碍（不包含睡眠障碍）的患病率约为 17%，由精神疾病导致的疾病负担占非传染性疾病负担的 13%，尤以对青少年和成年早期人群（15～30 岁）造成的负担更为突出（Charlson et al., 2016）。

由于病因和发病机制未明，不同疾病之间存在症状的交叉和重叠，且疾病不同阶段的临床表现差异大，精神科临床仍面临着精神疾病识别率低、误诊率高等问题。WHO 数据显示，全球精神障碍识别率在 50%左右；而我国的问题更加突出，上海的研究数据显示，精神障碍的识别率仅为 16%。精神疾病诊断标准的局限性是造成这一现状的重要原因之一。目前，精神疾病的临床诊断遵循《精神障碍诊断与统计手册》（DSM）和国际疾病分类（ICD）系统。这两大诊断体系均以患者的症状和体征为依据做出临床诊断，主观性强。近年来，国际精神病领域试图建立精神疾病风险预测及早期诊断模型，但由于精神障碍病因复杂，病程漫长，至今仍没有信效度高的客观指标应用于临床预测与诊断。本节将对精神疾病的诊断体系、可用于精神疾病的预测和诊断技术及相关研究综述，以及未来发展方向和展望进行阐述和讨论。

一、精神疾病的诊断体系

DSM 是全球范围内最具影响力的精神疾病诊断体系，被视作精神病障碍诊断的圣经，目前临床应用的版本为 DSM 第 5 版（DSM-5），虽然自 1999 年开始筹备到 2013 年正式发布，历时 14 载，先后有 1500 余名专家参与其中，但伴随着的争议和质疑从未停止。

其中一个争议的重点是当前的诊断标准仍以患者的临床症状和医生的临床经验为依据，主观性强，缺乏实证研究的支持。而相比医学领域的其他学科，疾病诊断大多是从病因和客观的病理生理改变出发，比如临床上通过检测外周血肿瘤标记物来预测和筛查恶性肿瘤，如果发现恶性肿瘤细胞则可以直接确定恶性肿瘤诊断。DSM 对精神疾病的解释仅停留在表面的现象学，并未纳入对病因、神经生理机制和客观指标的探讨，当然这与精神病学的发展历史有关，但随着神经科学的发展，跨学科合作的加强，精神疾病背后的生物学机制被广泛地研究。"精神疾病是一类复杂的脑疾病"这一观点已达成共识，精神疾病的诊断体系也面临着巨大的挑战。

自 2015 年美国总统奥巴马提出"精准医疗计划"以来，随着人类基因组计划的实施、基因测序技术的快速发展以及生物医学大数据时代的到来，精准诊疗成为未来医学发展的必然方向。简单理解，所谓精准医疗就是要在正确的时间对特定的患者采取正确的治疗，及时、正确地识别出适用于特定治疗方案的患者是精准医疗实施的首要环节，这就对疾病的精准诊断提出了较高的要求。实际上，早在 2008 年美国国家精神卫生研究所（NIMH）即已启动了精神卫生领域的精准医学计划——研究领域标准（Research Domain Criteria，RDoC），其首要目标是探索精神障碍的发病机制，利用多学科研究技术及方法学，包括基因研究以及脑影像学技术等，把生物学、遗传学以及神经生物学等领域的研究融入临床，结合个体的发展轨迹和环境影响因素，为精神疾病的诊断与分类提供新思路（Insel and Cuthbert，2015）。

当前全球范围内标准化大队列的纷纷建立，为精神疾病诊断模型的研发提供了前所未有的机遇，也使得对治疗反应性和患者预后等的客观预测成为可能。其中，第一类是基于全人群大样本的队列，如英国的生物银行（UK Biobank）

队列，就包含了对抑郁症状、应激、认知以及吸烟饮酒状况的评估，并且与国家健康服务系统相连接，还纳入了可用于全基因组测序的 DNA 以及脑影像学数据等生物学指标。第二类是由国家健康服务系统支持，专门为研究精神疾病建立的队列，可以实现临床数据和生物学样本的关联。第三类是基于电子病历系统建立的队列，这类队列多是政策驱动的、国家层面的，数据多以文本的形式存在，需要运用文本挖掘技术实现数据结构的转化。另外，随着便携式电子设备的普及、健康相关的应用软件以及可穿戴式设备的应用，使得对健康数据（情绪状态、饮食、运动以及睡眠状况等）的实时、连续监测成为可能，英国的 Ture Colours 就属于采集该类数据的平台（McIntosh et al.，2016）。

伴随着大数据时代而来的一个突出问题是如何实现对数据的有效解读和利用，目前其仍受限于数据存储、访问能力以及对数据的分析能力。大规模的遗传学数据、多组学数据以及神经影像数据使得数据的存储问题凸显；而除此之外，如何将这些数据加以整合也极具挑战性的，这其中涉及数据的协调和兼容性的问题。因此，精神疾病诊断和预测模型的成功构建亦需要数据科学的支撑，需要具有信息学、统计学、数据科学等多学科背景的科学家进入到临床诊疗中去，并参与临床数据的管理。

二、可用于精神疾病预测和诊断的技术及相关研究综述

如前所述，精神疾病的诊断通常建立于病史及量表评估的基础上，尚无临床可用的诊断测试及预测工具。但目前已有大量研究基于遗传学、影像学以及生化指标等做出了探索，为开发出精准的精神疾病诊断和预测模型提供了科学依据，下面对该领域的研究进行简要概括的介绍。

（一）生化检测

研究者在精神分裂症患者的脑脊液和血液中发现了相似的生物化学差异（Huang et al.，2006）。因此，血液中的生化指标在一定程度上反映了脑脊液中相关成分的变化。目前有很多研究从血液中寻找精神疾病特有指标的变化，作为生物标记物用于诊断精神疾病。

通过血液生化检测，研究者发现脑源性神经营养因子、N-甲基-D-天冬氨酸受体、精氨酸加压素、乙酰左式肉碱、孕中期四氢孕酮、晨起皮质醇等多种生

物学指标水平的变化或可预测抑郁症的发生；此外，还通过逆转录聚合酶链反应（PCR）技术测量9种血液中的RNA标志物来判断抑郁症的发生（Owens et al.，2014；Osborne et al.，2017；Gunduz-Bruce et al.，2017；Kang et al.，2015；Nasca et al.，2018）。在现有检测技术的基础上，研究者结合免疫沉淀反应和质谱分析技术测定血液中 β-淀粉样蛋白浓度，用于诊断阿尔茨海默病，其准确率高达 90%（Nakamura et al.，2018）。

（二）遗传学技术

基因测序技术始于 20 世纪 90 年代的"人类基因组计划"，是便捷快速地了解精神疾病的遗传基础和寻找可靠的生物学标记物的有效方法。为了寻找与多种精神疾病相关的遗传位点而开展的全基因组分析（genome-wide analyses）逐渐成为主流技术。

精神分裂症是一种重性精神障碍，全世界的患病率约为 1%，遗传度高达60%～80%。精神疾病基因组协会研究者在 2014 年就比对了 3.7 万名精神分裂症患者和 11.3 万名正常人的基因组序列，发现了 108 个存在显著差异的基因位点（Schizophrenia Working Group of the Psychiatric Genomics Consortion，2014）。也有研究者通过精神分裂症患者的大规模测序研究，发现 50 个新的与精神分裂症相关的基因位点，为这一领域的研究带来了更多的遗传学证据（Pardinas et al.，2018）。基因组研究还确定了 11 个较罕见的基因拷贝数变异（copy number variation，CNV）与精神分裂症和自闭症风险增高相关。CNV 是基因结构变异的一种形式，而基因芯片技术和深度测序技术是进行全基因组 CNV 检测的重要手段。CNV 检测目前已成为自闭症及智力残疾的一线诊断方法，10%～20%的患者存在相关基因的缺失或重复，精神分裂症的 CNV 发生率约为 5%，有望应用于精神疾病的预测和诊断（Owen et al.，2016）。美国人类遗传学学会公布，在一项大型基因测序研究中，研究人员通过外显子组测序方法确定了102个与自闭症谱系障碍相关的基因（Kosmicki，2018）。但大多数精神疾病相关遗传学发现尚未应用于临床，期待未来有更大样本的临床验证研究以及更新的技术将上述发现的遗传位点应用到精神疾病诊断中。

（三）脑成像技术

功能磁共振成像（functional magnetic resonance imaging，fMRI）在神经精神

疾病的客观诊断和治疗优化中具有重要作用。近年来，多模态磁共振神经影像技术的发展为大脑工作原理研究及脑部疾病早期诊断提供了新的手段。但绝大多数研究都是发现异常连接或检测它们的精神病理学关联，目前临床上尚未使用 fMRI 的研究发现作为精神疾病诊断和预测的神经影像生物标记物。

研究者收集了 1188 人的静息状态的 fMRI 数据，计算了大脑中 258 个区域之间静息状态的功能连通性，抑郁症患者与正常人大脑连接模式存在显著差异，或可用于诊断抑郁症（Drysdale et al.，2017）。也有研究发现，可以利用 fMRI 成像技术来预测机体在行使特殊任务过程中或疾病状态下大脑的活性以及个体将来的一系列行为，包括罪犯重复犯罪的可能性、未成年人发生物质依赖的可能性等（Tavor et al.，2016；Gabrieli et al.，2015）。大脑不同区域皱褶数量之间的相互关系能反映出这些区域之间潜在功能连接的强度。研究者采用新的分析方法发现褶皱数量能够预测精神分裂症的发生风险，准确率高达 80%（Anderson et al.，2018）。fMRI 除了可以获得精神疾病患者大脑结构图像、静息态图像和任务态图像外，还可以观察到活跃人脑中的表观遗传活动，可用于检测阿尔茨海默病、精神分裂症或其他脑病的早期迹象（Wey et al.，2016）。采用高时间分辨率方式来研究注意行为的动态时间组织过程，有助于阿尔茨海默病、精神分裂症以及其他脑病的诊断和治疗（Song et al.，2014）。此外，该技术还可以判读受试者的智力水平，准确率达到 99%，为阿尔茨海默病的预测提供了有效的方法（Finn et al.，2015）。综上所述，功能磁共振成像技术的出现为精神疾病发病机制的探索提供了重要的手段，也为精神疾病预测和诊断模型的建立起到了重要的推动作用。将影像学数据和人工智能相结合是目前新兴的技术，也逐渐应用到精神疾病预测和诊断模型的探索中。

（四）机器学习与大数据

影像组学是一种新兴的利用医学影像大数据进行定量化分析预测的有效方法，包括医学影像数据获取、图像分割与重建、高通量特征提取与筛选、建立临床预测模型以及测试模型准确率等。神经网络深度学习算法于 2006 年被提出。机器学习技术的出现使神经网络的能力大大提高，可在不同水平对神经影像数据进行计算分析和研究，发现其中规律，从而有效预测和诊断精神疾病。

基于纵向大样本数据，采用支持向量机方法，研究者发现奖赏网络左侧腹侧纹状体的静息态功能连接强度可以预测青少年抑郁症的发生（Pan et al.，2017），颞上叶皮层功能连接异常降低或可用于精神分裂症的诊断（Cao et al.，2018）。我国研究者通过 Sync 算法分析大脑的核磁共振图像，对阿尔茨海默病预测精确度达到 90％以上（Tahmasian et al.，2016）。此外，也有研究者通过多模式、多站点机器学习对 1 年的社会功能结果进行分析，确定了高达 83％的临床高风险精神病患者和 70％的初发抑郁患者（Koutsouleris et al.，2018）。IBM 公司证明 AI 和机器学习算法能够帮助预测精神分裂症的发生及其严重程度，准确率达 74％（Gheiratmand et al.，2017），通过语言模式判断罹患精神疾病的风险，准确率高达 83％（Corcoran et al.，2018）。

综上所述，通过这些机器学习方法，对已有疾病数据进行有效分析，发现其中规律，可准确对未知数据进行预测和诊断，进而帮助寻找疾病有关的生物学标志物，从而有效辅助精神疾病的临床诊断。

（五）其他

除了生化检测、遗传学发现和影响学特征可以用于预测和诊断精神疾病，目前研究中还涉及量表测查、脑电监测等方法。Hultman 等（2018）通过对大脑不同区域的电信号交流进行检测，可以预测以及预防抑郁症的发生。研究者通过烟酸皮试，成功地从心境障碍患者和健康对照组中筛选出了一组烟碱型精神分裂症患者，因此烟酸皮试可能成为一个新的技术用于预测和诊断精神分裂症，并指导精神分裂症治疗（Sun et al.，2018）。此外，还可以通过症状学和精神疾病家族史预测精神疾病的发生。由于精神焦虑的症状与阿尔茨海默病病理性改变 β 类淀粉蛋白的积累呈正相关，抑郁和焦虑以及其他精神症状的恶化也许能预测是否有罹患阿尔茨海默病的风险（Donovan et al.，2018）。阈下躁狂发作是预测高危儿童发生双相障碍和其他精神症状风险的重要风险因素（Axelson et al.，2015）。酒精使用障碍及物质使用障碍（SUD）家族史或可在抑郁、焦虑及物质使用障碍青年患者中预测双相障碍（BD）的发生（Ratheesh et al.，2015）。

三、未来发展方向和展望

随着科技的进步，特别是 AI、虚拟现实、可穿戴设备等技术的飞速发展，我们可以预见到更强大、更精确的工具、模型以及医疗设备在精神疾病预测和诊断中的应用。

（一）基于 AI 的精神疾病预测和诊断

人工智能是一系列技术的集合，包括机器学习、推理、感知和自然语言处理等。随着大数据的深入应用，AI 已经进入医疗领域，通过整合医学信息，发现其中规律，可准确对未知数据进行预测和诊断，进而帮助寻找与疾病有关的生物学标志物，从而有效辅助精神疾病的预测和临床诊断（Menke，2018）。

目前"AI+精神疾病"主要致力于通过人工智能技术实现精神疾病的预测和治疗，且多数为精神疾病的预测。未来 AI 在精神疾病预测和诊断中的应用将主要集中于以下两类：第一类是基于深度学习与自然语言处理技术，其中部分结合智能语音技术（包括语音识别、语音合成和声纹识别等），对患者日常交流的语速、用词、语法等指标进行分析，捕捉反常讯号，以实现对精神疾病发病的预测（Sadouk et al.，2018）。例如，通过采集用户的各种数据，包括睡眠数据、行动数据、语音等，然后利用人工智能预测精神疾病发病的可能性；通过手机上的全球定位系统（GPS）、加速度传感器、电话和短信记录等来判断心理状况，预测及筛查罹患精神疾病的可能性；通过捕捉人的面部表情、眼动方式、肢体语言、说话方式甚至抬头等信息，借助强大的计算机系统对信息进行处理，来"读懂"人类的情绪；通过解读人类的肢体语言，包括患者讲话时情绪是否紧张、声音是否刺耳、喘息是否强烈，诊断对象是否存在神经紧张、焦虑等抑郁症现象。第二类是基于深度学习和图像识别技术，整合多模态神经影像数据、生物学信息、遗传信息，并从整合后的数据中提取出新的信息，自动区分患者和正常人，以期实现个体水平的智能诊断；同时也可提取整合医学数据中内在的、带有判别信息的生物标志物用于疾病预测、诊断和病理研究。

（二）基于虚拟现实的精神疾病预测和诊断

在医疗领域，VR 技术的作用逐渐被人们重视起来，而随着 VR 技术的发展，其在医疗方面的应用也愈加广泛。目前科研人员正在积极探索 VR 在辅助治疗精神疾病方面的应用，旨在造福更多患者。VR 主要是用模拟世界替换了真实世界，通过使用一些穿戴的设备，比如头显设备、耳机等，展示虚拟现实环境；同时，VR 设备还可以纳入触感反馈、震动或者移动等，进而让用户能沉浸到逼真的体验中。既往已有来自美国的临床心理学家采用 VR 技术来诊断人是否患有人格障碍，通过观察边缘性人格障碍患者与正常对照者对虚拟环境中事件的情绪反应的不同，进而为边缘性人格障碍的预测和诊断提供有效依据。未来随着 VR 在各种精神疾病中的应用，可以通过患者对虚拟环境的反馈，获知其躯体、情绪、大脑等方面的变化，用以预测精神疾病发生的可能性，同时辅助精神疾病的诊断（Freeman et al.，2017）。随着相关的 VR 医疗产品和服务不断丰富，其对精神疾病诊断和治疗的作用将更加凸显。

（三）基于可穿戴设备的精神疾病预测和诊断

现有的可穿戴设备如智能腕表等可以实现对用户个人健康数据的实时监测，一些可穿戴设备的算法可帮助追踪心理健康状况。例如，通过患者佩戴可穿戴设备 24 小时不间断地采集用户的各种数据，包括睡眠数据、行动数据等，进而预测其精神疾病复发的可能性。未来随着技术的进一步发展，可穿戴设备将更加完备，如便携睡眠监测仪、便携头盔式脑磁图扫描仪等的研发和出现，可以实现对患者睡眠情况、脑电、肌电、运动状态以及情绪等多维度数据的实时监测，从而更加精确地预测精神疾病的发生，也将为医师或者研究人员对神经退行性疾病、精神疾病等的诊断和管理提供有效的信息。同时，可穿戴设备未来也可以用于对精神疾病患者危险行为的预测，如通过监控佩戴者心率、体温和汗液水平等，结合相关算法来追踪焦虑情绪，以预测并降低其情绪崩溃、自杀等问题发生的可能。

综上，建立精神疾病预测和诊断模型的研发重点在于，利用多学科手段明确精神疾病的客观定量的生物学标记物，结合临床数据、个体发展轨迹及社会环境因素，并运用高级数据科学技术实现对多维数据的管理和分析。随着基础神经科学的发展以及跨学科研究的深入，综合运用影像学、遗传学、生物化学、信息科学及工程学等多学科新技术，将极大推动精神心理疾病领域早期预防及诊断治疗技术的发展，为该领域的重大突破提供可能。

参 考 文 献

Anderson K K，Norman R，MacDougall A，et al. 2018. Effectiveness of early psychosis
　intervention：comparison of service users and nonusers in population-based health administrative

data [J]. Am J Psychiatry, 175 (5): 443-452.

Axelson D, Goldstein B, Goldstein T, et al. 2015. Diagnostic precursors to bipolar disorder in offspring of parents with bipolar disorder: a longitudinal study [J]. Am J Psychiatry, 172 (7): 638-646.

Cao B, Cho R Y, Chen D, et al. 2018. Treatment response prediction and individualized identification of first-episode drug-naive schizophrenia using brain functional connectivity [J]. Mol Psychiatry, (Published online).

Charlson F J, Baxter A J, Cheng H G, et al. 2016. The burden of mental, neurological, and substance use disorders in China and India: a systematic analysis of community representative epidemiological studies [J]. Lancet, 388 (10042): 376-389.

Corcoran C M, Carrillo F, Fernandez-Slezak D, et al. 2018. Prediction of psychosis across protocols and risk cohorts using automated language analysis [J]. World Psychiatry, 17 (1): 67-75.

Donovan N J, Locascio J J, Marshall G A, et al. 2018. Longitudinal association of amyloid beta and anxious-depressive symptoms in cognitively normal older adults [J]. Am J Psychiatry, 175 (6): 530-537.

Drysdale A T, Grosenick L, Downar J, et al. 2017. Resting-state connectivity biomarkers define neurophysiological subtypes of depression [J]. Nat Med, 23 (1): 28-38.

Finn E S, Shen X, Scheinost D, et al. 2015. Functional connectome fingerprinting: identifying individuals using patterns of brain connectivity [J]. Nat Neurosci, 18 (11): 1664-1671.

Freeman D, Reeve S, Robinson A, et al. 2017. Virtual reality in the assessment, understanding, and treatment of mental health disorders [J]. Psychological Medicine, 47 (14): 2393-2400.

Gabrieli J D E, Ghosh S S, Whitfield-Gabrieli S. 2015. Prediction as a humanitarian and pragmatic contribution from human cognitive neuroscience [J]. Neuron, 85 (1): 11-26.

Gheiratmand M, Rish I, Cecchi G A, et al. 2017. Learning stable and predictive network-based patterns of schizophrenia and its clinical symptoms [J]. NPJ Schizophr, 3: 22.

Gunduz-Bruce H, Kenney J, Changlani S, et al. 2017. A translational approach for NMDA receptor profiling as a vulnerability biomarker for depression and schizophrenia [J]. Exp Physiol, 102 (5): 587-597.

Huang J T, Leweke F M, Oxley D, et al. 2006. Disease biomarkers in cerebrospinal fluid of patients with first-onset psychosis [J]. PLoS Med, 3 (11): e428.

Hultman R, Ulrich K, Sachs B D, et al. 2018. Brain-wide electrical spatiotemporal dynamics encode depression vulnerability [J]. Cell, 173 (1): 166-180 e14.

Insel T R, Cuthbert B N. 2015. Brain disorders? Precisely [J]. Science, 348 (6234): 499-500.

Kang H J, Kim J M, Bae K Y, et al. 2105. Longitudinal associations between BDNF promoter methylation and late-life depression [J]. Neurobiol Aging, 36 (4): 1764. e1-1764. e7.

Kosmicki J. 2018. Discovery and characterization of 102 genes associated with autism from exome sequencing of 37, 269 individuals [J]. San Diego: The American Society of Human Genetics 2018 Annual Meeting.

Koutsouleris N, Kambeitz-Ilankovic L, Ruhrmann S, et al. 2018. Prediction models of functional outcomes for individuals in the clinical high-risk state for psychosis or with recent-onset depression: a multimodal, multisite machine learning analysis [J]. JAMA Psychiatry, 75 (11): 1156-1172.

McIntosh A M, Stewart R, John A, et al. 2016. Data science for mental health: a UK perspective on a global challenge [J]. The Lancet Psychiatry, 3 (10): 993-998.

Menke A. 2018. Precision pharmacotherapy : psychiatry's future direction in preventing , diagnosing, and treating mental disorders [J]. Pharmacogenomics and personalized medicine, 11: 211-222.

Nakamura A, Kaneko N, Villemagne V L, et al. 2018. High performance plasma amyloid-beta biomarkers for Alzheimer's disease [J]. Nature, 554 (7691): 249-254.

Nasca C, Bigio B, Lee F S, et al. 2018. Acetyl-l-carnitine deficiency in patients with major depressive disorder [J]. Proc Natl Acad Sci U S A, 115 (34): 8627-8632.

Osborne L M, Gispen F, Sanyal A, et al. 2107. Lower allopregnanolone during pregnancy predicts postpartum depression: an exploratory study [J]. Psychoneuroendocrinology, 79: 116-121.

Owen M J, Sawa A, Mortensen P B. 2016. Schizophrenia. Lancet, 388 (10039): 86-97.

Owens M, Herbert J, Jones P B, et al. 2014. Elevated morning cortisol is a stratified population-level biomarker for major depression in boys only with high depressive symptoms [J]. Proc Natl Acad Sci U S A, 111 (9): 3638-3643.

Pan P M, Sato J R, Salum G A, et al. 2017. Ventral striatum functional connectivity as a predictor of adolescent depressive disorder in a longitudinal community-based sample [J]. Am J Psychiatry, 174 (11): 1112-1119.

Pardinas A F, Holmans P, Pocklington A J, et al. 2018. Common schizophrenia alleles are enriched in mutation-intolerant genes and in regions under strong background selection [J]. Nat Genet, 50 (3): 381-389.

Ratheesh A, Cotton S M, Betts J K, et al. 2015. Prospective progression from high-prevalence disorders to bipolar disorder: exploring characteristics of pre-illness stages [J]. J Affect Disord, 183: 45-48.

Sadouk L, Gadi T, Essoufi E H. 2018. A novel deep learning approach for recognizing stereotypical motor movements within and across subjects on the autism spectrum disorder [J]. Computational Intelligence and Neuroscience, (6): 1-16.

Schizophrenia Working Group of the Psychiatric Genomics consortion. 2014. Biological insights from 108 schizophrenia-associated genetic loci [J]. Nature, 511 (7510): 421-427.

Song K, Meng M, Chen L, et al. 2014. Behavioral oscillations in attention: rhythmic alpha pulses mediated through theta band [J]. J Neurosci, 34（14）: 4837-4844.

Sun L, Yang X, Jiang J, et al. 2018. Identification of the niacin-blunted subgroup of schizophrenia patients from mood disorders and healthy individuals in Chinese population [J]. Schizophr Bull, 44（4）: 896-907.

Tahmasian M, Shao J, Meng C, et al. 2016. Based on the network degeneration hypothesis: separating individual patients with different neurodegenerative syndromes in a preliminary hybrid PET/MR study [J]. J Nucl Med, 57（3）: 410-415.

Tavor I, Parker J O, Mars R B, et al. 2016. Task-free MRI predicts individual differences in brain activity during task performance [J]. Science, 352（6282）: 216-220.

Wey H Y, Gilbert T M, Zurcher N R, et al. 2016. Insights into neuroepigenetics through human histone deacetylase PET imaging [J]. Sci Transl Med, 8（351）: 351ra106.

第十二节　面向生命健康领域的脑机接口技术展望

赵新刚

（中国科学院沈阳自动化研究所）

一、脑机接口技术的重要意义

脑机接口（brain computer interface，BCI）是一种特殊的通信系统，它能够使大脑与外界环境进行"直接"的信息交流，而不依赖于人体的运动系统或外周神经。大脑不同的思维意识会产生不同的神经元电活动，而脑机接口系统对这些神经电活动信号进行处理，提取出具有明确意义的特征信号来控制外界的设备。对那些无法直接使用键盘、鼠标或其他接口设备的残疾患者来说，脑机接口系统可能是其唯一可行的通信系统。传统脑机接口系统致力于帮助重度残疾用户发送消息或命令，最新的研究也开始寻求帮助健康用户提升能力或进行状态监控。在这些领域，脑机接口都具有广阔的应用价值。

脑机接口系统主要由三部分组成：信号提取、信号处理与分析，以及控制信号的转化与系统整合。①信号提取。脑信息提取方法分为侵入式和非侵入式两类。侵入式方法将电极植入颅骨或脑皮层，测量神经元集群放电时产生的脉冲信号，这种方法测量的脑信号具有较好的时间分辨率，噪声干扰也较小，但手术具有一定的风险。非侵入式测量方法包括头皮脑电图（electroencephalograph，

EEG）、功能性磁共振、功能性近红外光谱（functional near infrared spectroscopy, fNIRS）、脑磁图（magnetoencephalography, MEG）等。此类信号的采集不需要将芯片植入颅内，但相应的信号会受到各种噪声干扰。其中，EEG 信号由于具有较好的时间分辨率、相对便宜的价格以及便携性，是目前应用最为广泛的脑信号采集技术。②信号处理与分析。从信号采集系统得到的脑信号是一种微弱的复杂信号，常常混有各种伪迹或噪声，给信号的处理和分析增添了许多难度。通常，在实施信号检测或分析之前，必须进行预处理（如去噪、分离、分类等），然后再作进一步的特征提取和分析处理。信号处理与分析是脑机接口系统的核心技术之一，是把使用者的脑电输入信号转换为控制外界装置的输出信号的关键步骤。③控制信号的转化与系统整合。脑机接口技术是一种在很多场景都有良好应用前景的通用支撑性技术，针对不同的应用开发各自的控制信号提取方法并与系统整合，是脑机接口系统研究的重要一环。从信号处理算法中得到的指令因为技术限制可能无法完全满足实用的要求，需要将脑机接口技术与人体行为学、智能决策理论、机器人等技术进行更深层次的融合，以提升脑机接口技术的实用性。

　　脑机接口作为一种新型的人机交互技术，在生命健康领域的很多场景中都具有重要的应用前景。脑机接口系统可以替代患者因受伤或疾病而失去的部分身体功能（如脑控拼写系统、脑控轮椅等），或者可以帮助患者恢复自身的功能（如使用脑控功能电刺激来恢复患者的运动功能）。除此之外，脑机接口系统还可以帮助用户进行强化自身能力的训练。例如，基于脑机接口的中风患者康复训练可以帮助恢复大脑—肢体神经通路，达到更好的康复训练效果。便携式的脑机接口系统会使患者的运动康复成为其生活的一部分，还可以通过解码截瘫患者大脑信号控制外骨骼或刺激肢体肌肉来帮助患者行走。

　　未来脑机接口系统的目标是整合各种生物信号（特别是大脑活动信号），将人、机器、环境三者无缝地连接起来。越来越多的应用将使用大脑信号作为重要的信息来源。我们会看到脑机接口在健康、医疗、游戏、教育等各种专业领域的广泛应用，尤其是健康、游戏、教育等领域的应用将把大脑和程序联系起来，实现人与系统全面的交互共融。例如，使用脑机接口系统进行大脑生理心理状态的监控，监测司机的注意力以保证其驾驶过程的安全性，监测学生学习时大脑负荷以保证较好的学习效率，甚至人们可以根据检测到的自身的疲劳程度，来判断是否要在当下做出一些重要决策。

二、脑机接口技术发展现状

自从 1929 年"人类脑电图之父"Hans Berger 发现人的头皮脑电信号后，全世界的许多研究所和研究者开始关注脑电信号处理技术与方法。从 1973 年脑机接口系统的雏形被首次提出开始，关于脑机接口的研究已经历时 40 余年。虽然早期的研究取得了一些很有价值的研究成果，但是受当时技术条件的限制，脑机接口研究未能取得实质性进展。20 世纪 90 年代，随着信息技术和计算机技术的高速发展，脑机接口技术研究进入了一个新的发展时期。

在脑机接口系统的发展历程中，有一些具有重要意义的实例。1999 年，《自然》杂志首次发表了有关脑机接口的文章，利用慢皮层电位实现了拼写脑机接口系统。同年，美国沃兹沃思（Wadsworth）研究中心在纽约伦斯勒维尔（Rensselaerville）学院召开了第一届脑机接口技术国际会议。2003 年，《自然》杂志报道了 Nicolelis 在杜克大学开展的猴脑控制机器人的实验研究工作。2006 年，布朗大学的研究人员把一个由 100 个电极组成的微阵列放入人的初级运动皮层中，收集神经电脉冲，将人的运动意图转化为外置装置的真实运动。该成果被《探索》杂志评为 2006 年七大技术发现中最重要的技术发现之一。侵入式脑电因存在有创、电极兼容性等问题，目前仅在动物及少数残疾人身上做过实验。近年来非侵入式脑机接口技术取得快速发展。2009 年，美国威斯康星大学的研究人员使用基于 P300 的脑机接口系统，通过意念发出了由 23 个字符组成的推特（Twitter）信息，被美国《时代周刊》评为 2009 年最有价值的 50 个发明之一。2016 年，《科学报道》（*Scientific Reports*）报道了 Meng 等研制的一款非侵入式脑控机械臂系统，实现机械臂完成不同难度的物体抓取任务，获得了较为理想的控制效果。美国麻省理工学院于 2018 年研制出一套融合脑/肌电的机械臂操控系统，基于错误电位脑电判断出机器人执行任务的正确性，并根据肌电操控改正机器人操作行为，实现准确、快速的人机交互。国内清华大学、华南理工大学、西安交通大学等在稳态视觉诱发电位（SSVEP）、P300、运动想象脑机接口系统研究方面先后开展了一系列工作，在脑电刺激实验范式、信号处理等方面取得了显著成果。2016 年，我国自主研发的在轨脑-机交互系统在"天宫二号"上成功实现了人类首次太空脑机交互实验，为此后深入开展先进交互技术在轨适应性研究及技术应用起到了重要作用。

脑机接口技术属于多学科交叉研究领域，目前从事神经生理、神经信息工程、康复医学、生物医学工程、电子工程、控制工程、机器学习和数学等领域的科技工作者都加入该项研究的行列中，使得该领域研究充满活力和生机。除了一些国内外著名大学和研究机构外，一些高科技企业也投入巨额资金从事该项研发工作，如谷歌 X 实验室、Neuralink 公司等。当前脑机接口系统的研究主要集中在脑电信号模式、控制信号解码算法（包括特征提取、分类识别）、应用系统等方面。研究者逐渐发现单纯提升离线识别的精度并不能显著提升脑机接口的性能，部分研究者开始在探索和发现新的脑电信号模式、设计新的脑机接口控制范式方面开展多样性的研究工作。脑机接口技术有以下四个方面的发展趋势。第一，系统的输出指令会变得更加复杂，并且从离散指令向连续指令发展。第二，脑机接口将从同步控制逐步走向异步控制。同步控制需要设置单独的时间窗来提取大脑信号，而异步控制在连续的时间尺度上随时提取信号，这是脑机接口实用化的必要条件。第三，融合多种大脑信号构成混合脑机接口也会成为未来的发展趋势之一，如同时采用自发脑电和诱发脑电的混合系统。第四，除了对脑电信号解码与脑机接口系统自身的改进，让脑机接口走向实用化的应用性研究也是未来的研究重点。例如，开展脑控系统的智能化、网络化研究，拓展新的应用领域，考虑人机融合系统的理论和方法研究等。许多研究机构开展了对残疾人的临床研究，涉及的病例包括截瘫、肌萎缩侧索硬化症等典型的运动功能障碍，这为探索脑机接口系统实用化应用奠定了基础。

三、脑机接口关键技术

脑机接口是涉及神经科学、认知科学、计算机科学、控制及信息科学与技术、医学等多学科、多领域的技术。各个领域的技术进程都会影响脑机接口系统的性能，其中传感器技术、信号处理与分类技术是两个最为关键的因素。

对侵入式脑机接口系统来说，传感器技术是制约其广泛使用的关键点。侵入式脑机接口可以分为多电极阵列（MEA）和皮层脑电图（ECoG）两种。MEA 是由数十至数百个刺入皮质表面的1～10毫米探针组成的阵列。MEA 技术的研究重点是提升使用寿命和结合多个电极的信息从而最大化提升信息量。ECoG 使用皮层表面的电极测量大量神经元所激发的场电位。对侵入式脑机接口

（无论是 MEA 还是 ECoG），其关键技术难点都是长期可用性以及长期使用下用户的安全问题。未来另一个关键技术点是如何使用微创手术来实现这些系统的便捷植入。

对非侵入式脑机接口系统来说，最为常用也是最有前景的技术是基于 EEG 的脑机接口技术。从硬件层面来说，影响 EEG 应用的关键技术在于易用性和信号的可靠性。现有的 EEG 采集设备往往需要使用导电介质（导电膏或盐水），这极大地影响了 EEG 设备的应用。目前，虽然也有一些使用干电极的设备，但其信号质量相对于使用导电介质的设备要差。易用性的另一个问题在于放大器的尺寸，为了实现广泛的应用，必须进一步减小 EEG 放大器的物理尺寸和功耗。EEG 在采集的过程中会受到各种噪声的干扰，如何降低信号噪声、提高信号可用性也是 EEG 传感器技术所要考虑的问题。

除了传感器技术，对采集到的脑信号进行分析也非常具有挑战性，主要原因有两点。首先，无论哪种信号采集手段，其记录下来的数据都是感兴趣的信号与大量其他信号的叠加，这些其他信号包括其他不感兴趣的脑区信号、肌肉电信号以及非生物信号。其次，大脑活动表现出很强的个体差异性，因此需要使用具有个体适应性的信号处理和机器学习算法来从大脑信号中提取有意义的成分。同时，如何减少建立模型所需数据量进而减少训练模型所需时间也是研究者需要考虑的。而对用户来说，另一个重要问题在于长时间使用脑机接口系统时，其脑信号自身的特性会随着时间而改变。这种改变一方面让我们的算法必须能够适应这种变化而不至随着时间慢慢失效，另一方面，这种变化也有其积极的一面，脑信号这种随时间的变化具有一定自调制性，也即人会适应脑机接口系统而使脑信号变得更有可分辨性，这能让系统具有更好的使用性能。

对脑信号的处理可以分为信号预处理、特征提取和识别三个阶段。信号预处理是一种通用的信号层面的处理手段，其目的是为了去掉噪声或增强信号，是信号到信号的转化过程。特征提取是从信号中提取出那些更能表达我们感兴趣信息的特征的过程，其输出不再是信号，而是与信号具有不同维度的特征。识别是将这些特征转化为我们想要的指令的过程，常见的识别过程有分类（输出离散指令）和回归（输出连续指令）。在这三个步骤中，脑机接口领域最主要研究的是特征提取阶段的算法，因为这一步骤直接影响了我们从脑信号中提取感兴趣信息的效率，其次是信号预处理算法，这一类算法一定程度上增强了信号的质量。而识别算法的研究较少，这是机器学习的研究领域，有大量成熟的算法可供借鉴。未来，算法的研究依然会集中在信号预处理与特征提取中，研究的方向在于提升识别的精度、提高信息传输率、减少训练模型所需时间、增强长期使用时模型的稳定性以及减小算法自身的复杂度。除此之外，建立纯粹基于数据驱动的信号处理方法，也是未来的研究重点之一。数据驱动方法是目前机器学习领域的研究热点，也是未来的发展趋势。在脑机接口领域使用数据驱动的方法，建立合适的数据驱动模型是提升目前系统性能的方法之一。

四、脑机接口技术发展战略

从科学的角度考虑，脑机接口涉及神经科学、认知科学、计算机科学、控制及信息科学与技术、医学等多个学科。从应用的角度考虑，脑机接口在医疗康复、辅助、教育、心理等多个领域都能有很好的应用。整合多个领域的研究、攻坚脑机接口关键技术以及应用的快速部署，快速发现问题并反馈，是发展脑机接口技术的关键。

要加强脑机接口技术的平台建设。一个完整的脑机接口研究应包括新型脑信号采集设备研发平台、多模态脑信号采集与处理系统、多类脑机接口应用平台。脑机接口是一门新兴交叉学科，未来的技术路线尚有大量不确定性，需要进行各项技术的对比与融合。一个理想的脑机接口技术平台不一定要包含所有的脑信号采集系统和所有类型的应用验证平台，但单一的采集系统或应用平台有可能会让研究陷入局限，不利于找到合适的系统方案，因此综合分析利用多种脑信号信息是一种合理的选择。

要加强不同团队间的技术、设备与数据的共享。如上所述，脑机接口需要进行各项技术的对比与融合，而脑机接口技术系统中的技术流程分支较多，一个研究团队很难建立全面的平台。这种情况下，加强团队间的合作就是最好的选择。脑信号的处理算法性能是目前限制脑机接口走向实用的关键问题之一。人工智能领域的经验表明，基于大数据是提升算法性能的有效方法，而脑信号采集耗时长、有效数据量少，单个团队很难构建大数据系统。设计统一的实验范式、融合多个团队的数据是构建脑机接口领域的大数据集的可行方式。

脑机接口技术要得到良好的发展，必须加强科研机构与企业的合作。脑机接口是一项实用性的技术，大量的问题必须在实用中才能发现，脑机接口中的各类技术、方法也必须在大量使用中才能得到验证。只在实验室研究，期望能够设计出完美的脑机接口系统再走向应用无异闭门造车，而将技术推向大量的用户是企业所擅长的。充分发挥研究机构与企业的优势，是加快脑机接口技术未来发展的重要途径。

第十三节　智能化/超高场医学磁共振影像技术展望

张笑良[1]　郑海荣[2]

（1 加州大学旧金山分校；2 中国科学院深圳先进技术研究院）

一、磁共振影像技术的重要意义

自从 1973 年使用梯度磁场进行空间编码的磁共振影像的概念和方法被提出以来（Lauterbur，1973），由于其无创性、无辐射性及独特的软组织对比度，其用于人体成像的磁共振影像技术得到了广泛应用和巨大发展。磁共振技术也从一个仅用于化学和生物结构领域的分析工具演变成了今天医学研究和临床诊断不可或缺的重要定量成像方法。在过去的 40 多年中，磁共振影像技术已从最初单一的解剖结构成像，先后发展出了可以检测活体组织功能的功能磁共振成像（Ogawa et al.，1990，1992，1993），可以描绘神经纤维走向的弥散张量成像（Le Bihan et al.，1986；Basser et al.，1994；Mori and Zhang，2006），可以无创提供活体组织生物化学成分的波谱成像（Proctor and Yu，1950；Brown et al.，1982；Bottomley et al.，1984a，1984b），可揭示活体代谢过程的磁共振代谢成像（Ackerman et al.，1980；Roberts and Jardetzky.，1981；Ardenkjær-Larsen et al.，2003）、磁共振血管成像（Dumoulin and Hart，1986；Paulin et al.，1987；Walker et al.，1988；Dumoulin et al.，1988）、血流测量（Moran，1982；Moran et al.，1985；Boesiger et al.，1992）、组织 pH 值检测（Wade-Jardetzky et al.，1981），以及磁共振无创测温（Le Bihan et al.，1989；Poorter et al.，1995；Kuroda et al.，1996）等，极大拓展了磁共振影像技术在生物医学研究和医疗诊断的应用范围。

近年来，脑科学研究和重大疾病由于对早期诊断的迫切需求，对磁共振成像的时空分辨率以及信噪比提出了更高的要求。开发快速、高分辨的磁共振成像技术与仪器设备成为实施前沿科学研究和高质量临床诊断的共性需求，也是国际上磁共振成像研究领域的核心竞争所在。磁共振成像的信号强度直接与主磁场强度的平方成正比，场强越高则分辨率越高。因此从 20 世纪 70 年代 MRI 问世至今，提高 MRI 系统的主磁场强度都是磁共振领域主要的发展方向。目前获得美国 FDA 和我国国家药品监督管理局（NMRA）注册的人体全身磁共振系统的最高场强为 3 特斯拉系统。3 特斯拉以上超高场 MRI 系统的主要优势在于提供亚毫米级空间分辨率和高清晰分子功能代谢成像，是脑科学研究和临床诊断的革命性工具。

MRI 的主要缺点是需要相对较长的时间才能获得成像所需的所有数据。较慢的扫描速度，使得磁共振图像对运动伪影很敏感，限制了扫描覆盖范围的增大和动态成像时间分辨率及三维成像空间分辨率的提高。另外，过长的扫描时间不仅会增加患者的不适度和扫描难度，而且会降低扫描效率及经济效益。以上问题，可以归结为需要进一步发展磁共振的快速成像技术。目前对磁共振成像来说，来自临床诊疗的需求，包括"快速高分辨"和"操作智能化"，是未来智能化磁共振影像技术发展的主要牵引力。

二、磁共振影像技术的发展及现状

早期的磁共振影像技术的研发以及磁共振影像技术的临床与商业转化工作主要是集中在结构成像上。随着磁共振研究的深入，非结构类磁共振影像新技术、新功能也逐渐被提出，从而扩展了磁共振影像的功能和应用范围。早期的磁共振影像系统开始于较低的 0.5 特斯拉，甚至更低。随着技术的发展，逐渐开始升高静磁场强度。

较 7 特斯拉更高场强的人体成像系统方面，相关技术尚在发展中。目前已成功研制并获取人体图像的有 9.4 特斯拉和 10.5 特斯拉成像系统。其中 9.4 特斯拉有 5 台，分别位于美国伊利诺伊大学芝加哥分校、美国明尼苏达大学、德国马克斯—普朗克研究所、德国尤利希大学，第 5 台由中国科学院生物物理研究所牵头研制。10.5 特斯拉成像系统仅有 1 台，由美国明尼苏达大学超高场磁共振研究中心牵头研制，已于 2017 年底成功获取人脑图像，研究结果尚未公开。

Iseult/INUMAC 项目是由法国和德国倡议的超高场分子成像项目，采用 11.75 特斯拉全身 MRI 磁体为系统提供主磁场，也是目前世界上正在建造中的最大的高场超导 MRI 磁体，截至 2018 年底，投入了 2 亿欧元，尚未确定产生人脑图像的具体时间。在 14 特斯拉超高场成像系统研制方面，美国哈佛大学以及明尼苏达大学已提出计划与西门子开展 14 特斯拉成像系统的研制。德国的大科学装置项目也表现出积极的态度。在动物磁共振成像系统方面，由于所需的超导磁体孔径小（15～20 厘米）、磁体技术难度较低，而且不考虑射频安全性，磁场强度可以高达 7～21 特斯拉，产品仅由国际生产商提供，主要有美国的布鲁克（Bruker）公司。据报道，我国美时医疗推出了国产 7 特斯拉动物磁共振系统，有 210 毫米和 310 毫米两种磁体孔径可供选择。这一系统采用高性能制冷机达到液氦的零损耗，并配有梯度线圈和射频线圈。

针对 3 特斯拉临床系统，智能化的快速成像技术已经是磁共振研究的一个重要和热点的领域。对该技术的研究极大地推动了磁共振成像相关硬件和软件的发展。在硬件方面，通过不断提高磁共振主磁场的场强和均匀性，提高梯度磁场强度和切换率，设计优异的多通道并行接收线圈等手段来提高磁共振成像质量和速度，这些奠定了快速磁共振成像技术进一步发展的基石。与此同时，需要不断推进大功率电子学部件的性能，包括大功率梯度放大器和射频放大器等，缩短梯度编码和射频激发所需要的时间，从而获得快速高分辨的磁共振图像。在软件方面，由于磁共振成像扫描慢的一个主要原因是其采用分段扫描的数据采集方式，设计更高效的数据采集方式比如平面回波成像（EPI）、螺旋（spiral）或辐条（radial）形采样轨迹等是提高数据采集速度的最直接途径。但是，这些高效的数据采集方式受限于磁共振系统的硬件水平和人体的神经生理限制。另一个缩短磁共振扫描时间的方案是在扫描的时候减少数据采集量（也即降采样），然后通过设计算法重建缺失的数据以得到完整的图像。

此外，人工智能技术在辅助诊断上的应用成为研究热点，但是磁共振影像尤其是前端环节智能化程度不一严重制约了其临床广泛应用。以人工智能技术为核心，开展从磁共振"扫描—重建—诊断—治疗"全链条的智能医学影像理论和方法研究至关重要。通过搭建大规模磁共振扫描样本数据库和图像数据库，研究特定部位的智能化扫描方法，从而实现智能化快速成像方法。

三、关键技术

（一）超高场磁共振系统

在超高场磁共振系统方面，关键技术主要包括：磁体系统、射频系统、大功率磁共振电子学部件和成像方法三个方面。

（1）磁体系统是 MRI 系统最关键的核心部件，是获取高质量图像的关键，主要由主磁体及匀场系统构成。为了获取高质量图像，磁共振成像对主磁场的均匀性和稳定性要求极高。另一方面，超导磁体的性能与磁体孔径密切相关，孔径越大，技术难度越高，人体超导磁体的内径最低要求在 80 厘米以上。因此，人体磁共振成像是超导领域中技术难度巨大的应用。

（2）射频系统作为 MRI 系统激发和采集信号的关键部分，是影响最终图像质量的重要因素。超高场磁共振信号激发存在激发不均匀和比吸收率（SAR）值高两大难题。这两个问题主要通过多通道射频发射系统并行激发技术解决。

（3）高精度的大功率磁共振电子学部件也是超高场磁共振获得高质量图像的关键技术，主要包括大功率梯度放大器和射频放大器。

（4）通过发展基于低翻转角的新成像原理的成像方法，降低成像方法所需翻转角，从而降低人体吸收的 SAR。利用新型低 SAR 成像方法代替现有高 SAR 方法，并减少成像时间、抑制运动伪影、提高安全性和图像质量。

（二）智能化磁共振快速成像

在智能化磁共振快速成像方面，关键技术包括：部分傅里叶技术、并行采样及重建技术、压缩感知技术、多层同步激发技术、磁共振指纹技术、非线性梯度磁场成像技术、深度学习技术等。

（1）部分傅里叶技术和并行采样及重建技术在磁共振成像的几乎所有的序列中可以使用，是当前主流的加速手段，已经几乎没有特别突破性的发展了，目前的研究方向都在往高磁场方向转移。

（2）压缩感知技术已经接近成熟，正在逐渐被用于不同的临床应用中。虽然在临床应用中该技术还有可发掘的地方，但是在技术发展中的大突破已经很难再有了。

（3）多层同步激发技术目前正在处于成熟阶段，对成像信噪比的控制已经接近极限，只不过还处于实验室原型成熟阶段，相信最近几年会逐渐出现稳定而且成熟的应用，但其大突破也已经很难再有了，不过会有很多有临床应用价值的技术出现。

（4）磁共振指纹技术目前正在发展得如火如荼，但很多技术还只是处于实验室原型阶段，精度和稳定性都还没有到达临床应用的要求。不过以磁共振指纹技术引发的快速多对比度成像是各大厂商研究和开发的热点，出现了多种成像功能类似于磁共振指纹技术的产品，具有很高的医疗磁共振诊断价值。

（5）非线性梯度磁场成像技术目前处于发展起步阶段，很多技术方案还只是停留在理论计算和初步的实验阶段。由于硬件条件的限制，其实际的实验例子还不多，不过显示出了很大的发展潜力。

（6）深度学习技术是目前智能化快速影像的主要方法，不过还处于发展起步和探索阶段，技术方案还远不成熟。

四、中国磁共振影像技术的发展战略

智能化/超高场磁共振影像技术是一个交叉学科，涉及的学科范围非常广，涵盖了物理学、电动力学、电子工程、射频微波器件与通信、电磁学、化学、生物化学、计算机科学、数学、成像方法与信号/图像处理、人工智能等。它的发展可以带动多个学科和领域的发展以及相关高科技市场的开拓，包括超导技术、大口径超高场磁体技术、射频电子技术、低频功率放大技术、磁共振谱仪技术、磁共振成像技术、图像重建技术、智能化影像技术、磁共振影像的生物医学应用等。

从目前的发展水平和趋势来看，随着射频、安全性等技术难题的不断解决，在未来 10～15 年，高灵敏度的超高场 7 特斯拉磁共振必将在临床应用上覆盖人体所有部位，不仅仅只局限在美国 FDA 允许的头部和四肢。机器学习/深度学习的人工智能方法也将渗透到 7 特斯拉磁共振技术的方方面面，实现真正意义上的智能化、高灵敏度、无创、无辐射人体成像，成为在人体系统、组织、细胞以及分子尺度上的生物医学研究和疾病诊断的利器，并且推动精准医学或个性化医学的发展与实施。

发展 3 特斯拉以上超高场人体磁共振系统，开展脑科学和脑疾病的相关研究，这是国际上共识的科学前沿。多年以来我国 3 特斯拉临床系统长期被美国通

用电气公司（GE）、西门子、飞利浦等跨国企业垄断。适时开展我国的超高场
MRI 关键技术研究，可以迅速填补我国在此领域的空白，引领国际前沿。可以
说在这一方向上，"自己不做，早晚要高价买；今天不做，明后天也要做；既然
要做，晚做不如早做"。针对临床系统，应继续推进国产 5 特斯拉、7 特斯拉人
体磁共振成像系统的开发；针对科研系统，着重发展 14 特斯拉超高场人体磁共
振系统和超高场动物磁共振系统。我国现有已产业化生产的高场 MRI 人体大口
径负偏压温度不稳定性（NbTI）磁体（1.5 特斯拉/3 特斯拉）为跟随式发展，而
超高场人体 MRI 大口径系统与国际同行在同一起跑线，可实现跨越式发展，形
成自己的技术路线，带动相关产业发展，培养人才团队，有望于 2035 年在本领
域率先进入创新强国前列。

参 考 文 献

Ackerman J J H, Grove T H, Wong G G, et al. 1980. Mapping of metabolites in whole animals by 31P NMR using surface coils [J]. Nature, 283 (5743): 167-170.

Ardenkjær-Larsen J H, Fridlund B, Gram A, et al. 2003. Increase in signal-to-noise ratio of>10, 000 times in liquid-state NMR [J]. Proceedings of the National Academy of Sciences, 100 (18): 10158-10163.

Basser P J, Mattiello J, Le B D. 1994. MR diffusion tensor spectroscopy and imaging [J]. Biophysical Journal, 66 (1): 259-267.

Boesiger P, Maier S E, Kecheng L, et al. 1992. Visualization and quantification of the human blood flow by magnetic resonance imaging [J]. Journal of biomechanics, 25 (1): 55-67.

Bottomley P A, Edelstein W A, Hart H R, et al. 1984b. Spatial localization in ^{31}P and ^{13}C NMR spectroscopy *in vivo* using surface coils [J]. Magnetic Resonance in Medicine, 1 (3): 410-413.

Bottomley P A, Foster T H, Leue W M. 1984a. In vivo nuclear magnetic resonance chemical shift imaging by selective irradiation [J]. Proceedings of the National Academy of Sciences, 81 (21): 6856-6860.

Brown T R, Kincaid B M, Ugurbil K. 1982. NMR chemical shift imaging in three dimensions [J]. Proceedings of the National Academy of Sciences, 79 (11): 3523-3526.

Dumoulin C L, Hart H R. 1986. Magnetic resonance angiography [J]. Radiology, 161 (3): 717-720.

Dumoulin C L, Souza S P, Walker M F, et al. 1988. Time - resolved magnetic resonance angiography [J]. Magnetic Resonance in Medicine, 6 (3): 275-286.

Kuroda K, Suzuki Y, Ishihara Y, et al. 1996. Temperature mapping using water proton chemical shift obtained with 3D - MRSI: feasibility *in vivo* [J]. Magnetic Resonance in Medicine, 35

（ 1 ）: 20-29.

Lauterbur P C. 1973. Image formation by induced local interactions: examples employing nuclear magnetic resonance [J]. Nature, 242: 190-191.

Le B D, Breton E, Lallemand D, et al. 1986. MR imaging of intravoxel incoherent motions: application to diffusion and perfusion in neurologic disorders [J]. Radiology, 161 (2): 401-407.

Le B D, Delannoy J, Levin R L. 1989. Temperature mapping with MR imaging of molecular diffusion: application to hyperthermia [J]. Radiology, 171 (3): 853-857.

Moran P R, Moran R A, Karstaedt N. 1985. Verification and evaluation of internal flow and motion. True magnetic resonance imaging by the phase gradient modulation method [J]. Radiology, 154 (2): 433-441.

Moran P R. 1982. A flow velocity zeugmatographic interlace for NMR imaging in humans [J]. Magnetic resonance imaging, 1 (4): 197-203.

Mori S, Zhang J. 2006. Principles of diffusion tensor imaging and its applications to basic neuroscience research [J]. Neuron, 51 (5): 527-539.

Ogawa S, Lee T M, Kay A R, et al. 1990. Brain magnetic resonance imaging with contrast dependent on blood oxygenation [J]. Proceedings of the National Academy of Sciences, 87 (24): 9868-9872.

Ogawa S, Menon R S, Tank D W, et al. 1993. Functional brain mapping by blood oxygenation level-dependent contrast magnetic resonance imaging. A comparison of signal characteristics with a biophysical model [J]. Biophysical Journal, 64 (3): 803-812.

Ogawa S, Tank D W, Menon R, et al. 1992. Intrinsic signal changes accompanying sensory stimulation: functional brain mapping with magnetic resonance imaging [J]. Proceedings of the National Academy of Sciences, 89 (13): 5951-5955.

Paulin S, Von Schulthess G K, Fossel E, et al. 1987. MR imaging of the aortic root and proximal coronary arteries [J]. American Journal of Roentgenology, 148 (4): 665-670.

Poorter J D, Wagter C D, Deene Y D, et al. 1995. Noninvasive MRI thermometry with the proton resonance frequency (PRF) method: in vivo results in human muscle [J]. Magnetic Resonance in Medicine, 33 (1): 74-81.

Proctor W G, Yu F C. 1950. The dependence of a nuclear magnetic resonance frequency upon chemical compound [J]. Physical Review, 77 (5): 717.

Roberts J K M, Jardetzky O. 1981. Monitoring of cellular metabolism by NMR [J]. Biochimica et Biophysica Acta (BBA) -Reviews on Bioenergetics, 639 (1): 53-76.

Wade-Jardetzky N, Jardetzky O, Robert J K. 1981. Intracellular pH measurements by ^{31}P nuclear magnetic resonance. Influence of factors other than pH on ^{31}P chemical shifts [J]. Biochemistry, 20: 5389-5394.

Walker M F, Souza S P, Dumoulin C L. 1988. Quantitative flow measurement in phase contrast MR angiography [J]. Journal of Computer Assisted Tomography, 12 (2): 304-313.

第十四节　生物三维电子显微成像技术展望

孙　飞

（中国科学院生物物理研究所）

一、生物三维电子显微成像技术的重要性

电子显微成像技术可以对组织、细胞和生物大分子进行高分辨率成像，获得生物样本的超微结构和生物大分子精细三维结构等重要信息。近 10 年来，由于半导体工艺、精密加工、自动化控制、电子光学、冷冻样品制备和大规模图像高速处理技术等方面的进步，人们可以利用先进的电子显微成像技术实现生物样本从纳观尺度（nano scale）到介观尺度（meso scale）的三维高分辨率成像，这就是生物三维电子显微成像技术。

生物三维电子显微成像技术主要涉及两种大型仪器设备，一个是透射电子显微镜，另外一个是扫描电子显微镜。将透射电子显微术、扫描电子显微术与数据三维重构技术相结合，就衍生出三维电子显微成像技术，其在生物医学研究中有诸多应用。根据应用的研究尺度和成像分辨率不同，可以将生物三维电子显微成像技术划分为（图 4-15-1）：生物微晶电子衍射技术［如电子晶体学（electron crystallography）和微电子衍射（micro electron diffraction，Micro ED）］、生物大分子冷冻单颗粒分析技术（single particle analysis）、冷冻电子断层成像术（electron tomography）、原位单颗粒分析技术（in situ single particle analysis）、扫描透射电子断层成像术（STEM electron tomography）、基于体电子扫描显微成像的大尺度体电子显微三维重构技术［如原位离子束切片扫描电镜成像技术（focused ion beam SEM，FIB-SBM）、系列块表面扫描电镜成像技术（serial block-face SEM，SBF-SEM）、基于扫描电镜的连续超薄切片成像技术（ssSEM）等］、光电关联成像技术（correlative light and electron microscopy）和超快电镜技术（UTEM）。

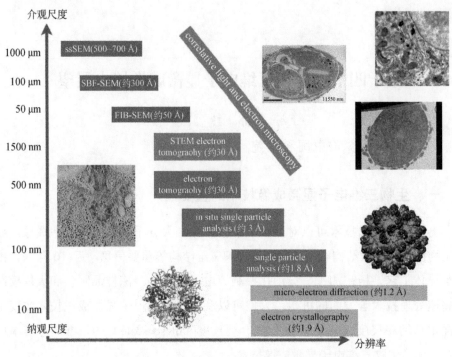

图 4-15-1　生物三维电子显微成像技术分类

　　早在 1931 年，德国科学家鲁斯卡（Ruska）和克诺尔（Knoll）制造了世界上第一台透射电子显微镜。因为在电子显微学方面的开创工作和突出贡献，鲁斯卡获得了 1986 年的诺贝尔物理学奖（另一半奖给扫描隧道显微镜）。经过半个多世纪的发展，透射电子显微镜的成像分辨率不断得到提高，进入 21 世纪后已经可以达到 0.5 埃的分辨能力，成为物质科学研究的核心工具，极大地推动了材料科学和纳米科学的发展。然而，透射电子显微镜的高分辨能力却无法用来直接观察包括生物大分子在内的生物材料，因为存在生物样品的脱水失活和电子辐照损伤的问题。电子显微镜的电子光路处于高真空状态，生物样品在高真空中会产生脱水变形现象，无法观察到其天然含水状态下的结构。每平方埃米上百到上千电子的辐射剂量会给生物样品带来严重的辐射损伤，其天然结构遭到严重破坏。为了解决这两个问题，人们提出了冷冻电镜术。冷冻电镜术是将含水生物样品快速冷冻固定，在液氮温度下对其进行电镜成像。冷冻固定解决了生物样品脱水的问题，并且提高了生物样品的辐射损伤耐受能力。冷冻电镜通过精确控制成像区域的电子辐射剂量，从而避免样品产生不必要的辐射损伤。2017

年，诺贝尔化学奖颁给了瑞士洛桑大学的雅克·杜波切特（Jacques Dubochet）、美国哥伦比亚大学乔基姆·弗兰克（Joachim Frank）和英国剑桥大学理查德·亨德森（Richard Henderson）三位杰出的科学家，奖励他们在生物高分辨率冷冻电子显微成像技术研发中所做的原创奠基性工作。

冷冻电镜术与三维电镜技术的结合取得了巨大的成功。人们可以利用冷冻微晶电子衍射技术来解析膜蛋白等生物大分子的高分辨率结构，利用冷冻电镜单颗粒分析技术可以解析生物大分子复合体的高分辨率结构，利用冷冻电子断层成像术和冷冻原位分析技术可以研究生物大分子机器在组织细胞原位的高分辨率结构。在未来，高通量、高分辨率生物大分子冷冻电镜单颗粒技术的发展和成熟将极大提高生物分子机器高分辨率三维结构解析的效率，并成为新药靶点研发的关键利器。基于高速冷冻聚焦离子减薄技术、冷冻光电关联成像技术和冷冻电子断层成像术的原位结构分析技术将得以实现，并广泛应用于生物大分子复合体在细胞组织原位的结构动态分析。

此外，基于电子扫描显微成像的大尺度三维重构技术将广泛应用于发育生物学和神经生物学的研究中，所产生的海量数据需要强大的计算分析工具。基于人工智能的深度学习技术将被广泛应用于生物三维电镜图像分析中，实现生物体三维构造的高精准分析。

在新的技术增长点方面，基于超快激光的光电子发射技术将进一步成熟，时间分辨率生物电子显微成像技术将得以开发并趋向成熟，并应用于生物样本的动态结构分析。

可以预见，生物三维电子显微成像技术未来将在我国生命科学研究、医药开发、医疗诊断等方面得到广泛应用。

二、生物微晶电子衍射技术

生物大分子在空间中有序排列，可以形成三维晶体，也可以形成二维晶体。电子照射到二维晶体上时能够发生衍射，利用二维晶体的衍射图和傅里叶变换可以计算出生物大分子的三维结构，这就是蛋白质电子晶体学，属于微晶电子衍射技术的一种。英国剑桥大学理查德·亨德森（Richard Henderson）于1990 年解出了细菌紫膜蛋白（bacteriorhodopsin）的结构，这是第一次利用电子衍射技术解出蛋白质结构。由于膜蛋白更容易形成二维晶体，因此电子晶体学比较适合膜蛋白结构研究。迄今已有细菌紫膜质、植物光反应系统 II 反应中心、甘油通道、三磷酸腺苷（ATP）酶质子泵、水通道、钾离子通道等膜蛋白，它们的结构测定都是利用该技术完成的。由于获得高质量二维晶体难度较大，蛋白质电子晶体学在近年的发展缓慢。

2013 年，美国 Tamir Gonen 研究组建立了微小晶体冷冻电子衍射技术 MicroED，并利用该技术解析了溶菌酶 2.9 埃的晶体结构。这一项技术的出现破解了众多生物分子结构解析的难题。这些生物分子通常只能形成 1～2 微米大小的三维晶体，利用常规的 X 射线衍射技术难以获得其晶体结构，而利用冷冻电子衍射技术可以采集高质量的衍射数据并解析其结构。该技术已经成功应用于淀粉样多肽等生物分子样品的高分辨率结构解析。2018 年，中国科学院生物物理研究所和英国牛津大学同时将冷冻聚焦离子束技术（cryo focused ion beam，cryo-FIB）与 MicroED 技术相结合，使得尺寸在 5～10 微米大小的三维晶体也可以适合利用 MicroED 技术进行结构解析，进一步扩展了 MicroED 技术的应用范围。同年，美国 Tamir Gonen 研究组与合作研究组进一步将 MicroED 技术应用到了有机小分子晶体的结构解析，为未来大量天然产物的化学结构分析提供了强有力的研究工具。

可以预见，生物微晶冷冻电子衍射技术，特别是 MicroED 技术，在未来将得到进一步的发展，并应用于众多生物大分子和天然有机小分子的结构解析。由于该项技术的需求增加，市场上会出现针对 MicroED 技术进行优化和改进的专用电子显微仪器。

三、生物大分子冷冻单颗粒分析技术

冷冻单颗粒分析技术适用于解析具有全同性的生物大分子复合体的高分辨率三维结构。生物大分子复合体的分子量通常要求在 100 千道尔顿以上。在采集数据量足够的情况下，解析分辨率可以达到近原子分辨水平。其基本技术流程为——将生物大分子溶液样品加载到含有微孔的碳膜上，通过快速冷冻方法将生物大分子包埋在玻璃态的冰中，然后利用冷冻电镜对这些大分子进行成像，通过图像处理和三维重构计算获得该生物大分子的三维结构。

20 世纪 80～90 年代，在 Dubochet, Glaeser, Downing, Frank 等的努力下，

冷冻电镜单颗粒分析技术完成了样品快速冷冻玻璃态化、生物样品电子辐射损伤、蛋白质机器单颗粒图像分类分析等关键技术理论的建立，从而发展成为一项研究生物大分子复合体三维结构的专门技术。理查德·亨德森（Richard Henderson）则进一步在理论上预言了该技术在解析高分辨率结构方面的巨大潜力。近年来，具有先进电子光学系统的高稳定电子显微镜（FEI Titan Krios）的研制、直接电子探测相机（Gatan K2 Summit，FEI Falcon Ⅲ，DE-20）的开发和成熟应用、基于高性能计算的大规模图像分析处理软件（Relion）的成功应用、相位板技术（Volta）的成功应用、数据系统（SerialEM、Leginon、UCSFImage4）采集自动化程度的不断提高等已经得以实现。从 2013 年美国加州大学旧金山分校的程亦凡教授利用该技术解析了离子通道 TRPV1 的 3.4 埃分辨率结构，到 2016 年美国国立卫生研究院的 Subramaniam 研究组获得了 1.8 埃分辨率的谷氨酸脱氢酶的冷冻电镜单颗粒结构，在短短不到 4 年的时间内，有大量复杂蛋白质机器的高分辨率结构通过该技术得到了解析，这在该技术得以突破之前是不可想象的。利用冷冻单颗粒分析技术研究蛋白质机器原子分辨率三维结构的时代已经到来。

在未来，高通量高分辨率的冷冻电镜单颗粒技术将得到进一步的发展，大量生物大分子复合体（包括众多重要的药物靶点复合体）的高分辨率结构将得到解析，结构解析的速度、效率和精度都将进一步提高，基于此的生物医药研发和产业将产生革命性的变化。

四、冷冻电子断层成像术和原位单颗粒分析技术

早在 20 世纪 60 年代，人们就开始运用电子显微镜技术观察细胞的超微结构，发现了诸如线粒体、叶绿体、细胞核、内质网等细胞器和亚细胞结构，有效推动了细胞生物学的研究。随着细胞生物学研究的发展，人们已经不满足于传统电子显微成像技术所提供的二维图像信息，希望获得关于细胞超微结构的高分辨率三维信息。1968 年，De Rosier 和 Klug 提出了三维重构原理，开启了三维电子显微成像的时代，也催生了电子断层成像术（Electron Tomography，ET），通过采集序列倾转透射电镜图像并进行三维重构计算，就可以获得细胞超微结构的三维信息。1974 年，Hoppe 等首次通过 ET 技术获得了负染色的脂肪酸合成酶的三维结构图像。20 世纪 80 年代，Dubochet 等发展了快速冷冻技术并建

立了冷冻电子显微成像技术，人们将该技术与三维重构技术进行结合，建立了冷冻电子断层成像术。在此后的近 30 年，人们利用 ET/cryo-ET 技术对细胞内部的超微结构进行了大量的研究，获得了丰富的研究成果，包括了线粒体的三维形态、细胞骨架微环境、病毒与宿主的相互作用等。

由于受到样品厚度和细胞冷冻切片技术的限制，冷冻电子断层成像术在很长时间内局限在研究细菌、分离纯化的细胞器等尺度比较小的生物学样本上。2006 年，Marko 等探讨了聚焦离子束在制备细胞冷冻切片上的可能性，成功建立了冷冻聚焦离子束减薄技术，为高效制备细胞冷冻切片提供了可能，为利用冷冻电子断层成像术研究各种细胞天然的三维超微结构铺平了道路。此外，近年来发展成熟的相位板技术和直接电子探测技术，能够有效增强 cryo-ET 的数据质量和图像反差，使得人们利用 cryo-ET 技术研究细胞的高分辨率三维结构成为可能。2015 年和 2016 年，Wolfgang Baumeister 研究组利用最新的冷冻电子断层成像术研究了大量的细胞内部超微三维结构，观察到了高尔基体膜间的精细结构、蛋白酶体在细胞原位的三维动态结构以及正在执行转录任务的核糖体在 mRNA 上形成的串珠结构等。

随着冷冻电子断层成像术的发展，在此基础上建立起来的体平均技术（sub-tomo averaging，STA）或者原位单颗粒分析技术使得人们可以进一步突破冷冻电子断层成像术的理论分辨率极限（2 纳米），从而获得生物大分子复合体在细胞原位上的精细三维结构。2015 年，John Briggs 研究组发表了利用原位单颗粒分析技术获得的 HIV-1 成熟前颗粒中衣壳蛋白的 8.8 埃分辨率的结构，首次将该技术推向了亚纳米分辨率。这一个分辨率目前已经推到了 3.2 埃，可以清晰地看到 HIV-1 衣壳蛋白的各个组成残基的侧链信息。

可以预计，未来会有大量的利用冷冻电子断层成像术研究细胞天然状态下超微三维结构的重要成果涌现。此外，人们将可以通过原位单颗粒分析技术获得生物大分子复合体在细胞原位上的近原子分辨率的精细三维结构。

五、光电关联成像技术

随着细胞生物学的深入发展，利用荧光显微镜和电子显微镜对同一细胞内同一位置的分子机器同时进行高精度定位和高分辨率结构研究受到越来越多的关注，实现这一目标的技术被称为光电关联成像技术。光电关联技术首先通过荧光显微成像对目标进行标记定位，然后再用电子显微三维重构技术获取目标区域的高分辨率三维结构，最后将定位信息和结构信息进行整合和处理，从而获得目标分子在细胞原位的三维结构信息。

根据样品制备方式不同，光电关联成像技术可以分为常温光电关联和冷冻光电关联两种技术。在常温光电关联技术中，生物样品经过了化学固定、脱水、树脂包埋和重金属染色，电镜成像衬度高；然而化学固定和染色不利于保存荧光信号，而且样品固定脱水过程中也会导致样品天然结构的变化。冷冻光电关联成像技术采用快速冷冻方式固定含水生物样品，保持其接近生理状态的结构，可以获得高分辨率的超微结构信息以及蛋白质大分子原位相互作用关系信息。同时，冷冻状态下更有利于保存荧光分子信号，实现荧光显微定位与电镜超微结构成像的关联。2014 年，美国国立卫生研究院的章佩君等进一步优化光电关联实验冷台及实验流程，利用冷冻光电关联显微成像技术成功获取 HIV-1 病毒颗粒从宿主细胞膜向外释放的三维高分辨率结构信息。冷冻光电关联成像技术在近年来得到了越来越多的关注，有望成为研究生物大分子在组织细胞原位三维结构的重要工具和技术。

目前市场上有 Thermo Fisher Scientific 和 Leica 两家公司提供了冷冻光电关联成像技术的产品，分别叫作 CorrSight 和 Cryo CLEM，增强了冷冻宽场荧光显微成像和冷冻电镜成像之间的关联。国际上有多家实验室都在开发自己特色的冷冻光电关联成像技术和装备。中国科学院生物物理研究所在这方面取得了出色的成绩，开发了光敏定位超分辨显微成像系统用超低温冷台，实现了冷冻超分辨荧光成像与冷冻电镜成像的关联，光学分辨率可达 10～15 纳米；开发了基于高真空腔体的宽场冷冻荧光成像技术，实现了完整的冷冻光电关联技术流程。

冷冻光电关联成像技术在未来还有巨大的发展空间，其在荧光三维定位精度、关联流程、关联精度等方面还需要进一步提高，并需要进一步与冷冻聚焦离子束减薄技术进行有效结合，释放其巨大的应用价值。

六、大尺度体电子显微三维重构技术

电子断层成像术受限于样品厚度。在 300 千伏加速电压下，生物样品厚度不能超过 500 纳米，这极大限制了人们对更大尺度下的生物样本的观察，特别是神经系统样本。人们希望重构整个神经系统的三维结构，获得神经细胞的三维突触连接关系，这对理解神经系统如何处理信息至关重要。为此人们发展了体电子显微成像技术（volume electron microscopy，volume EM），可以实现细胞组织样品的大尺度高分辨率三维重构，这包括了 ssTEM，SBF-SEM，FIB-SEM 和 ssSEM 四种技术。体电子显微成像技术的发展为人们研究大尺度生物样品（细胞、多细胞生物、组织）的高分辨率三维结构提供了可能性，在未来将有效推动生物精细三维构造的研究。

基于透射电镜的连续超薄切片成像技术（ssTEM），其原理是结合连续超薄切片技术和透射电子显微成像技术实现大尺度生物样品的三维重构。研究人员通过这种技术共花费近 14 年时间绘制出只有 302 个神经元、约 9000 个神经元连接接触位点的线虫神经元连接图谱。这一传统技术，必须依赖熟练的专业技术员以手动的方式用单孔铜网收集上千张连续切片，切片不能丢失、次序不能乱、不能褶皱，难度非常大，数据采集速度慢，实验周期长，故限制了其在较大尺度生物样品三维重构中的应用。

系列块表面扫描电镜成像技术（serial block-face SEM，SBF-SEM），最初是由 Denk 和 Horstman 于 2004 年提出的。其基本原理是在扫描电镜样品室内安装配有钻石刀的切片机，实现自动连续的原位切片，然后获取暴露出样品表面的背散射电子像。该技术最早被 Gatan 公司商业化，作为扫描电镜的附件，称为 3View 系统。Thermo Fisher Scientific 公司也于 2014 年以来推出了类似的产品。

原位离子束切片扫描电镜成像技术（Focused Ion Beam SEM，FIB-SEM）由 Holzer 等最早提出，后来推出了很多商业化产品。基本原理是对感兴趣的微小区域原位利用离子束磨碎表面，将其暴露后进行背散射电子成像，自动获取系列图像。由于是离子束切割，其精度高，这项技术在 z 方向分辨率最高能达到 3～5 纳米。最近 Thermo Fisher Scientific 公司发展的多能量扫描成像和图像去卷积技术可以进一步提高 z 方向的分辨率。

最后一种体电子显微成像技术被称为基于扫描电镜的连续超薄切片成像技术（ssSEM），其具体的实现形式包括了 ATUM-SEM 和 AutoCUTS-SEM。自动化带式收集超薄切片机扫描电镜成像技术（automatic tape-collecting ultramicrotome SEM，ATUM-SEM）是由哈佛大学的 Lichtman 等开发的。其基本原理是用普通的钻石刀对树脂样品进行连续不间断的切片，然后用连续转动的带子进行收集，将收集好的切片带粘贴到硅片上后，喷碳使其导电，再转移到扫描电镜中通过背散射电子成像，获取系列图像。该技术的特点是研究尺度更大，可达毫米级，成像速度快。其最突出的优势在于样品可以保存、可重复成像，从而使珍贵的样品可以像图书馆里的图书一样反复"查阅"，而且科研人员也无须一次性成像，可针对感兴趣的区域分别成像研究，从而提高效率。中国科学院生物物理研究所在国内率先建立了体电子显微成像技术，发展了自动化超薄系列切片机扫描电镜成像术（Automatic Collector for UltraThin Serial sections SEM，AutoCUTS-SEM），实现了线虫、视网膜、花粉等生物学样品的大尺度精细三维重构。ssSEM 技术产生了大量的切片，对扫描电子显微镜的成像速度和通量提出了新的挑战。德国蔡司（Zeiss）公司针对这一挑战发展了多束扫描电镜（MultiBeam SEM）技术，可以对多达 91 个的切片样品进行同时成像，大大加快了数据采集的速度。中国的聚束科技（北京）有限公司则推出了高通量扫描电子显微产品系列（Neuron SEM）的产品，通过专有的大束流和摇摆物镜技术，有效加快了单张切片的扫描成像速度，从而提高了数据采集的通量。

随着各种成像技术的快速发展，人们对生物学系统的观察在分辨率和尺度两个方面都得到了极大的提升和扩展。人们不仅可以对生物大分子和细胞进行十分精细的观察和研究，也可以对多细胞生物、组织器官进行大尺度高分辨率的三维成像，这也就产生了构造生物学（architecture biology）的概念。相对于重点研究生物大分子复合体结构功能的结构生物学，构造生物学更加关注细胞、多细胞和组织的大尺度高分辨率结构和动态，以期从整体水平上理解生命现象。大尺度体电子显微成像技术可以实现细胞组织样品的大尺度高分辨率三维重构，成为构造生物学研究的重要手段。大尺度体电子显微成像技术的发展给生物学家带来了一个新的挑战，那就是海量生物精细构造成像数据的分析、挖掘、归纳和整合，而近两年发展起来的人工智能深度学习技术为迎接这一挑战提供了解决方案。因此，未来构造生物学将取得巨大的进展，生物医学研究也会因此取得革命性的进步。

七、超快电镜技术

近年来，人们对生物大分子复合体体结构功能的深入研究极大地得益于冷冻电子显微三维重构技术的成熟和广泛应用。然而，当前的冷冻电镜术依然存在明显的局限性和重要的瓶颈问题，亟待突破，这包括：①由于样品处于冷冻玻璃态，冷冻电镜术无法直接观察蛋白质机器在时间轴上的动态构象变化；②虽然冷冻样品可以耐受更多的电子辐照，但是依然无法避免电子辐照损伤的发生。有实验数据表明，当电子辐照剂量超过 300 e/纳米^2，辐照损伤已经发生，而这个剂量远远小于冷冻电镜成像通常所需要的成像剂量 3000~6000 e/纳米^2。辐照损伤的存在严重限制了冷冻电镜成像分辨率的进一步提高。

近些年发展起来的时间分辨电子显微术（time resolved TEM），又称超快电镜技术（ultrafast TEM，UTEM）为突破上面的瓶颈提供了可能性。时间分辨电子显微术主要是将飞秒激光技术应用于电子显微术中。由于飞秒激光是一种以脉冲形式运转的激光，持续时间非常短，只有几飞秒，而且具有非常高的瞬时功率，能聚焦到比头发直径还要小的空间区域，使电磁场的强度比原子核对其周围电子的作用力还要高数倍，因此将飞秒激光照射到电子源，可以实现单电子发射，大大提高了电子显微镜的时间分辨率。该技术包括了由美国加州理工学院的 Zewail 教授发展起来的超快电镜技术和由美国劳伦斯国家实验室发展起来的动态电镜（DTEM）技术，前者主要是基于单电子脉冲方式在 20~100 飞秒尺度内获得实时空间动态图像，后者主要是基于单一脉冲包（包含 10^5~10^6 个电子），在几个纳秒尺度内获得高分辨图像。中国科学院物理研究所李建奇研究组在国内率先发展了超快电镜技术，成为国际上第三个可以开展这方面研究工作的小组。

利用超快电镜技术，我们可以在纳秒时间尺度内对生物学样品进行高剂量辐照，在其辐射损伤次级过程发生之前（约 10 纳米）记录成像信息，从而可以获得生物学样品无辐射损伤干扰的高分辨率图像。进一步，由于超快电镜成像时间极短，由样品漂移所带来的图像解析度下降的问题也可以克服，使得超快电镜技术可以直接观察溶液状态下生物大分子复合体的动态构象变化（微秒~毫秒）。因此，传统冷冻电镜术所面临的局限和瓶颈都可以通过发展超快电镜技术得以解决。目前，超快电镜技术发展迅速，其在材料科学研究的应用日益增长，特别是近期通过超快电镜技术与溶液原位电镜技术的结合，人们首次观察到了在激光照射下纳米金颗粒的运动过程。真正将超快电镜技术应用到生物大分子复合体的结构功能研究和细胞动态成像的工作尚未开始或报道。

冷冻电镜术在方法上的一个重要局限就是只能观察冷冻固定后的生物样

品，无法观察生物大分子复合体在溶液和常温条件下的动态运动和构象变化，只能通过静态的结构信息来推断生物大分子复合体的可能构象和构象变化的路径。近两年来，由于纳米加工技术（特别是 MEMS 技术）和微流体技术的发展，人们可以制作出具有氮化硅薄膜窗口的纳米液体腔室。该腔室可以直接在透射电镜中进行观察，从而实现纳米颗粒样品在溶液中的动态实时电镜成像观察，催生了一个新的技术领域——溶液电镜技术，掀起了材料科学研究领域的新热潮。人们也看到了将溶液电镜技术应用到生物医学领域的可能性，特别是用来观察生物大分子复合体在溶液常温条件下的动态构象变化。近期的一些尝试证明了这种可能性，因而生物溶液电镜将会成为未来生物电镜领域的重要前沿之一，特别是生物溶液电镜与生物超快电镜技术的结合将会给生物大分子复合体的结构功能研究打开新的天地。

八、未来的关键技术突破

（一）气液界面问题

在冷冻电镜单颗粒分析技术中，冷冻制样经常成为整个技术流程的瓶颈，需要反复优化各项生化参数和冷冻制样参数，以期获得合适的冷冻样品厚度和样品浓度，并保证样品的结构完整性和均匀的取向分布。然而，当前的冷冻制样方法很容易导致样品的优势取向分布和样品结构的破坏，这导致后续的冷冻电镜数据收集工作无法继续，样品结构无法得到解析。目前比较公认的导致这种现象的原因是气液界面问题，即在冷冻制样过程中出现的与空气接触的蛋白质机器超薄溶液（厚度为数十纳米）表面。该气液界面的疏水特性导致超薄溶液中蛋白质机器分子（各向异性）倾向通过疏水表面与该气液界面发生接触，导致优势的取向分布，此外这种疏水表面与气液界面的相互作用还有很大的概率导致蛋白质机器样品的解体和变性。研究气液界面导致蛋白质机器优势取向分布和结构解体变性的物理机理，并发展全新的冷冻制样技术流程成为当前冷冻电镜单颗粒分析技术进一步突破的迫切需要。近期，荷兰 CryoSOL 公司计划推出的 VitroJet[①]，以及英国 TPP Labtech 公司[②]推出的 Spotiton 产品，在解决气液

---

① 冷冻样品制备设备名称。目前世界上电镜冷冻样品制备普遍应用的 vitrobot 最初由 Peters 实验室设计制作，VitroJet 是基于 vitrobot 加以改造的新一代产品，更符合生物样品制备需求，未来有望取代 vitrobot。

② 从 2020 年 1 月，已经更名为 SPT Labtech，生命科学自动化仪器和消耗品设计及开发的全球领导者。

界面问题并实现冷冻制样方面进行了有益的尝试。

（二）直接电子探测相机技术

近年来，冷冻电镜单颗粒分析技术的革命性进步主要源于直接电子探测相机的成功运用。特别是具有直接电子计数功能的相机大大提高了相机的量子探测效率（DQE），使得人们可以利用冷冻电镜单颗粒分析获得蛋白质机器的原子分辨率结构。直接电子计数的质量和效率依赖于相机芯片的物理性能（信噪比和帧率）、相机的数据传输速度以及直接电子计数算法。目前相机的量子探测效率离理论极限还有很大的提升空间。直接电子探测相机性能的进一步提升将使得利用冷冻电镜单颗粒分析技术解析蛋白质机器原子分辨率结构更加容易。

（三）相位板技术

利用冷冻电镜对蛋白质机器等生物学样品进行成像，由于受到成像传递函数的调制和辐照剂量的限制，所得到的图像衬度很低，极大地影响了下一步的图像分析和处理。直接电子探测相机的应用在一定程度上克服了这一个问题，但对分子量较小（<100 kD）的蛋白质机器，低图像衬度依然是阻碍获得高分辨率三维重构的关键因素。相位板技术可以极大地提高冷冻电镜成像的衬度，是解析分子量较小蛋白质的机器原子分辨率结构的关键技术。相位板技术已经发展很多年，然而一直受限于相位板的寿命、稳定性和污染率因素，无法真正发挥其实际用途。近年来发展起来的 Volta 相位板采用了新的物理机理，有效解决了过去的瓶颈问题，使得相位板技术得以运用到大量实际的结构研究工作中，成为冷冻电镜单颗粒分析技术的一个新的突破点。然而，Volta 相位板并不是一个最终成熟的相位板技术，需要探索基于全新材料和全新物理学原理的相位板技术。

（四）相差校正器与低压场发射透射电镜

当前冷冻电镜单颗粒分析技术需要依赖昂贵的 300 千伏场发射冷冻透射电镜。高的加速电压可以消除电磁透镜像差（主要是球差和色差）所带来的分辨率损失，可以保证高分辨率的结构解析，代价是昂贵的设备，不利于技术的进一步推广。近年来，球差校正和色差校正技术取得了很大的进步，由于像差的校正，我们可以在低的加速电压下实现电子显微镜的原子分辨解析能力，而应用低的加速电压可以有效降低仪器设备的制造成本。因此，在未来，装配了像差校正器的 120 千伏的场发射冷冻透射电镜将有望成为冷冻电镜单颗粒分析技术的主流设备。

（五）冷冻扫描透射电子显微术

利用透射电子显微术对样品进行成像，需要调整合适的离焦量，对比较厚、不平整或者倾斜的样品，存在显著的离焦量梯度，这会显著影响最终的成像分辨率。扫描透射电子显微术（scanning transmission electron microscopy，STEM），由于成像原理不同，可以进行动态聚焦，因此不存在离焦量梯度的问题，可以对比较厚的样品进行成像，并进一步通过电子断层三维重构原理获得样品的高分辨率结构信息。

近年来，由于球差校正技术的成熟，装配了球差校正聚光镜的扫描透射电子显微镜可以实现更小的近平行束斑照明，有效地提高了扫描透射电子显微术的分辨率，使得这一技术广泛应用于材料科学的原子分辨成像研究。由于传统的扫描透射电子显微术所产生的图像衬度与样品中的原子序数有关，因此对以轻元素为主要成分的生物学样品来说，这项技术无法得到很好的应用。近年来，赛默飞世尔公司开发了一项新的成像技术 iDPC，可以将扫描透射电子显微术所产生的图像衬度转换为相位衬度，与透射电子显微成像的衬度相同，这为利用扫描透射电子显微术研究轻元素样品（特别是生物学样品）创造了新的机遇。在未来，冷冻扫描透射电子显微术可能会为生物大分子的结构研究带来新的方向和变革。

（六）量子纠缠成像技术

利用电子显微术对生物学样品进行观察会有不可避免的辐射损伤，过去发展的冷冻电镜术本质上就是在克服生物学样品的辐射损伤问题。在进行冷冻电镜成像时，我们需要尽可能使用比较低的辐射剂量，然而过低的辐射剂量又会使得最终采集的图像数据的信噪比不足，无法获取高分辨率结构信息。近年来有人提出了基于量子纠缠原理的成像技术，该项技术需要与超快电镜技术相结合，将从灯丝发射的电子调制成量子纠缠态，从而将入射到样品上的电子波中的泊松噪声转变为海森堡噪声，极大地增加了数据采集的信噪比。因此，利用量子纠缠原理的冷冻电镜术，可以使用更低的辐射剂量来采集相同信噪比的数据，生物学样品的辐射损伤在更大程度上得以克服，可以获得更高分辨率和更天然的结构信息。这一项目技术目前处在概念和原理性验证阶段，一旦突破，将会带来新的技术革命。

九、我国生物三维电子显微成像技术研究需求与展望

（一）电镜装备需求

近年来，冷冻电镜术已经成为生物学研究的重要手段，使得高端冷冻电镜在生命科学领域的需要剧增。目前高端冷冻电镜在全球范围内的装机量已经超过 100 台，其中美国约 40 台，欧洲大陆约 30 台，英国约 10 台。目前我国安装的高端冷冻电镜已经有 15 台，未来 3 年内还有 30～50 台的装机量。除了在生物医学领域，电子显微镜在能源、钢铁、地质、材料、纳米和化学等领域也都起到举足轻重的作用，是必备科研仪器，我国"十三五"规划和面向 2030 年重大专项中面临着高端透射电子显微镜的重大需求。

场发射扫描电子显微镜是微观科学领域的重要研究工具，是材料、生命、半导体、化学等领域的必备科研仪器，在半导体芯片工业生产领域，是重要的在线的不可或缺的仪器设备。由于未来生物医学研究对冷冻电镜术的需要，特别是对冷冻电镜原位结构分析技术的需要，配备冷冻台和聚焦离子束的场发射扫描电子显微镜对制备适合冷冻电镜研究用的组织细胞样品的冷冻切片是必需的。我国每年对场发射扫描电子显微镜的需求量在 400～500 台，几乎全部为进口产品。未来我们在生物医学领域开展冷冻电镜原位结构分析研究，将进一步扩大我国对这一类设备的需求量。

（二）技术应用与开发

近年来，我国在生物三维电镜技术应用研究中取得了长足的进步，特别是在利用冷冻电镜单颗粒分析技术研究生物大分子复合体结构方面。清华大学（国家北方蛋白质科学设施）、中国科学院生物物理研究所、国家南方蛋白质科学设施、浙江大学、北京大学、上海科技大学、南方科技大学等单位先后建立了一流的冷冻电镜平台。我国科学家利用冷冻电镜单颗粒分析技术解析了诸如30 纳米染色质、剪切体、捕光复合体、电子传递呼吸体、藻胆体、CRISPR 复合

体、疱疹病毒等生物大分子机器的高分辨率结构，产出了一系列具有重要国际影响力的科研成果。随着更多冷冻电镜平台的建立和成熟，可以预见，未来我们在生物大分子复合体结构和功能研究方面将会取得更多突破，推动我国相关生物医药产业的发展。

在技术方法开发方面，我国也取得了一系列领先的成果。在冷冻电镜单颗粒分析技术方面，清华大学开发了 AutoEMation 自动数据收集软件系统、高分辨率单颗粒分析图像处理软件包徕卡 THUNDER 以及基于球差校正和 Volta 相位板的冷冻电镜单颗粒分析技术；湖南师范大学开发的病毒对称失配三维重构算法使得病毒内部基因组的结构解析成为可能；中国科学院生物物理研究所开发的分块重构算法有效提高了病毒的三维重构分辨率。

在冷冻电镜原位结构分析技术方面，中国科学院生物物理研究所开发了聚焦离子束冷冻减薄技术 D-CryoFIB 用于制备细胞组织样品的冷冻切片、基于高真空光学平台的冷冻光电关联成像技术 HOPE、超分辨冷冻光电关联成像系统 cryoPALM-cryoET，中科院生物物理所和计算所合作开发了冷冻电子断层数据处理软件包 AuTOM 等。在未来，我国将在冷冻电镜原位结构分析技术的研发和应用两个方面取得更多和更大的突破。

在超快电镜方面，中国科学院物理研究所于 2015 年研制成功我国首台时间分辨透射电子显微镜，可以实现超快电子衍射和超快实空间成像两种模式。为我国下一步开展冷冻超快电镜的研究奠定了基础。

在细胞组织样品的大尺度体电子显微三维成像技术方面，中国科学院生物物理研究所在国内率先建立了体电子显微成像技术，包括了 SBF-SEM、FIB-SEM 和具有自主知识产权的 AutoCUTS-SEM。中国科学院自动化研究所建立了面向脑科学应用研究的成规模的体电子显微成像技术平台。清华大学、北京大学、浙江大学、中国科学院神经科学研究所目前也正在积极建立高分辨率体电子显微成像技术。在未来，我们的体电子显微成像技术将得到进一步的发展，并在发育生物学、神经生物学、病理诊断等方面发挥越来越重要的作用。

（三）电镜装备研发

在装备研发方面，我国长期缺乏电子显微镜系统的自主研发能力，也缺乏相关样品制备标准化流程的实践经验与生物医学电镜图像数据的分析处理技术。电镜全部依赖进口，严重制约了我国在生物、材料、医学等方面的应用研究。我国在 20 世纪 60~70 年代曾经成功研制扫描电子显微镜，具备电子光学领域的制造基础，比较欠缺的是场发射电子枪技术。我国在 20 世纪 60~70 年代曾经成功研制 120 千伏透射电子显微镜，当时达到国际先进水平，然而相关行业没有得到持续发展，技术人才流失和老化严重，我国尚未有 200 千伏和 300 千伏透射电子显微镜的研发经验，更没有场发射透射电子显微镜的研发经验。近年来，北京中科科仪股份有限公司和聚束科技（北京）有限公司在场发射扫描电镜的研制方面进行了有效的尝试，取得了阶段性的突破。

在未来，我国需要针对生物医学电子显微成像技术的前沿和需求，开展电子显微镜的装备研制工作。第一步，进行这些电子显微设备共有的核心关键部件的研发任务，在此期间建立生产研发相关核心关键部件的产业链。第二步，在掌握核心关键部件的制造技术后，开展中高端场发射扫描电子显微镜和中端场发射冷冻透射电子显微镜的设计和研发任务，建立和完善相关产业链条。第三步，在积累足够多的电子显微镜制造技术和汇聚足够多的专业技术制作人才后，针对生物医学的特殊应用，开展专业化的高端场发射冷冻透射电子显微镜和场发射冷冻双束扫描显微镜的设计和研制任务，并在此基础上研制基于电子显微术的关联成像设备，如荧光-电镜关联成像设备、质谱-电镜关联成像设备，拉曼-电镜关联成像设备等，实现生物样品的多模态和多维度成像。

第十五节　"营养天网"系统应用展望

赖建强[1]　王　烨[1]　蒋与刚[2]　郭长江[2]　杨月欣[1]
（1 中国疾病预防控制中心营养与健康所；
2 军事医学研究院环境医学与作业医学研究所）

健康是促进人的全面发展的必然需求，是经济社会发展的必要条件。营养是人类维持生命、生长发育和健康的重要物质基础，国民营养事关国民素质提高和经济社会发展。因此，研究营养与健康规律，创新营养研究技术，为实现一个没有任何形式营养不良、人人享有健康与福祉的世界而努力。

一、"营养天网"系统的重要性

营养学是研究食物与机体的相互作用，以及食物营养成分（包括营养素、非营养素、抗营养素等成分）在机体里分布、运输、消化、代谢等方面的一门学科。我国在 7000 年前对食物进行研究从是否有毒开始的。在 3000 年前，《黄帝内经》记载了食物的核心：五谷为养，五果为助，五畜为益，五菜为充，气味合而服之，以补精益气。在 2000 年前，西方医学之父希波克拉底则提出了饮食的法则："把你的食物当药物，而不是把你的药物当食物。"就是提出了多吃食物少吃药、提前预防疾病为主的医学思想。大约在 1616 年，笛卡儿对现代营养学的主要贡献是把食物从整体进行分解，确定了现代营养学的思想基础。现代营养学从 1900 年发现碳水化合物开始兴起，并逐渐成为一门专业的学科。1950 年以后，中国也开始了学习和发展营养学理论，逐步形成中国特色的营养学科。

无论是营养素的发现、鉴定，还是膳食营养素参考摄入量（dietary reference intakes，DRIs）和膳食指南的制定，都是以营养缺乏病为依据和目的的。营养学的理论体系也是以此为根据而建立的。实践证明这个理论体系在预防营养缺乏病方面是成功的、卓有成效的。然而，针对当前疾病谱迅速变化特别是慢性病井喷式发展，目前的营养理论体系受到巨大挑战，尤其是 DRIs、膳食指南仍然有待完善或重新制定。

慢性病是由多种复杂因素所引起的，包括膳食营养因素、生活方式、环境因素、社会因素以及遗传因素，因此预防和治疗针对性不强，效果不明显。更重要的是，目前仍采用营养缺乏病的研究理念和方法，即研究单一食物、单一营养素或单一食物构成与慢性病的关系，忽视了营养素彼此间的相互依存关系、膳食结构为营养素的生理功能所提供的支持及膳食的整体效应，从而出现了不一致、矛盾的结论。食物或营养素与慢性病的关系所得出的结论往往与预防营养缺乏病相矛盾。因此，营养学目前的研究出现了瓶颈，迎来重大挑战，也同时面临着在理论体系、研究理念和方法学等方面重大的创新与突破的机遇。营养学理论从"生存营养学"发展成为"健康营养学"，目的是防控慢性病和促进健康长寿，重视膳食的整体效应和强调健康促进的营养个体化研究。

食物是营养的载体。食物含有的各种营养成分在体内显现的健康效应弱小而分散。人类生存、生活又必须源源不断地从食物中获得营养。至今，更多研究是基于一种或几种营养素观察代谢过程，国际上对食物营养迭代效应研究也属罕见。膳食整体效应也可以称为结构功能营养学。其不同的膳食结构决定了它具有不同的生物学功能，是指不仅要全面地考虑膳食结构（食物及营养素的构成、比例及平衡），更要考虑食物及营养素在不同膳食结构中所发挥的不同健康效应，同时要考虑膳食中的每一种食物或每一种营养素的功能。高效生物传感器可以有效地获取人体的健康状况，其终端依靠高精端的传感器获取信息，依托云平台，形成"获取—评估—干预"闭环，构建大数据，提供决策依据。预计未来8～12年，基于营养迭代效应分析技术，汇集高效生物传感器等智能物联网设备，以家庭为单位、以社区为核心，通过互联网+营养技术共享平台，构建一个集临床诊治、未病防治、健康促进的"天网"，成为解决医改难题重要路径，实现《"健康中国2030"规划纲要》的"高铁"。

二、"营养天网"研究现状

1785 年，法国化学革命鉴定出了机体含有氨和氮，标志着现代营养学的开端。之后陆续发现了蛋白质、脂肪、碳水化合物、维生素及矿物质等 50 余种营养素，并提出了 DRIs 和膳食指南。营养素作为一种外界刺激因子，对机体的刺激最早（胎儿期）、刺激频度最大（天天刺激）、刺激时间最长（终生），因此近年来营养对一生健康的影响格外引人注目。

营养缺乏病的研究理念若在脱离膳食整体结构的前提下，单独分析单一营养素或食物和慢性病的关系是不合理的。结构功能营养学强调，在探究营养素与健康的关系时，不仅要考虑单一营养素的作用，更要考虑这一营养素所处的膳食结构对其生理功能的影响。因为，当某一特定营养素发挥生理功能时，必须有其他营养素的辅助，及该营养素所处的食物内环境的支撑，还可能受该营养素所处的空间结构的影响。也就是说，只有在这种膳食结构或模式下，该营养素才能发挥正常生理功能。不同的营养素或者食物，在不同的膳食结构下对健康效应的影响是不同的。结构功能营养学的宗旨是分析膳食整体效应，是定量的分析，量化膳食结构整体效应对慢性病的影响。膳食结构作为整体效应与慢性病的关系仍在探索之中。

随着经济发展、人口流动增加、农业生产和食品加工技术变化，以及现代互联网和物联网技术与设备发展，我国原有的营养调查方式已经难以满足国家、社会以及居民个人的需求。膳食评估是营养调查的基础。在调查内容方面，传统问卷调查内容多，现场费时间长；膳食评估组织复杂，耗时较长，且结果受调查对象记忆影响较大；体格检查指标多，操作技术要求高，受测量环境影响较大；生化样本营养性指标和临床指标多，样本需求大，现场工作人员处理难度较大。2010年以前，国家调查采用纸质问卷，2015年后虽然采用了便携式计算机等相关设备，但由于仅止于技术层面的应用，未能将"互联网+"思维融入顶层设计，使得这些设备仅是简单替代了传统的纸笔的录入方式，却未能真正发挥其信息化作用。在体格测量方面，仍旧采用传统的现场测量方式，与之相对应的是美国健康与营养调查（NHANS）。NHANS的现场工作科学引入了可移动监测中心（MEC），能够使每一个调查地点都能在可控环境内完成全部体格检测。"营养天网"在现场工作中的应用能够有效提升数据的时效性和准确性，迅速缩短我国与发达国家营养调查领域的差距，尽快引入"互联网+"工作模式甚至超越现有的调查技术，实现重大技术创新。大型营养调查中逐级培训、督导、现场采样、样品传递和集中检测的过程都是可能发生风险的关键控制点，但在日常工作中重视程度不足。新技术和设备发展为调查工作提供了全新的质量管理理念和方式（王烨等，2017）。各种物联网采集的语音、图像、时间、GPS信号等信息，同时也可通过实验室信息管理系统（LIMS）结合计量认证（CMA）、中国合格评定国家认可委员会（CNAS）等质量管理体系确保检测结果的溯源性和真实性。在信息利用方面，全国营养调查结果的发布周期为3～5年。在膳食结构变迁、疾病谱变化、互联网交互发达的今天，我国营养健康工作落后的信息时效性已难以为相关政策制定提供充足的循证依据（王烨等，2017，2016）。由于相关指标只具有省级甚至国家级代表性，难以为新形势下精准化的健康服务所利用，无法为个体化营养健康指导和干预提供支持。

当前，新一轮科技革命和产业变革风起云涌，物联网、大数据和云计算推动信息技术升级换代，这在为我国加快由要素驱动向创新驱动转换带来机遇的同时，也带来严峻挑战。营养工作技术创新能力不足问题更加凸显，主要表现在传统营养工作方式思维的束缚，信息化建设人才短缺，营养工作重数据、轻应用、难分享困局没有破除，导致缺乏数据共享和深入挖掘能力，政策转化性差。营养工作具有社会性，其技术创新需要跨行业技术深度融合；研究开发投入大以及周期长。面对全球以数字化、智能化为核心的产业变革新态势，我国技术研发能力不足的问题逐步暴露出来，营养机构技术研究开发投入和水平低一直成为其发展瓶颈。人民群众对健康促进、疾病预防越来越迫切的要求，必须依靠技术创新建设公共卫生大数据平台并提高其利用效率。

三、基于 5G 技术的"营养天网"技术

传统的纸质问卷已经被网络化、去纸化的便携式计算机等相关设备所替代，数据实现网络传输，互联网技术在营养监测中已经逐步应用。但我们对"互联网+"技术的理解和认识还远远不够，"互联网+"就是"互联网+各个传统行业"，但这并不是简单的两者相加，而是利用信息通信技术以及互联网平台，让互联网与传统行业进行深度融合，创造新的发展生态。基于"互联网+"和云平台技术，彻底改变传统营养调查理念和工作方式，利用手机作为移动终端（Liu et al.，2017；Hassannejad et al.，2017；Jia et al.，2018），辅助智能穿戴设备，通过微信和手机 APP 模式完成数据采集和反馈互通闭环机制（Shen et al.，2017；Zheng et al.，2017；Pouladzadeh and Shirmohammadi，2017；Mezgec and Kroušić，2017）（图 4-16-1），构建"营养天网"云工作平台和突破膳食调查技术，达到颠覆性技术创新目标。

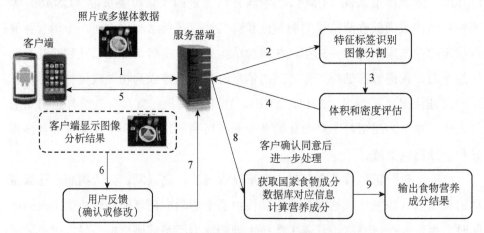

图 4-16-1　基于图像自动识别的膳食调查新模式设想

营养物联网可分为四层（图 4-16-2）：感知层，是联系物理世界和信息世界的纽带［射频识别（RFID）、传感器、GPS、智能设备、实验仪器等］；网络构建层，将感知到的数据接入互联网（互联网、无线接入等）；管理服务层，将传输来的大规模数据组织分析，以供上层利用（大数据与云平台、LIMS 系统等）；综合应用层，连接到具体用户，实现万物联网的目的（营养监测、营养干预、营养宣教、个人健康档案等）。

解决公共卫生领域营养调查中膳食调查技术落后的问题，在"互联网+"行动指导下，探索智慧营养路径，创新"互联网+"膳食评估共性关键技术（膳食图像识别、智能称重），集成移动智能实验室检测平台，将互联网和物联网技术与设备深度融合，建立和完善营养健康云（调查、评估与干预）共享工作平台，架设营养评价的"高速铁路"，实现数据收集与信息反馈闭环，打通个体化膳食评价和精准营养干预通路。在提高信息安全水平方面，加强大数据质量控制，实施数据科学利用，体现结果报告程序化，强调政策支撑的时效性、准确性，成为营养调查领域世界技术的引领者，为建成面向全体居民、覆盖全生命周期的健康医疗大数据健康管理和疾病预防体系提供支撑。

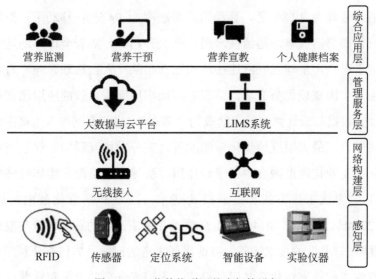

图 4-16-2 营养物联网基本架构设想

四、未来发展战略

（一）社会需求和技术进步是推动营养工作创新的驱动力

2015 年 3 月 5 日，李克强总理在政府工作报告中明确提出了制定"互联网+"行动计划。7 月 4 日，国务院印发《关于积极推进"互联网+"行动的指导意见》，明确推进"互联网+"益民服务行动，推广在线医疗卫生新模式。2016 年 6 月 24 日，国务院办公厅印发《关于促进和规范健康医疗大数据应用发展的指导意见》，指出健康医疗大数据是国家重要的基础性战略资源，其应用发展能够提升健康医疗服务效率和质量。10 月 25 日，中共中央、国务院印发《"健康中国 2030"规划纲要》，建设健康信息化服务体系，提出完善人口健康信息服务体系建设，规范和推动"互联网+健康医疗"服务；2017 年 7 月 13 日，国务院办公厅印发《国民营养计划（2017—2030）》，明确要求加强营养健康基础数据共享利用，大力推动营养健康数据互通共享，全面深化数据分析和智能应用，大力开展信息惠民服务，推动"互联网+"与营养健康融合发展。

近年来，现代化智能产品和传统产业摄入融合，手机作为通信工具被普遍使用，2013 年，我国已有 45.8%的居民成为互联网用户；2014 年，我国移动电话（终端）总数为 12.86 亿，移动用户渗透率为 94.5%；移动用户结构逐步优化，第三代和第四代移动通信技术用户呈上升趋势。随着全球移动互联网爆发式扩张趋于平稳，全球互联网连接增长已开始从"人人相联"向"万物互联"迈进。由于中国规模优势显著，第三方移动应用商店承载的应用已在规模上领军全球，大数据与云计算也已逐渐成为"常态"。将互联网作为生产生活要素共享的重要平台，最大限度地优化资源配置，充分发挥互联网在促进产业升级以及信息化和工业化深度融合中的平台作用，引导要素资源向实体经济集聚，推动公共卫生领域工作方式和发展模式变革（工业和信息化部电信研究院，2014a，2014b，2014c，2014d）。信息技术在健康产业的逐渐融合与发展，减少了"互联网+营养"的技术障碍。目前需要思考的问题是如何充分利用和发展现有技术资源，创新网络化公共服务模式，大幅提升公共服务和营养健康指导能力，同时巩固提升我国互联网发展优势，加强公共卫生领域前瞻性布局，以互联网融合创新为突破口，培育壮大新兴产业，引领新一轮营养调查科技革命和产业变革，实现跨越式发展。

（二）未来营养调查工作模式探索

在膳食评估技术创新发展的同时，相应的监测制度也应随之改变。在未来的营养监测工作中，在国家级疾病预防控制中心指导下，以家庭为基本单元，以县级疾病预防控制中心为节点，以省级疾病预防控制中心为分中心，充分利用新型膳食调查方法以及物联网技术融合，建立共享的大数据营养与健康平台，组建中国营养"天网系统"。在各监测点随机选取家庭样本，并在每个家庭中发放计算机图像处理设备和物联网等设备（包括智能手环、体重/体脂秤、电子血压计、电子血糖仪等）。这些设备可以由监测对象自己操作，或者自动、静默地收集监测对象的特定营养健康数据，并通过互联网上传至基层监测节点；再通过移动边缘计算（MEC）、LIMS 等系统获取可溯源的人体和生物样本检测结果（毕玉春和萧亮，2009），完成基本情况、膳食调查、体格检测和生物样本检测（图 4-16-3），及时由被调查人员收集自身数据，再由调查人员定时反馈给监测点，然后逐级上报，并由领导单位及时进行监督和评估。其工作框架如图4-16-4所示。该项调查技术不仅能够节省大量现场调查的物力和人力，而且节省大量的专业技术人员在后方处理监测点的图像数据的时间，有效地提高工作效率。调查过程依靠移动终端设备，方法简单、快捷，可以提高调查依从性，为相应的策略和措施的制定提供基础。

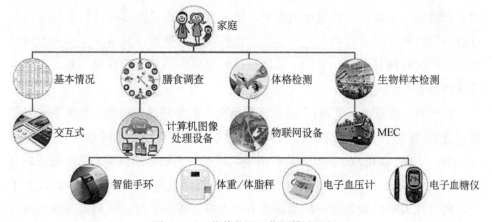

图 4-16-3　营养监测工作新模式设想

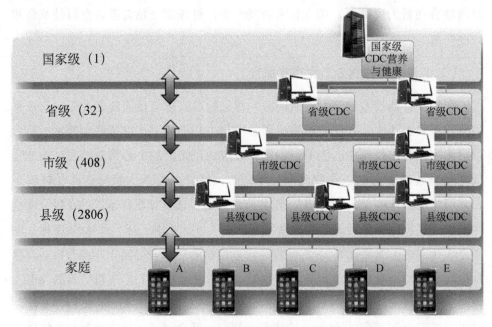

图 4-16-4　未来营养调查工作模式

此外，监测工作本身的范畴也应得到扩展。除了传统意义上"官方性"和"学术性"的营养监测外，随着物联网和移动互联网的迅速发展和普及，城市化和商业化，多种多样的信息来源呈爆炸式发展，其中包含的有效信息不容忽视，如各种来自医疗机构、餐馆饭店、农业机构，甚至于来源于外卖、商场、物流业的大数据。这些信息与传统的营养监测数据差异巨大，却拥有每个消费者真实的活动和消费数据，并且精确掌握了这些数据"时间、地区、人物"三间分布的第一手信息。在这些数据中，很多数据目前已经存在，只是没有得到有效的利用和分析。只有在营养学、计算机技术、数据挖掘等不同学术领域以及商业界的协同努力下，我们才能发现这些数据中的意义和规律，并运用到营养健康事业之中。

近年来，随着"互联网+"技术在传统公共服务领域的应用，使得很多以前难以完成的工作成了可能。同样的理念也可应用于营养调查（监测）中（Bandini et al.，2003）。首先，营养健康状况是每天积累的结果，其监测信息也应当能实时反映出个人每天的状态。从传统的通过短信、电话提醒的人工干预，到干预人群自我测量身体指标并手动上报，再到各种物联网设备能够每天自动记录健康相关指标的变化情况，监测技术的自动化和高效化属性正在不断增强（Cavallavi et al.，2014；Chen et al.，2011；Alam and Hamida，2014；Vicini et al.，2013；Rathore et al.，2016）。实际上，微软公司已经联合科研机构展开了一种佩戴式自动记录仪器（包括图像记录、重力传感、加速度传感等大量传感器）看护和干预阿尔兹海默病患者治疗的实验（Hodges et al.，2006），其中的诸多技术和理念可以运用于营养工作中。

其次，监测技术本身也正在不断进步。物联网是现在互联网和通信技术发展的结晶（ITU，2005）。物联网技术的核心在于感知物质世界的状态，其技术能够广泛运用到各个行业，意味着更多的身体和环境指标可以被准确地自动化监控。目前我国农业部门已开展了农业物联网相关研究和试点（郑纪业等，2017），营养工作者应当将此作为参考，根据营养健康自身特点，建设营养健康物联网体系。随着计算机处理能力和相关算法的不断进步，能够自动实时分析膳食摄入情况的自动化计算机图像处理技术也已经日趋成熟，有望为今后的膳食调查工作带来革命。国内已经基于 5G 技术平台，研发出应用人工智能辅助膳食识别、进行营养评估并开具营养处方的人工智能辅助膳食评估系统（AIDEAS），该系统具备人工智能辅助进行图像识别（自主学习功能）和合理膳食（智能预定健康食谱）功能，具有快速识别、判断准确、结果可溯的特点，能够满足个性化营养指导需求的，适用于科研、临床以及健康管理机构（图 4-16-5）。同时，LIMS 系统的深入运用，能够确保人体生物样本检测结果的溯源性，提升营养健康基础数据的准确性。

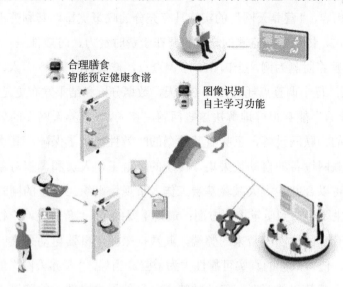

图 4-16-5　人工智能辅助膳食评估系统

　　最后，"营养天网"必将带来海量的营养大数据（图4-16-6），而云平台则能将上述大数据加以汇总、分析并实时输出有效的个人健康信息。同时，营养作为健康的基石，是人口健康信息的重要组成部分，"互联网+"技术能够使营养最大限度地融入《"健康中国 2030"规划纲要》中规划的健康医疗大数据应用体系建设，成为医疗健康大数据开放共享的重要领域。

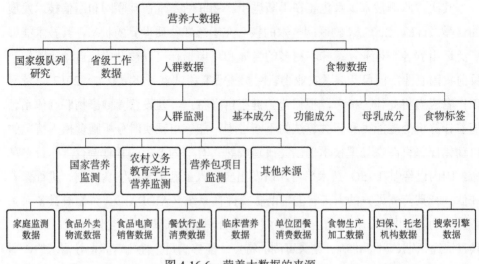

图 4-16-6　营养大数据的来源

　　作为《"健康中国 2030"规划纲要》和《国民营养计划（2017－2030 年）》明确提出的内容，"营养天网"的实施具有充分的政策支持。其利弊主要集中在具体实施方式。传统营养监测的缺点主要在于费时费力、时效性差。以 2015～2016 年全国营养监测为例，全国 352 个调查点，被调查对象 25 万人，工作人员达 1 万余人，每个调查点耗时 20～30 天，数据分析和结果发布更是需要 2～3 年。"营养天网"能够很好地解决这些问题。首先，"营养天网"的信息来源主要基于先进的物联网设备，意味着其数据的时效性得到了保障；其次，由于其信息来自物联网设备的自动化采集，传统的调查工作人员和调查对象的角色在很大程度上可以合并，大大减轻基层工作人员现场组织工作量的同时，其工作重点也能够主要转移到质量控制方面；最为重要的是，"营养天网"彻底解决了传统膳食调查"回顾法"带来的弊端，其数据来源于机器自动采集的数据而不是人的记忆，使得数据的真实可靠性大为增强。当然，"营养天网"的弊端也是存在的。由于其基于的互联网行业的特点，虽然技术成熟后的部署成本相对低廉，但是其前期技术开发、验证和云平台的搭建所需的资金投入很大，且需要在短时间内完成技术研发工作。

综上所述，"营养天网"的实施有赖于组织强大的科技攻关力量，解决计算机图像识别、物联网设备部署等共性关键技术，建立全国营养监测工作云平台，为营养工作的信息化和现代化奠定基础。

参 考 文 献

毕玉春，萧亮. 2009. LIMS-实验室管理未来展望［J］. 现代测量与实验室管理，17（4）：31-34.

王烨，于欣平，赖建强. 2017. 物联网助力营养工作发展［J］. 中国食物与营养，23（8）：9-12.

王烨，于欣平，曹薇，等. 2016. "互联网+营养健康"的设想与应用［J］. 营养学报，38（4）：322-325.

王烨，于欣平，赖建强. 2017. 我国营养调查未来发展模式探索［J］. 营养学报，39（5）：431-435.

郑纪业，阮怀军，封文杰，等. 2017. 农业物联网体系结构与应用领域研究进展［J］. 中国农业科学，50（4）：657-668.

工业和信息化部电信研究院. 2014a. 移动互联网白皮书（2014年）［M］. 北京：工业和信息化部电信研究院，2-13.

工业和信息化部电信研究院. 2014b. 云计算白皮书（2014年）［M］. 北京：工业和信息化部电信研究院，1-7.

工业和信息化部电信研究院. 2014c. 大数据白皮书（2014年）［M］. 北京：工业和信息化部电信研究院，1-9.

工业和信息化部电信研究院. 2014d. 物联网白皮书（2014年）［M］. 北京：工业和信息化部电信研究院，1-9.

Alam M M, Hamida E B. 2014. Surveying wearable human assistive technology for life and safety critical applications: standards, challenges and opportunities［J］. Sensors, 14（5）: 9153-9209.

Bandini L G, Must A, Cyr H, et al. 2003. Longitudinal changes in the accuracy of reported energy intake in girls 10-15 y of age［J］. The American Journal of Clinical Nutrition, 78（3）: 480-484.

Cavallari R, Martelli F, Rosini R et al. 2014. A Survey on wireless body area networks: technologies and design challenges［J］. IEEE Communications Surveys Tutorials, 16（3）: 1635-1657.

Chen M, Gonzalez S, Vasilakos A et al. Body area networks: a survey［J］. Mobile Networks and Applications, 16（2）: 171-193.

Hassannejad H, Matrella G, Ciampolini P, et al. 2017. Automatic diet monitoring: a review of computer vision and wearable sensor-based methods［J］. International Journal of Food Sciences and Nutrition, 68（6）: 656-670.

Hodges S, Smyth G, Scott J, et al. 2006. Sensecam as an aid for autobiogra-phical memory in an amnesic patient and other applications［OL］. https://www.microsoft.com/en-us/research/project/

sensecam/ [2017-4-12] .

ITU. 2005. ITU Internet Reports 2005: The Internet of Things [R]. Geneva: International Telecommunication Union (ITU): 2-5.

Jia W, Li Y, Qu R, et al. 2018. Automatic food detection in egocentric images using artificial intelligence technology [J]. Public Health Nutrition, 22 (7): 1-12.

Liu C, Cao Y, Luo Y, et al. 2017, A new deep learning-based food recognition system for dietary assessment on an edge computing service infrastructure [J]. IEEE Transactions on Services Computing, 11 (2): 249-261.

Mezgec S, Koroušić S B. 2017. NutriNet: a deep learning food and drink image recognition system for dietary assessment [J]. Nutrients, 9 (7) . Pii. E: 657.

Pouladzadeh P, Shirmohammadi S. 2017. Mobile multi-food recognition using deep learning [J]. ACM Transactions on Multimedia Computing, Communications, and Applications (TOMM), 13 (3s): 36.

Rathore M M, Ahmad A, Paul A et al. 2016. Real-time medical emergency response system: exploiting IoT and big data for public health [J]. Journal of Medical Systems, 40 (12): 283.

Shen D, Wu G, Suk H I. 2017. Deep learning in medical image analysis [J]. Annual Review of Biomedical Engineering, 19: 221-248.

Vicini S, Bellini S, Rosi A et al. 2013. Well-Being on the go: an IoT vending machine service for the promotion of healthy behaviors and lifestyles [A]//Marcus A Design, User Experience, and Usability. User Experience in Novel Technological Environments. Heidelberg: Springer: 594-603.

Zheng J, Wang Z J, Zhu C. 2017. Food image recognition via superpixel based low-level and mid-level distance coding for smart home applications [J]. Sustainability, 9 (5): 856.

第十六节　基于人工智能和多网整合技术的卫生应急管理决策体系展望

卢朝霞[1]　郝　阳[1]　冯子健[2]　许树强[3]

（1 东软集团股份有限公司；2 中国疾病预防控制中心；

3 国家卫生健康委员会）

一、卫生应急管理决策体系发展现状

突发公共卫生事件卫生应急管理包括预防、准备、响应及恢复四个阶段，涵盖了突发公共卫生事件的监测预警、信息报告、风险评估、应急决策、应急处置、恢复重建以及调查评估等关键环节。由于突发公共卫生事件的突发性、紧迫性、不确定性和衍生性以及发生发展的不可逆性、不可重复性等特点，常要求决策者在信息不完全且呈动态变化、资源有限的情况下在最短时间内迅速做出正确合理决策并快速有效地组织有关部门，调动各类资源，制定应急目标和行动方案，有效开展应急处置措施。

随着卫生应急管理水平的发展以及人工智能、5G 技术、互联网、物联网等技术进步，未来，融合指挥协调、现场监控、预测预报、医疗救治、物资储备等功能，实现快速收集分析信息、及时预测预警、智能科学决策一体化应对的全国统一卫生应急管理决策体系将得以建立并在全国范围内得到广泛推广应用，从而达到科学应对突发公共卫生事件，促进应急资源和信息有效整合，避免因个人能力不足和错误判断带来的不必要的损失。

二、人工智能及物联网等技术在卫生应急管理决策体系中的应用

随着物联网、宽带、5G 技术等新技术的普及推广，来自全国不同区域和层级的卫生、海关、教育、公安、消防、工商、交通等政府管理部门的信息网络，尤其是全国医疗机构、疾病预防控制中心、卫生监督机构、院前急救机构等各级各类医疗机构的分散、孤立的数据库和信息网络，网站、微信、微博、论坛等网络数据，以及来自事件现场的摄像、移动设备、传感设备的实时数据将进行有机融合。依赖于统一技术规范的宽带技术的应用，使得综合信息通信网络技术在各个网络层面互联、互通，形成宽带高速通道，顺利开展跨领域的信息交换及传送，实时传递应急现场、移动设备、实验室等信息、数据以及决策行动指令，并与现场救援的急救车、移动方舱、处置包等应急装备以及来自事件现场的摄像、移动设备、传感设备的实时数据通过物联网技术实现互联、互通，统一整合到大数据平台，形成信息共享、反应灵敏的应急管理信息数据系统，应用于态势分析、风险评估、资源调配、决策管理等突发事件处置的各个关键环节。同时，更多的医疗机构和家庭环境中的电子化医疗设备也将会被接入物联网管理平台，其数据将作为疾病诊治、科研、预防控制的重要组成部分来发挥作用；边缘计算技术的应用将能够在医疗设备物联网接入终端中集成小型可升级的 AI 芯片，使得在医疗设备物联网接入终端时就具备辅助决策能力，能够提供实时智能决策建议。

国外一些国家已将大数据应用于应急管理，主要体现在突发公共安全事件监测预警、应急管理辅助决策系统、城市日常风险管理、危机个体行为模式应对响应，以及城市应急管理资源配置等领域。例如，美国政府发布政策文件提出数据开放和共享措施，为大数据在城市应急管理中的发展提供政策保障。我国已开始探索以大数据为基础建立新型应急管理系统，部分地方政府已打造大数据应急指挥平台，通过统一的数据采集标准，整合不同部门数据资源，进行突发事件的监测预警和应急处置与管理以及可视化调度指挥；也有地方政府出台了大数据发展实施意见，明确提出发挥大数据在应急管理中的功能。已有部分企业以大数据技术为基础，建立开发了应急事件预警系统以及数据可视化平台，采取结构化、半结构化、非结构化数据或者接入流体数据，对海量数据进行大数据分析，并进行超清晰数据可视化，实现了数据的互联共享。但总体而言，大数据在我国卫生应急管理中的应用尚处于技术应用初级阶段，往往局限于某单一领域应用，仅有少数地方建立了完善的综合性卫生应急平台。而区块链技术的发展将实现链上数据的永存性、公开性、不可篡改性，确保数据安全性、真实性，为未来大数据时代的医疗数据安全性及隐私保密性提供技术保障。

我国已经将人工智能应用于疾病筛查、影像识别、疾病辅助诊断及治疗、病理诊断、病历分析、虚拟助手、辅助护理及随访、医院智能管理、个人健康管理以及疫情预测、药物筛选研发、公共卫生管理等方面。我国政府相关部门发布了人工智能发展规划，对医疗人工智能的发展做出了详细的规划，提出了着重在医疗影像辅助诊断系统等领域率先取得突破。科技部等部门也发布了《"十三五"卫生与健康科技创新专项规划》，提出推进医学人工智能，开展医学大数据分析和机器学习等技术研究，支持机器智能辅助个性化诊断、精准治疗辅助决策支持系统，支撑智慧医疗发展。此外，移动设备、移动终端、智能可穿戴设备和家庭智能健康检测监测设备也开始应用于实时、动态监测个人健康体征数据，用于监测饮食营养、运动习惯、生活环境、睡眠状况等健康数据以及事件现场情形、处置进展、现场就诊等数据和信息，并可以通过集成和分析，为应急决策提供技术参考。

国内外已经利用人工智能成功开展了流感、手足口病、埃博拉出血热、疟疾等疾病疫情趋势及发病情况预测分析，为疫情应对决策及处置提供参考。如谷歌、推特、维基百科以及我国大陆部分省级疾病预防控制中心以及台湾地区疾病管理部门均成功利用大数据、人工智能技术开展了对流感趋势的预测；HealthMap 的人工智能系统准确预警了 2014 年几内亚的埃博拉出血热疫情；谷歌利用人工智能技术精准定位疟疾的传染源，协助开展疟疾的防控工作。

常用的人工智能技术如案例推理、规则推理、专家系统、机器学习（人工神经网络、深度学习技术）、人机交互技术（沃森通路）、层次任务网络、自然语言处理技术也已经在卫生应急领域逐步得到实际应用。例如，神经网络被广泛用于灾害的预测，数理统计与概率分析、优化分析、数据链分析、情景建模等用于应急管理决策建模，群智能方法、模糊理论、人工神经网络、支持向量机、遗传算法等应用于灾害预测及相关决策评估。

人工智能在应急响应决策过程中的应急目标及行动方案制订、应急资源布局和调配方面发挥着重要作用。人工智能的信息收集、分析能力能够最大限度地消除决策过程中的人为失误，以便做出更理想的决策。例如，智能机器人可以利用语音识别、自然语言分析、机器学习等技术，将个人健康管理过程自动记录成个人电子健康档案；人工智能可以通过对医疗大数据的收集分析，识别患者医学影像进行辅助诊断。可以运用大数据、人工智能的机器学习技术，依靠统一标准的数据模型和算法对来自不同部门的各种监测系统数据、气象数据、人口分布数据等大量数据进行深度挖掘、智能感知和整合分析，根据数据类型形成知识信息、基础信息、地理信息、事件信息等子类数据库，从海量数据中获取高价值的数据，应用包括应急管理模型、仿真模型及事件预测算法、应急预案、专家知识等，建立实时、可视化的事件及疫情预测模型，对各种突发公共卫生事件风险诱因实施智能风险分析和趋势预测，并对其变化趋向及时做出评估判断，在较短时间内进行预测预警，开展辅助决策，提出最优科学决策及应对方案建议，搭建覆盖全国、具有风险评估与应对、事件监测与预警、智能监护与救治等功能的卫生应急智能指挥与决策体系，提高卫生应急决策的快速决策反应能力。

物联网技术在医疗卫生领域中的应用主要体现在物资管理可视化技术、医疗信息数字化技术、医疗过程数字化技术三个方面。基于物联网的感知技术、图像智能分析技术、3D 仿真技术，将促进形成融合日常管理工作与应急管理工作为一体的、智能化应急管理综合应用体系。5G 技术因其所具备的高速率、低延迟和超高可靠性等特点，将能够提供实时视听和触觉反馈，保证决策过程的实时开展。

三、未来卫生应急管理决策体系优先发展重点

为实现基于人工智能的卫生应急管理与决策技术，需要重点解决国际社会及国内各级政府部门、医疗机构、专业公共卫生机构、应急设备与终端和网络舆情等多源异构数据的采集、挖掘、汇聚和可视化技术，共享数据和算法开放开发接口技术，基于大数据的时空风险评估、趋势判定、后果预测技术，以及基于情景的态势汇总、资源调配、处置和联防联控策略等关键技术。预计到2035 年，随着云计算、物联网、大数据、人工智能、5G 技术等的进一步成熟及广泛应用，固网链路、5G 技术和卫星网络的多网整合将实现。我国将实现覆盖全国的具有风险评估与应对、事件监测与预警、智能监护与救治、多部门联合决策行动等功能的卫生应急智能指挥与决策体系，我国卫生应急核心能力将进一步提升，突发事件卫生应急管理水平将达到国际领先水平。

人工智能分析算法模型能够根据获得的各种数据预测事件未来发展趋势，因此获取正确的数据是人工智能最为重要的步骤，需要打破医疗机构、政府部门的数据壁垒，建立数据共享机制，促进不同机构之间、地区之间的数据联网，形成真正的大数据。对来自不同机构部门的多个数据集进行统一数据采集、传送和分析，需要对不同来源的数据进行组合和清理，删除异常值和其他不良数据，将不同格式、来源的数据进行有效的组合，实时持续处理海量异构数据以开展辅助智能决策。而关于疾病诊断的人工智能诊断算法需要结合重点疾病的特点，重点解决规范化疾病临床评估需求的确定、多模态影像数据分析的智能诊断技术以及院内院间共享算法等关键技术。医学影像数据库的建立需要解决数据的安全采集、存储、传输、检索和规范化管理等关键技术，以及解决多源、异构信息的直接融合难题。

为实现人工智能在应急管理决策的实际应用，尚需要解决法律法规，医学伦理，算法权威性，知识库权威性，数据质量、数量、安全性，数据脱敏技术，质量标准规范，准入体系，评估体系等核心问题及关键技术。由于医疗健康数据种类繁多、标准不统一，应加快医疗数据电子化、标准化的进程，形成规范化 AI 数据集，夯实 AI 应用的数据基础。人机交互技术的实现不仅要依靠硬件的提升，同时还涉及手势识别技术、语音识别技术、触觉反馈技术、眼动

跟踪技术以及三维光场交互技术等。此外，尚应进一步完善人工智能应用支撑平台，以及防火墙技术、网络防病毒技术、信息加密技术、入侵检测技术、网络统一身份认证技术等安全技术。

为加强人工智能在卫生应急管理决策上的实际应用，还应加强应急决策理论、应急决策支持系统理论框架、包括决策模型在内的模型技术等相关研究。

第十七节　环境健康危害的识别、风险评估及干预控制技术展望

施小明

（中国疾病预防控制中心环境与健康相关产品安全所）

一、环境健康危害的识别、风险评估及干预控制技术发展的重要性

我国当前面临的环境与健康形势日趋复杂，呈现传统环境污染与新型污染并存的局面。污染效应的长期积累对人群健康的累积危害逐步进入显现期。环境健康危害是指由于人类短期或长期接触化学性、物理性、生物学有害环境因素导致的各种急慢性健康损伤和远期健康危害效应，其发生原因与环境因素的暴露有着密切联系。常见的环境健康危害主要包括：肺癌等多种肿瘤、生物地球化学性疾病、哮喘等呼吸系统疾病、阿尔茨海默病等退行性神经系统疾病、智力低下等发育障碍、先天缺陷、不育等生殖系统疾病、自身免疫病等。环境健康危害发生一般同时与遗传因素和环境暴露有关，遗传因素与环境因素的相互关系及其重要性是环境健康危害研究的热点。

环境健康危害严重威胁人类健康和繁衍（Godlee and Waters，2018）。2016年的第二届联合国环境大会主旨报告《健康环境，健康人类》及世界卫生组织《通过健康环境预防疾病——全球归因于环境因素的疾病负担》报告显示（UNEP，2017），2012年全球约1260万人由于环境因素死亡，占全部死亡人数的23%，比2002年降低1%。其中，归因于环境的非传染性疾病死亡由2002年的17%增加到2012年的22%。为了提升环境健康危害的预防控制和风险应对能力，有必要进一步加强环境健康危害识别、风险评估及干预控制技术的研究和应用（Mainzer and Moffett，2011）。加大相关领域基础科研的新成果、新技术、

新产品在环境健康领域的应用和集成再创新，有助于推进环境健康危害的识别、风险评估及干预控制技术的显著进步，对环境健康危害的预防和风险管控具有重要意义。

二、环境健康危害的识别、风险评估及干预控制技术的现状与需求

（一）环境健康危害的识别技术国内外现状

环境健康危害一般原因复杂，部分环境相关疾病潜伏期可长达 10～20 年，临床上准确判定环境健康危害相对较难。环境健康危害识别技术难点之一是精准的暴露评估，尤其是对一些挥发性较强和环境中浓度较低的痕量污染物的暴露评估。一些研究机构针对上述问题开展了系列探索，如开发不同暴露情景的评估模型，建立基于不同人群的暴露参数，利用卫星反演技术拟合环境暴露及新兴的暴露组学应用等，都从不同层面模拟暴露水平，但即便是始于孕前的生命早期暴露组学的暴露评估也无法精准、全面地反映真实的全生命过程累积暴露（Vrijheid et al.，2014）。识别技术难点之二是效应的识别，尤其是早期效应的判断。哮喘和癌症等环境健康危害都是较为复杂的疾病，各种原因导致的哮喘或癌症其早期临床表现都是类似的，尽管组学技术的应用对环境健康危害表型的分类提供了一定的技术支持，但由于生物信息学计算能力和检验效力的限制，环境相关暴露组学对环境健康危害的标志物及早期效应识别能力有限（Thomas，2010）。识别技术难点之三是如何判定复杂健康危害与环境暴露的因果关联。环境健康危害往往存在多种病因，既包含遗传因素也包含环境因素，虽然基于代谢动力学的构效关系研究、基于有害结局路径框架的高通量筛查都能对关联提供一定的线索，队列研究也在一定程度上可以解释环境暴露与复杂健康危害效应的关系，但由于不同种族的遗传易感性差异及行为习惯差异，以及复杂疾病的漫长潜伏期和失访偏倚，不同的队列研究结果可能有所不同；同时由于缺乏能够完全等同于人类全生命周期并完全体现人类低浓度累积暴露的动物模型，复杂疾病与环境暴露的因果关联的识别目前仍存在许多不确定性（Budnik et al.，2018）。

（二）环境健康危害的风险评估技术国内外现状

环境健康危害的风险评估是阐明环境有害因素对人群健康影响的重要环

节，也是制定健康与环境政策和标准的重要支撑依据。自美国国家科学院提出人群健康风险评估"四步法"和世界卫生组织提出风险评估体系的疾病负担研究以来，环境健康风险评估技术与方法已逐步在全球范围内广泛应用。美国、欧盟等在健康风险评估方面制定和颁布了许多技术性指导文件。美国 MESA Air 研究、哈佛六城市研究、孟加拉国饮水中砷的健康影响研究等，揭示了环境健康危害的死亡负担和健康效应；美国、欧盟和日本等针对本国/地区居民的个体特征（如遗传、环境暴露、人口学、社会经济状况等），开展了有针对性的个性化健康风险评估和防护技术开发；欧美研究中已经实现了针对某些生物信号的无损个体暴露检测；美国早已系统阐述微生物定量风险评估理论和技术，但对环境中耐药微生物对人类健康的风险评估研究较少（Ashbolt et al.，2013）。而我国在这些方面也仍然处于起步阶段。经过早期针对单一受体和风险源的研究探索，开始尝试不同受体的多暴露途径的复合污染健康风险评价研究。

（三）环境健康危害的干预控制技术国内外现状

对环境健康危害的识别与风险评估研究，最终都将为环境相关疾病危害的干预控制提供支撑。加强环境健康精准防护服务，致力于重大环境健康危害干预控制技术体系研究是近年来健康工作的重点之一（Springer and Evans，2016）。现阶段国内外环境健康危害主要干预控制策略有两种：一是形成环境与健康监测网络，开展实时、系统的环境污染及其健康危害监测，及时有效地分析环境因素导致的健康影响和危害结果，掌握环境污染与健康影响发展趋势，为制订有效的干预对策和措施提供循证指导。二是有针对性地开展风险交流和群体风险控制，通过社区或家庭开展环境健康促进和干预控制，推进环境健康危害在群体水平上的干预控制，同时在立法、政策制定和执行层面采取切实有效的措施（Marie et al.，2016）。在关键控制技术上，早期健康效应敏感指标筛选和健康损害机理等是现阶段研究热点，确定某些特定环境污染物早期健康效应和健康损害并根据其健康影响状况确定优先控制污染物，从而实现对环境健康危害的干预控制。

（四）我国环境健康危害的识别、风险评估及干预控制技术需求

环境健康危害相关学科发展的技术需求。环境污染的复杂形势对环境健康危害的识别技术需求更高。未知（新型）污染物对卫生检测和健康危害评估技

术提出了新的挑战，如未知（新型）污染物含量水平极低、样本基质更复杂、种类层出不穷、分析通量要求更高、样本用量需求更少、分析手段需更加友好、效应终点日趋微观等。中国经济社会的迅猛发展和城市化的推进，公众社会对良好生存生活环境产品的需求逐渐提高，城市空气污染的环境健康防护问题显现，研究效率更高、效果更好、方便实用的环境健康危害的识别和干预控制技术是学科发展的内在需求（Friedrich，2018）。

环境健康危害的识别和干预控制的国家战略需求。2015 年开始实施的新《中华人民共和国环境保护法》中第三十九条提出，国家建立、健全环境与健康监测、调查和风险评估制度；鼓励和组织开展环境质量对公众健康影响的研究，采取措施预防和控制与环境污染有关的疾病。2016 年 8 月，习近平总书记出席全国卫生与健康大会时强调，要把人民健康放在优先发展的战略地位，努力全方位全周期保障人民健康。同年 10 月，中共中央、国务院印发的《"健康中国 2030"规划纲要》指出，营造绿色安全的健康环境，减少疾病发生。国家从法律、行动计划等多个层面进行了部署，迫切需要环境健康危害的识别、风险评估及干预控制技术的快速进展。

三、我国环境健康危害的识别、风险评估及干预控制技术展望

（一）环境健康危害的识别技术

随着量子干涉技术的进一步拓展，加之人工智能的辅助，全生命过程的环境暴露所有应对信息有望像"能量回收"技术一样可以用计算机重现；借助下一代生物信息学的超强计算技术，微创或无创的环境暴露特定效应指纹技术可能对环境健康危害的早期识别提供技术支持；基于全基因组关联分析（GWAS）和全表观基因组关联分析（EWAS）交互关联特征的智能计算技术将应用于环境健康危害的遗传易感性识别。

基于系统流行病学的环境健康危害机制研究技术。系统理论中多因多果的方法学框架可以弥补传统流行病学在复杂疾病多因素研究方面的不足。对处理多学科复杂数据，系统流行病学研究中的关键技术，包括计算建模，将提供诸多风险因素之间相互作用的综合分析能力，从而阐明暴露与导致人类疾病的最终过程之间的复杂相互作用。随着计算机技术和人工智能技术的不断发展，大

型复杂数据的处理效率将大大提高。系统流行病学将提高我们对环境健康危害的认识，为深入理解环境健康危害病因机制提供可行的路径，为高效预防和彻底治愈环境健康危害提供理论基础。

典型环境污染物暴露早期效应标志物识别技术。高通量测序技术的成熟普及，极大地促进了生物医药在分子水平上的研究深度。但这些技术的分析结果反应的是样品中优势数量细胞的信息，对肿瘤细胞、早期胚胎细胞等细胞总量较低样品的基因信息的检测则显得能力有限。单细胞测序为遗传信息的异质性研究提供了高精度研究手段，可提供更高的细胞差异分辨率，能够检出混杂样品测序所无法得到的异质性信息，并更好地理解单个细胞在其微环境中的功能。未来，单细胞测序技术将在环境污染物暴露早期生物标志物、肿瘤、生殖发育等领域发挥重要作用。

人体生物样本痕量污染物高通量检测技术。高通量检测技术具有高通量、并行性、微量化、自动化等优点，可应用于人体生物样本痕量污染物的检测。其中，高分辨率质谱技术及其与色谱技术等的联用将在人体生物样本痕量污染物的检测过程中发挥重要作用；高通量筛选技术包括生物芯片、焦磷酸测序技术、荧光偏振免疫分析技术等，能够实现低浓度样品的快速高通量检测，适用于环境污染物及其生物效应标志物分析。

未知（新型）污染物的识别检测及其健康危害的识别预测技术。高分辨率质谱技术的发展，数据库和标准物质的健全，高分辨率质谱及其与色谱联用等高通量分析技术的联合应用将是未知（新型）污染物识别和检测的重要技术。通过基因组学、转录组学、蛋白质组学和代谢组学等多组学技术研究，可以明确污染物的代谢路径和毒作用分子机制，适用于识别并预测未知（新型）污染物的健康危害。多组学技术、环境毒理学和高通量分析技术的联合应用，将是未知（新型）污染物健康危害识别预测技术的发展方向之一。

（二）环境健康危害的风险评估技术

环境健康危害综合风险评估技术。典型环境污染物除化学因素外，未来将同时开展针对各类未知（新型）污染物、生物因素以及物理因素的风险评估技术，建立物理及生物因素风险评估的构架和方法。统筹考虑复合环境因素相关的健康风险，发展多介质、多暴露途径蓄积性暴露以及多污染物累积性暴露风险评估技术。开展有针对性的面向个体的个性化环境健康风险评估技术，包括符合我国人群遗传特征的环境基因组学检测技术、开发适合国民特征的个体环境健康风险评估平台等。

基于大数据的暴露评估和模型构建技术。随着精密传感器、无线传输、空间分析、人工智能、卫星遥感等技术的日新月异，暴露测量技术向个体化、精细化、智能化方向发展。基于大数据的暴露评估技术将得到大力发展。可穿戴式个体暴露评估装置不仅在科研领域得以广泛应用，而且将逐渐被应用于敏感人群的日常生活中，可用于实时、在线监测个体暴露空气污染和过敏源状况。高时空分辨率的监测技术、模型模拟技术将得到大力发展和应用（Strosnider et al.，2014）。结合手机等无线终端的个体暴露评价和预警技术也将逐渐在科研和日常生活中得以广泛应用。个体暴露评价的精确性及相关研究水平将有较大提高。无损个体的暴露检测技术是定量反映人群体内剂量、生物有效剂量的重要技术手段，该技术可更加准确地评价人体对环境因素的实际接触水平。

环境健康危害的预警预测技术。基于毒性通路和有害结局路径框架，风险评估的中心从传统的基于毒理学转移至基于毒作用模式或化合物在分子水平的相互作用与效应机制上。污染物浓度改变对人群急性发病率的影响，高浓度暴露下的居民慢性致病健康效应，基于超细粒子数浓度、重金属、酸沉降等模拟技术的健康风险评估模型，可系统定量评估暴露于有毒有害无机污染物的健康效应。

（三）环境健康危害的干预控制技术

环境健康危害个性化风险干预技术。未来其主要技术包括基于我国人群遗传特征的环境基因组学检测技术，基于大数据的个体暴露评估和预测预警技术，针对 $PM_{2.5}$、臭氧、甲醛及其他室内污染物的集成高效空气净化技术，居民二次供水监管集成平台开发技术，依托物联网理念的住宅及公共场所环境污染在线监测与人工智能防控综合管理体系支撑技术，个体或室内电磁波屏蔽新材料技术等。例如，围绕个体经呼吸道空气污染暴露干预的特异功能性防护口罩、空气净化器，以及居室和公共场所的洁净新风技术等；围绕个体经口饮水污染暴露干预的水深度净化技术和产品，针对高氟高砷导致的生物地球化学性疾病问题的特异功能饮水净化处理技术等。

在面向群体性的暴露干预控制技术方面，早期健康危害识别是实现环境健康危害群体控制的关键。未来高通量、高灵敏的暴露和健康效应（包括早期健康效应）分析技术得以开发，针对不同类型人群、不同环境污染物所致健康危害的暴露风险进行评估，以实现环境健康危害的干预控制（Lioy and Smith，2013）。基于大数据分析，开发国家和全球尺度环境健康风险评估和关联疾病暴发预测技术，掌握环境健康危害发生规律，为相关疾病危害群体性防治策略的制定提供科学依据。此外，还需开发综合干预控制技术、方法、产品和效果评估技术，提供大规模人群推广使用的低成本、高效果的防护产品和防护技术社会化服务。

四、我国环境健康危害的识别、风险评估及干预控制技术发展战略

我国环境健康危害的识别与干预控制技术目前处于起步阶段，但公众对改善环境质量和健康服务的需求越来越大，环境健康危害的识别与干预控制技术的发展和创新需求越来越高。为此，我国未来的环境健康危害的识别与干预控制技术的发展战略应该注重以下两个方面。

（一）加强环境健康危害的识别、风险评估及干预控制技术的科研投入

将《"健康中国 2030"规划纲要》作为今后 10 年我国环境与健康工作的行动纲领，制定和发布新时期国家环境与健康行动计划，从政策层面上有序推进环境与健康工作。进一步加大科研投入，注重环境与健康复合型人才培养，加强环境健康危害识别技术、干预控制技术的基础和应用研究，及技术的集成创新和成果转化。

（二）建立有利于环境健康危害的识别、风险评估及干预控制技术集成的运行机制

环境健康危害的识别、风险评估及干预控制技术的发展需要不同部门、不同学科的专家学者联合起来，开展跨学科的交叉研究和技术融合，建立信息共享、资源共享的技术创新平台、公共信息交换平台、学术交流平台和成果转化平台。同时加强与其他学科和领域的高新技术（如人工智能、大数据技术、卫星反演、物联网技术等）的深度融合创新，形成环境健康危害的精准识别、

针对群体和个体的精准干预防控技术和方法，以满足公共卫生疾病预防控制的需要。

参 考 文 献

Ashbolt N J，Amézquita A，Backhaus T，et al. 2013. Human health risk assessment（HHRA）for environmental development and transfer of antibiotic resistance［J］. Environ Health Perspect, 121（9）: 993-1001.

Budnik L T，Adam B，Albin M，et al. 2018. Diagnosis, monitoring and prevention of exposure-related non-communicable diseases in the living and working environment: DiMoPEx-project is designed to determine the impacts of environmental exposure on human health［J］. J Occup Med Toxicol, 13: 6.

Friedrich M J. 2018. Air pollution is greatest environmental threat to health［J］. JAMA, 319（11）: 1085.

Godlee F，Waters A. 2018. Healthy people，healthy animals，and a healthy environment: one health［J］. BMJ, 362: k3020.

Lioy P J，Smith K R. 2013. A discussion of exposure science in the 21st century: a vision and a strategy［J］. Environ Health Perspect, 121（4）: 405-409.

Mainzer H M，Moffett D B. 2011. Introduction to healthy people in a healthy environment［J］. Public Health Rep, 126: 1-2.

Marie C，Lémery D，Vendittelli F，et al. 2016. Perception of environmental risks and health promotion attitudes of French perinatal health professionals［J］. Int J Environ Res Public Health, 13（12）: 1255.

Springer A E，Evans A E. 2016. Assessing environmental assets for health promotion program planning: a practical framework for health promotion practitioners［J］. Health Promot Perspect, 6（3）: 111-118.

Strosnider H，Zhou Y，Balluz L，et al. 2014. Engaging academia to advance the science and practice of environmental public health tracking［J］. Environ Res, 134: 474-481.

Thomas D. 2010. Gene-environment-wide association studies: emerging approaches［J］. Nat Rev Genet, 11（4）: 259-272.

UNEP. 2017. Global thematic report on "healthy environment and healthy people"［OL］. https: // wedocs.unep.org/handle/20.500.11822/17602［2017-03-10］.

Vrijheid M，Slama R，Robinson O，et al. 2014. The human early-life exposome（HELIX）: project rationale and design［J］. Environ Health Perspect, 122（6）: 535-544.

第十八节　具有边缘计算能力的医疗设备
物联网接入终端应用展望

卢朝霞　赫　阳

（东软集团股份有限公司）

一、具有边缘计算能力的医疗设备物联网接入终端的重要性

世界信息技术热潮正在从互联网时代步入物联网时代。物联网技术应用越来越广泛，AI 芯片计算能力不断提升，医疗设备种类和数量越来越多、越来越智能，但是医疗环境和家庭环境中的绝大多数医疗设备并没有接入信息化网络，这部分数据是医疗真实世界数据的重要组成部分，是疾病诊治、预防和科研的重要组成部分，也是医院设备运维和运营管理的重要数据基础。在物联网时代，将有各种各样、数量繁多的医疗设备接入物联网管理平台，物联网管理平台承受的负载也越来越大，通过一个平台同时响应所有医疗设备的数据管理请求、提供实时的智能决策是无法实现的，必须使用边缘计算技术，在医疗设备物联网接入终端中集成小型可升级的 AI 芯片，使得医疗设备物联网接入终端就具备独立的知识库和辅助决策能力，能够独立判断部分医疗安全风险和医疗设备管理的相关问题。到 2030 年，具有边缘计算能力的医疗设备物联网接入终端将在大型医疗机构和部分可穿戴医疗设备场景中得到实际应用。

二、具有边缘计算能力的医疗设备物联网接入终端发展现状

近年来，随着物联网产业迅猛发展，医疗物联网已成为仅次于工业物联网的第二大应用领域。预计到 2021 年医疗物联网市场将达到 720 亿美元，其中占据市场份额最大的就是医疗设备市场。截至 2017 年底，已有将近 60％的医疗机构已采用物联网技术，采用后高达 73％的人满意其节省成本的效果。然而，由于互联网和电信网本身能够支持和提供的网络带宽和传输时延有限，以及医疗设备物联网接入终端本身处理能力的限制，目前医疗物联网应用的发展面临诸

多挑战。

（1）网络能力限制。医疗设备物联网接入终端的超速增长和多种多样的业务应用将带来数据爆炸式增长。这些海量数据在服务医疗业务的同时，也对数据处理提出挑战，海量数据的传输和处理将带来更大的网络流量压力并需要更多的云数据中心（楚俊生等，2018）。

（2）数据时效性。医疗业务应用的实时性要求很高，一般都要求在 10 毫秒级别或以内，云计算带来的过高时延难以满足业务的要求或造成很差的用户体验。另外有些医疗设备接入物联网应用要求数据能够结合本地的运行环境，也不适合传递到远端云/数据中心进行分析处理。

（3）终端资源限制。由于物联网终端自身的计算、存储能力以及供电方式的限制，医疗设备物联网接入终端难以应对实时产生的大量数据处理和分析要求，而将数据发送到云端进行处理又难以满足物联网终端的在时延性、可靠性或隐私安全等方面的要求。

（4）异构系统互联。在医疗设备接入物联网环境下，终端类型和采用的连接协议多种多样，物联网应用难以对联接的终端在数据收集、数据分析、终端控制等方面进行适配操作。

（5）安全及隐私挑战。医疗是关系人生命安全的特殊领域，医疗设备物联网接入终端同样面临窃听、跟踪、攻击、欺骗、重放、克隆、物理破解、篡改信息、分布式拒绝服务（DDoS）、病毒等安全和隐私威胁，很容易引发个人信息泄露、医疗事故、法律风险等，威胁人身安全，医疗设备物联网接入终端需要通过美国 FDA、中国国家药品监督管理局等相关认证。

随着技术的不断进步，边缘计算技术的兴起恰恰能弥补医疗物联网的不足。边缘计算，是指在靠近物或数据源头的网络边缘侧，融合网络、计算、存储、应用核心能力的开放平台，就近提供边缘智能服务。边缘计算可满足医疗物联网应用在业务实时、业务智能、数据聚合与互操作、安全与隐私保护等方面的关键需求，具体如下。

（1）分布式和低延迟保障。边缘计算可采用边缘网关的方式在网络边缘侧进行分布式部署，就近进行数据收集、数据预处理、协议转换和数据分析等功能，确保低时延的业务需求得到保障，减轻医疗设备物联网接入终端与云/数据中心之间的网络流量压力，屏蔽不同终端类型和异构网络协议的影响。

（2）增强的计算和电力供应。边缘节点设备基本上是采用高性能的通用中央处理器（CPU）或专用 GPU、数字信号处理（DSP）芯片实现，在网络传输、安全和 AI 算法、数据存储等方面有一定的综合运算能力，非常适合把医疗设备物联网接入终端的数据处理和分析任务放在边缘节点上执行（ETSI，2016）。

（3）边缘智能化。嵌入的机器学习/深度学习和人工智能技术也将增强边缘计算智能服务的提供能力。边缘计算采用分层处理机制，只把复杂的、时延不敏感和需要集中控制的任务放在云/数据中心，提升云/数据中心的处理效率和降低成本（AII and ECC，2017）。

（4）安全和隐私保护。边缘计算将医疗物联网的敏感数据保存在本地设备上，从而有助于改进安全和隐私性。对必须要传递到云/数据中心的隐私数据，则通过加密、脱敏和认证等技术手段，确保其安全和隐私。

总体上，医疗物联网应用面临的诸多挑战在边缘计算功能实现上都得到了对应的解决方案。借助于边缘计算，医疗物联网应用将发展得更快、更强大，也势必加速行业数字化转型的力度和深度。

三、具有边缘计算能力的医疗设备物联网接入终端关键技术

未来，将有越来越多的医疗设备物联网接入终端，从检验检查、医疗影像等诊断设备，到手术室、重症监护病房（ICU）、急诊、病房的治疗设备，甚至到社区诊所和家庭病房的医疗护理设备等都将接入物联网终端，而物联网终端将高效连接任何医疗设备，安全融入任何医疗场景，与任何医疗信息系统协同，并且可提供全生命周期的医疗健康管理服务。同时，医疗设备物联网接入终端还将进一步向多媒体形式拓展，汇集声音提醒、屏幕展示、人机交互等功能，优化医生诊治、患者就诊体验。

此外，由于医疗物联网的技术局限和边缘计算的技术优势，边缘计算技术将嵌入医疗设备物联网接入终端内，用于数据的本地化计算、存储和边缘智能服务。

未来，应用于医疗设备物联网接入终端的边缘计算技术将向如下方向发展。

（一）优化边缘计算算法与内存设计

具有边缘计算能力的医疗设备物联网接入终端应用是将在云端的智能处理能力延展到物端，即计算智能前置。但现在主流的深度神经网络处理算法程序大小通常为几兆字节甚至几百兆字节，这就给物端计算节点的处理器和内存配置带来了挑战，因此需要进行算法模型的压缩和智能处理算法硬互联网协议（IP）化，并配置到物端处理器上（洪学海和汪洋，2018）。同样，算法必须要能把模型做到很小，即"模型压缩"。在不同的医疗场景下，对物端处理器的能力、功耗等需求不同，因此对具有边缘计算能力的设备终端处理器来说需要针对不同的应用场景，配置相应的处理能力。

（二）提升边缘计算分布式协同能力

边缘计算本质上是去中心化的计算模式，必定涉及中心与边缘侧设备、中心云与边缘云、数据中心与基站等场景的协同，在医疗设备物联网接入终端应用场景下，需要不同地理位置、不同数据拥有者的互联互通，因此需要协同连接多个数据拥有者的边缘，在数据拥有者之间提供数据的共享（施巍松等，2017），其协同计算能力依然是目前亟须解决的问题。协同计算涉及方方面面，在数据全生命周期中，在哪个阶段进行协同、计算负载如何适度分配、任务如何调度、哪些资源需要放在中心、哪些资源放在边缘等依然是非常难的问题，必须依靠识别用户场景，根据用户需求，动态地进行相关计算，进行全局考虑。

（三）增强前端智能化情景感知能力

边缘计算从诞生之初就是为了解决效率问题，从根本上讲是智能化。首先，其要解决的是让服务如何动态的、自适应地去感知。因此边缘计算需要借助基于无监督的机器学习机制来动态分配资源、配置资源、调配资源，以取得良好的用户体验（He et al.，2018）。其次，海量终端将对人工智能、机器学习等技术产生影响，将促进微内核技术的发展，方便算法、模型等嵌入到海量设备的固件当中，使前端智能更具有发展前景（洪学海等，2018）。

（四）加强边缘计算与新一代信息技术融合发展

边缘计算是与云计算相生相伴的一种技术，并且与新一代信息技术高度联接，因此需将边缘计算的研发和应用与大数据、人工智能、5G 技术、"互联网+"、区块链、VR 等研发计划协同发展。例如，与 5G 技术的融合，在某些应用不需要传统的宽带业务，则无须为每类应用建立单独的处理网络，可以通过独立的物理网络切分出若干逻辑网络来满足不同的需求；与区块链技术融合有望突破云平台追溯边缘计算计算结果数据的技术瓶颈，加速物联网去中心化趋势；与VR/AR 技术融合，可以为 VR/AR 等可穿戴设备提供附近的处理中心；结合 5G 技术的高速能力，可解决数据回传延迟问题，解放移动端图形渲染负担等，成为具有高性能、低功耗的移动设备（洪学海等，2018）。

综上，在不久的未来，具有边缘计算能力的医疗设备物联网接入终端产品会越来越成熟，会不断涌现在医院的诊治环节、院后的康复环节、日常的保健环节，将有助于远程监护、远程医疗、远程设备管理等业务的开展，使医生诊治更精准、患者就医更高效。

四、具有边缘计算能力的医疗设备物联网接入终端发展战略

伴随技术的不断创新与发展，边缘计算在医疗物联网应用领域具有广阔的前景，它可将无线技术带来的便捷性、移动性、高速和安全性融入医疗健康领域的各个环节中，改变了传统的医疗管理模式，大大提高了医院的服务质量和管理水平。

到 2035 年，医疗设备物联网接入终端的性能将大幅提升，具体如下。

（1）产品形态方面，医疗设备物联网接入终端是多样化的，有单体盒子终端、有带屏幕终端、有内嵌于医院基础设施的一体化终端，也有芯片式终端。

（2）连接医疗设备数量方面，物联网终端可接入医院中 100%的医疗检验设备和影像设备，接入医院中 95%的护理照护设备，接入医院中 90%的便携型健康医疗可穿戴设备。

（3）应用场景方面，具有边缘计算能力的医疗设备物联网接入终端应用于100%的医疗诊断场景、95%的医疗护理场景、90%的居家健康管理。

（4）系统协同方面，具有边缘计算能力的医疗设备物联网接入终端可与医院信息系统（HIS）、电子病历、临床信息系统等 100%协同，与可穿戴设备信息系统 90%协同。

此外，随着边缘计算算法设计的不断优化、分布协同能力的逐步提升，其

与大数据、机器学习、5G 技术的融合，将推动医疗物联网设备终端走向智能化。检验检查设备、护理康复设备、居家健康管理设备等终端产生的海量数据压力将通过边缘计算得到有效缓解，通过接入终端动态、自适应的感知，使分析结果及时响应，由于其去中心化的特点，数据安全也能得到保证（Bangui et al.，2018）。因此，具有边缘计算能力的医疗设备物联网接入终端将在以下几个项目中优先发展。

（一）基于真实世界数据的智能可穿戴设备应用

患者的真实世界数据具有十分重要的价值，但目前这类数据的收集与分析存在一定的挑战，大部分数据是非结构化的并且定义不清晰，且通过云端分析反馈存在较为严重的延迟。未来，通过边缘计算收集真实世界数据，将关键处理任务转移至物端网络边缘侧，可较好地解决此类问题。智能可穿戴设备可获取患者的生命体征并创建患者个人日志，通过边缘计算及时生成诊疗模式（Yue，2018）。通过实时分析，还可以持续监测身体的健康情况，检测到异常紧急情况时，可快速响应发送警报。同时，基于边缘计算的智能可穿戴设备可以实现医院、家庭等不同场景下的持续实时监测，尤其针对老年人、慢性病患者、重症患者等，可反馈饮食、生活习惯、疲劳程度、用药情况等，智能优化诊疗计划。

（二）融合 5G 技术、VR 等新兴技术的远程医疗应用

目前医疗设备物联网接入终端在远程医疗场景下的应用存在通信手段滞后、网络连接不顺畅、数据传输质量不佳等问题，导致远程健康管理服务不能较好的独立工作，且存在一定的数据安全隐患，某种程度上阻碍了远程医疗的发展。通过面向 5G 技术的边缘计算技术与物联网接入终端的融合，灵活分层部署，分布协同计算，在分支机构数据中心分配工作负载，无须与网络基础设施保持持续联系，扩展现有网络范围，即使在偏远地区，医疗人员也可通过可穿戴设备、检测设备等医疗终端获取患者的关键数据（陆璐，2018）。同时，具有边缘计算能力的医疗设备与虚拟现实技术的融合，可使远程医疗服务更贴近患者，通过智能眼镜等设备终端，实时交互，立体化、图像化展现患者数据，给予双方全方位沉浸式的就医体验。同样，也可用于远程教育，通过实时交互与

立体化的感官学习，提升偏远地区医务人员的业务能力。

（三）可视化动态管理医疗物资

医疗机构的供应链管理复杂，保持医疗物资有序管理和医疗设备可靠运行，同时做好相应的成本控制目前存在一定的挑战。通过具有边缘计算能力的医疗设备物联网接入终端，可实时获取并分析设备的运行状态，智能预测设备何时出现故障与生命周期，动态地向工作人员进行可视化分析。同样，借助具有边缘计算能力的医疗设备物联网接入终端，可实现医疗器械与药品各个环节全方位可视化的实时监控和跟踪，包括手术器械管理、消毒包管理、医疗垃圾处理、药品防伪、服药状况监控、生物制剂管理、药品供应链管理等，结合大数据技术，协同分析医疗物资端成本等数据，实现智能成本控制。

（四）主动式院前急救协同应用

目前，院前急救领域存在危重患者信息难以实时传送，救护车和急诊科衔接不到位，无法真正实现"能力救治"。未来通过具有边缘计算能力的院前急救设备终端协同应用，将本地化处理从网络一直延伸到传感器，使计算过程更加接近数据源，将救护车升级为生命急救平台，配备掌上 B 超、VR 眼镜、GPS 等设备终端，实时将患者生命体征数据通过设备终端传输至医院与远程专家，对患者进行现场有针对性的抢救和远程会诊（张福林等，2016）。其数据互联传输，不仅仅集中于院前院内，同时可对路况信息进行分析，指派交警临时管控，缩短行车时间。

参 考 文 献

楚俊生，张博山，林兆骥. 2018. 边缘计算在物联网领域的应用及展望［J］. 信息通信技术，12（5）：31-39.

洪学海，汪洋. 2018. 边缘计算技术发展与对策研究［J］. 中国工程科学，20（2）：20-26.

洪学海，汪洋，郭树盛. 2018. 边缘计算技术研究报告［OL］. www.cnic.cas.cn/xwdt/yfdt/201811/P020181108393346075254.pdf［2019-03-30］.

陆璐. 2018. 面向 5G 网络的边缘计算技术研究［J］. 信息通信技术与政策，293（11）：1-6.

施巍松，孙辉，曹杰，等. 2017. 边缘计算：万物互联时代新型计算模型［J］. 计算机研究与发展，54（5）：907-924.

张福林，胡建平，马行舒，等. 2016. 基于物联网的主动式医疗急救协同系统设计［J］. 智慧健康，2（2）：35-39.

AII，ECC. 2017. 边缘计算白皮书 2.0 ［OL］. http：//www.ai-ialliance.org/index.php?m=content&c=index&a=document_download&ftype=3&fid=182 ［2018-09-10］.

Bangui H，Rakrak S，Raghay S，et al. 2018. Moving to the edge-cloud-of-things：recent advances and future research directions ［J］. Electronics，7（11）：309.

ETSI. 2016. Mobile edge computing（MEC），framework and reference architecture ［OL］. https：//www.etsi.org/deliver/etsi_gs/MEC/001_099/003/01.01.01_60/gs_MEC003v010101p.pdf ［2018-09-10］.

He L，Ota K，Dong M. 2018. Learning IoT in edge：deep learning for the internet of things with edge computing ［J］. IEEE Network，32（1）：96-101.

Yue L Q. 2018. Leveraging real-world evidence derived from patient registries for premarket medical device regulatory decision-making ［J］. Statistics in Biopharmaceutical Research，10（2）：98-103.

第十九节　面向未来医学的智能决策支持系统应用展望

卢朝霞　赫　阳

（东软集团股份有限公司）

一、面向未来医学的智能决策支持系统的重要性

在生命健康领域，医学发展朝着精准医学和个性化诊疗方向发展。大数据技术已经非常成熟，人工智能技术日趋成熟，算法和计算机的算力越来越强，目前影响医学领域人工智能发展的核心问题是医学伦理符合性、算法权威性、知识库权威性、数据质量。随着健康医疗信息互联互通水平越来越高、真实世界数据越来越完整，综合使用大数据、人工智能等技术，实现面向未来医学的智能决策支持系统，针对重点疾病和科研需求，构建国家级自主可控或跨省级的重点疾病队列研究大数据仓库，或多中心共享的医学科研数据仓库，提供医学科研创新大数据分析服务和数据服务，医学伦理符合性会越来越高，能够为诊疗和个人健康管理提供实时的权威决策支持服务。这将为慢性病、传染病、生殖健康、精神健康等疾病防治，以及药物研发、医疗设备研发提供更加智能化的智能决策支持，有助于不断提升疾病治疗的精准水平和个性化水平，缩短药物和设备研发的周期，提升个人健康管理水平。预计到 2035 年前，符合医学伦理的面向未来医学的智能决策支持系统会得到实际应用。

二、面向未来医学的智能决策支持系统发展现状

近年来，医学已成为科技领域发展进步最迅速的学科之一，医学信息呈指数级增长。以大数据为驱动的人工智能技术在医学决策支持系统的应用已成为国内外医疗信息化建设的重点，无论是美国的医疗卫生信息与管理系统协会（HIMSS）还是中国电子病历分级评审，都把智能决策支持功能的实现列入对医院临床实践的考核要求。智能决策支持系统在协助医生诊疗、医院管理以及患者参与医疗活动方面发挥了重要作用。目前，国内外普遍加大投入，积极研发不同细分领域的决策支持系统，典型应用主要包括辅助诊断、辅助治疗、辅助用药、辅助管理、辅助科研、辅助健康管理等决策支持系统。

辅助诊断类决策支持系统，通过智能影像辅助诊断和智能体征检查等方式使医生的诊断更加快速、准确。每类产品会针对特定的一个或多个细分病种，其中眼科、肿瘤、糖尿病等是重点关注领域。如美国 IDx 公司针对糖尿病视网膜病变的产品 IDx-DR，已经通过美国 FDA 审批，该系统可通过算法评估患者眼部照片，来确定患者是否有糖尿病视网膜病变的迹象（van Der Heijden et al.，2018）。

辅助治疗类决策支持系统，可以为医生推荐相似疾病的治疗方案，提供基于基因组学的个性化治疗和基于算法的动态调整式治疗等。如谷歌旗下 DeepMind Health、Moorfields 眼科医院、NHS 信托基金和伦敦大学学院眼科研究所共同创建的人工智能系统，可以为 50 多种眼疾推荐治疗方案，准确率高达 94%，与顶级人类专家不相上下（Johnson，2018）。

辅助用药类决策支持系统，可以对医生开立的处方进行评估，识别药物之间配伍反应或药物禁忌证，综合患者数据，评估药物处方合理性，帮助医务人员做出正确的给药组合，减少和避免医疗不良事件的发生，促进临床合理用药（Ranji et al.，2014）。例如，近期斯坦福大学的科学家们开发了一个人工智能系统 Decagon，用于预测药物组合可能会出现的副作用，可以帮助医生做出更加准确的药物选择，同时也可以帮助研究人员来寻找更好的药物组合（Zitnik et al.，2018）。

辅助管理类决策支持系统，通过对医院业务系统的数据分析形成对医疗市场、服务需求、质量管理、运营管理、人员绩效考核的定量分析和预测，从而

为医院战略发展和精细化管理的决策提供可靠依据。例如，美国退伍军人部开发的分布式医院计算机程序（distributed hospital computer program，DHCP）系统经过 20 多年的发展和持续改进，目前已应用到美国国防部所属医院、印第安医疗服务机构及华盛顿所属的医院等多家医疗单位。该系统目前已发展成为包括医疗质量管理、院内感染控制、疾病分类管理、医院管理成本测算、医疗服务成本效益评价的医院管理决策支持系统，通过提供各种强大的决策分析功能，为医院管理者制定医院的发展战略和竞争策略提供技术支持（Lloyd，1992）。

辅助科研类决策支持系统，通过搭建多中心的研究平台，对既往发生的医疗数据进行回顾性研究，汇聚多种数据源，进行数据价值挖掘，从数据中发现新问题、新认知，同时也可为新药物、新设备、新治疗方案等进行探索性研究。例如，由美国国立卫生研究院资助的开放性科研项目整合生物学和临床信息学（informatics for integrating biology & the bedside，i2b2），参与者包括哈佛附属医院、哈佛公共健康学院、哈佛医学院、麻省理工学院健康科学与技术部等，通过该平台为临床研究人员提供共享数据和术语管理、自然语言处理等工具，从而有效地支持临床研究工作（Murphy et al.，2010）。

辅助健康管理类决策支持系统，基于一系列个人健康状况特点，在恰当的时间以恰当的方式辅助健康管理。目前主要的应用场景集中在在线自诊、在线 AI 阅片、基于在线智能问诊的导诊、基于风险预测的导诊、自我监测与预警等。例如，美国健康管理服务公司 Welltok 通过旗下的 CaféWell 健康优化平台，运用人工智能技术分析来源于可穿戴设备和智能硬件等合作方的用户体征数据，为用户提供个性化的生活习惯干预和预防性健康管理计划（Rotermund and Morgenstern，2014）。

三、面向未来医学的智能决策支持系统关键技术

宏观来看，智能决策支持系统包括三个关键部分：知识库、推理引擎、人机交互（郑万松等，2012）。智能决策支持系统的核心就是通过机器学习、自然语言处理、语音识别等人工智能技术的应用，对海量的医学信息进行推理和判断，将医学信息处理与临床实践结合，基于动态的医学知识库，进行决策的过程。因此，面向未来医学的智能决策支持系统发展的关键技术需求如下。

（一）构建权威的医学知识库

医学知识库是实现智慧医疗的基石，如何构建权威的医学知识库，是目前决策支持系统的行业壁垒（袁凯琦等，2018）。只有建立起一个庞大的、科学的医学知识数据库，并有与之相配的健康人体和疾病群体大数据分析、海量数据高效整合、高通量信息资源共享等支持，才能真正切实有效地为医生诊断和治疗决策提供帮助。知识库不仅是临床相关知识的总集，还应当包含各种最新临床指南、循证医学证据、医学文献、医学辞典、医学图谱、计算工具、大量电子病历等海量数据，而且知识库的来源必须是可靠的、广泛的，能够及时吸纳、更新各种最新的医学知识。同时，面向未来医学的发展，需要制定系统、全面的精准医学本体和语义表示体系，逐步构建面向全疾病谱、可自动更新、中西医结合的精准医学知识库。

（二）基于大数据、人工智能的融合推理技术

互联网时代积累的大量数据和云计算带来的算力大幅提升，极大地促进了大数据、人工智能产业的发展。基于大数据、人工智能的智能决策支持系统以决策的"供给"与"需求"间的相似度和匹配规则形式提供决策结果，以个性化方式帮助用户在海量候选项中迅速找到符合需求条件的输出结果。然而真实世界数据包含了大量的患者相关的医学信息，这些数据来自不同机构、不同系统、不同设备，具有不同的标准，缺乏对医学概念的标准化描述。基于大数据、人工智能的融合推理技术研究主要通过大数据分析解决内外部多源、异构复杂数据的处理，通过机器学习模型与算法研究从复杂数据环境中动态构建知识图谱，在此基础上，通过业务模型来自动化识别业务问题和判断分析，然后利用自然语言处理、语音识别、智能交互等技术实现人机互动。

（三）基于多模态交互的人机交互技术

人机交互是决策支持系统与用户之间数据的输入和输出部分的操作界面，系统根据用户输入或者从其他系统获得的条件进行判断，从知识库中抽取对应的相关词条或句子显示出来。传统的决策支持系统一般通过用户手工操作的方式实现人机交互。目前，随着人工智能技术的发展，语音识别技术已经在部分系统中有所应用，但受到个人发音习惯、方言、环境噪音、语义理解等因素的

影响，还存在"听不准"和"听不懂"的问题，智能化程度还不够。未来，屏化、可视化将成为全球趋势，通过语音控制，以及结合手势、肢体动作甚至表情等体感技术的人机交互模式将成为必然。因此，多模态交互技术（Bezold and Minker，2011），即通过文字、语音、视觉、动作、环境等多种方式进行人机交互的方式，将成为下一步的技术发展方向，为用户体验和使用效率带来极大的提升。

四、面向未来医学的智能决策支持系统发展趋势

在云计算、5G 技术、物联网、区块链等新一代信息技术急速发展的背景下，数据的存储成本、传输效率、安全保障等问题将得以解决。随着国家健康医疗信息互联互通工作的大力推进，医疗系统内部和医疗系统之间的数据互操作性不断增强，数据的质量和完整性将不断提高。健康医疗大数据作为国家基础性战略资源，未来一定是充分共享的，同时随着基因监测技术、智能可穿戴设备的应用和普及，真实世界数据将越来越完整。传统的临床医学模式将发生巨大变化，未来的治疗方案将根据患者的信息量身定制，综合使用大数据、人工智能等技术的智能决策支持系统将为未来医学的发展提供重要支持，预计到2035 年前，面向未来医学的智能决策支持系统将得到实际应用。

从应用范围来看，智能决策支持系统将由大型医院走向基层，在基层医疗信息系统中得到广泛应用，逐渐实现覆盖院内、院外、医联体、医疗集团、互联网医院的全面应用。目前智能决策支持系统在我国主要以大型医院应用为主，面向的核心用户群体是专科医生。但随着分级诊疗制度的推进，面向基层全科医生的智能决策支持系统将成为发展应用趋势，通过系统的使用，将有效提高基层全科医生的医疗水平，降低误诊、漏诊率，减少医疗不良事件的发生。

从应用形态上来看，智能决策支持系统将逐渐实现与医疗信息系统的全面融合，通过接口集成或独立使用的应用方式逐渐实现与医疗信息系统的一体化，打造能够自学习的医疗信息系统，系统能够根据历史决策结果，持续优化决策过程。例如，目前决策支持系统提供的决策方式与临床医生的行为习惯相去甚远，提示的信息庞杂且缺少针对性，从而降低了临床医生使用的满意度和积极性；未来，系统能够自动记录和分析医护人员的操作习惯，形成有针对性

的系统交互界面，系统的预警与提示也将更加精准和智能。

从应用场景来看，智能决策支持系统将由当前的辅助诊断、辅助诊疗、辅助用药等单个诊疗环节应用延伸到医疗健康的各个领域，实现个人健康管理、医疗服务、医疗质量管理、运营运维、临床科研以及药物研发、医疗设备研发、商保方案制定与定价等第三方应用的全面覆盖。

五、面向未来医学的智能决策支持系统发展战略

随着信息技术、生物技术的发展，未来医疗将更加注重疾病的预测、预防，患者在诊疗过程中的参与性也将大大增强，今后必将进入"个性化医疗"时代。同时，医疗质量作为医院管理的核心，仍将是未来医疗关注的重点，因此面向未来医学的智能决策支持系统将在以下几个方面优先发展。

（一）基于真实世界数据的个人健康管理决策支持

精准的个人健康管理是精准医学的长期目标，精准健康管理不同于传统的健康管理，其特点是运用精准医学的理念技术，根据个体或群体的健康状况结合个体遗传特征进行全面监测、分析和评估，提供健康咨询和指导（Collins and Varmus，2015）。精准的个人健康管理实现需要依托个人健康档案和智慧医疗建设。未来，个人健康档案数据将更加丰富，它将包括个人的全基因组序列、传感器数据、医疗记录、生活环境数据等。大量的健康医疗数据为真实世界的研究提供了可能，构建基于真实世界数据的个人健康管理决策支持系统能够为诊疗和个人健康管理提供实时的权威决策支持服务，并根据每个人的情况和需求订制个体化的医疗方案，慢性病、传染病、生殖健康、精神健康等疾病防治效益也将大大提升。

（二）基于权威知识库的全面医疗质量管理决策支持

随着我国医改深入，医疗服务普及方面取得了重大进展，人人享有基本医疗卫生服务的目标将有望在短期内实现，但需要注意的是，医疗质量一直是不容忽视的问题。《柳叶刀》近期发布的一项研究表明，在中低收入国家，每年约有860万人死亡。其中，因医疗质量不足导致约500万人死亡，远远超过因无法获得医疗服务而死亡的360万人（Kruk et al.，2018）。通过智能决策支持系统来

改善医疗质量将是未来的重点研究方向，系统的核心是构建权威的医学知识库。目前，我国在使用医学知识库时，通常使用的是国外的医学知识库，如荷兰威科集团、英国医学杂志（BMJ）和美国梅奥医学中心等相关知识库产品。这些知识库已经在不少国家被使用多年，因此所积累的信息量十分庞大，也相对成熟。未来我国在构建知识库时，还应当充分融合中西医和民族医学知识，建立适合中国人的中西医结合的权威医学知识库。同时，医疗质量是一个连续管理的过程，对医疗质量管理，未来系统将全面覆盖病历质控、护理质控、危急值管理、传染病管理、院内感染管理等医疗质控各个环节，结合权威的医学知识库规则，及时、有效地对诊疗过程的各个环节进行监测、评估和干预，从而规范医疗行为、提高医疗质量。

（三）针对肿瘤和心脑血管等重大疾病的精准医疗决策支持

近年来肿瘤、心脑血管等疾病的发病率呈上升态势。根据健康中国战略，加强重大疾病的防治攻关已成为未来医学的重要任务之一。针对肿瘤、心脑血管疾病、呼吸系统疾病、代谢性疾病、免疫性疾病等重大疾病及相对高频的罕见病，整合标准化的医疗、健康、生命组学数据，结合上述疾病的大规模、高质量真实世界数据，构建多学科协作、贯穿诊治全过程的，面向疾病风险预测、早期筛查、分子分型、靶向治疗、疗效和安全性预测、预后监控以及个性化治疗的决策支持系统，提高重大疾病的诊疗水平和防治效益。

（四）针对临床科研转化的科研决策支持

针对临床科研，目前的决策支持系统主要解决的问题是将医院内部多源异构的临床数据转化成有效的科研数据，医生通过输入关键词对患者病史数据进行检索，之后根据系统提供的数据统计、数据分析、数据挖掘相关算法开展科研研究。未来可供医生进行科研的数据资源将不再局限于院内，医疗集团、医联体甚至省级、国家级的大数据科研平台都可以为医生提供数据资源。同时，系统的功能不再局限于辅助科研研究、科研管理，还将为医生提供科研转化的支持，如结合物联网、可穿戴设备、远程医疗等技术应用，对患者数据实时采集分析，有效关注真实的临床环境下患者是否得到了更好的治疗，即从数据支撑临床研究到用科研成果去优化临床效果、优化患者预后，最终形成闭环。

参 考 文 献

袁凯琦，邓扬，陈道源，等. 2018. 医学知识图谱构建技术与研究进展［J］. 计算机应用研究，35：1929-1936.

郑万松，陈娴，李刚，等. 2012. 医疗决策支持系统的研究与应用［J］. 中国数字医学，7（11）：26-28.

Bezold M，Minker W. 2011. Adaptive Multimodal Interactive Systems［M］. New York：Springer Science and Business Media：41-65.

Collins F S，Varmus H. 2015. A new initiative on precision medicine［J］. New England Journal of Medicine，372（9）：793-795.

Johnson K. 2018. DeepMind's AI can recommend treatment for more than 50 eye diseases with 94% accuracy［OL］. https://venturebeat.com/2018/08/13/deepminds-ai-can-recommend-treatment-for-more-than-50-eye-diseases-with-94-accuracy/［2018-08-13］.

Kruk M E，Gage A D，Joseph N T，et al. 2018. Mortality due to low-quality health systems in the universal health coverage era：a systematic analysis of amenable deaths in 137 countries［J］. The Lancet，392（10160）：2203-2212.

Lloyd S S. 1992. Automated information systems provide health information management support to veterans' healthcare［J］. J AHIMA，63（6）：63-67.

Murphy S N，Weber G，Mendis M，et al. 2010. Serving the enterprise and beyond with informatics for integrating biology and the bedside（i2b2）［J］. Journal of the American Medical Informatics Association，17（2）：124-130.

Ranji S R，Rennke S，Wachter R M. 2014. Computerised provider order entry combined with clinical decision support systems to improve medication safety：a narrative review［J］. BMJ Qual Saf，23（9）：773-780.

Rotermund S，Morgenstern E S. 2014. Welltok Survey finds consumers struggle to achieve optimal health on their own［OL］. https://www.prnewswire.com/news-releases/welltok-survey-finds-consumers-struggle-to-achieve-optimal-health-on-their-own-275294721.html［2019-07-27］.

Van Der Heijden A A，Abramoff M D，Verbraak F，et al. 2018. Validation of automated screening for referable diabetic retinopathy with the IDx‐DR device in the hoorn diabetes care system［J］. Acta Ophthalmologica，96（1）：63-68.

Zitnik M，Agrawal M，Leskovec J. 2018. Modeling polypharmacy side effects with graph convolutional networks［J］. Bioinformatics，34（13）：457-466.

第二十节 针对合成生物威胁因子的相关侦测技术展望

张卫文

（天津大学生物安全战略研究中心）

一、针对合成生物威胁因子的相关侦测技术发展现状

合成生物学打破了生命与非生命的限制，打开了从非生命化学物质向生命物质转化的大门，可以全局性设计和创建元件、模块及系统，或重新设计原有自然生物体系，实现新功能，直至"人造生命"。因此，麦肯锡全球研究所发布的研究报告及世界经济论坛都将合成生物学评价为未来的颠覆性技术。合成生物学因其颠覆性特征，已经成为世界强国前沿科技发展的战略重点。随着合成生物学的快速发展，生物体的人工合成与改造变得越来越容易，研究大量涉及来自病毒、致病性细菌和真菌的强毒力基因元器件，且被设计和使用的毒性基因元件和调控元件的数目也从少数几个跃升为几十个、上百个，乃至整个基因组的重新设计和编辑改造，赋予合成生物各种崭新的生物学功能，甚至通过基因组全人工合成实现"人造生命"。如何保障合成生物的生物安全性成为一个极其重要并且亟待解决的关键问题。同时，保障合成生物的生物安全性是生物安全的重要组成部分，其主要内容包括：合成生物威胁因子的快速识别技术和合成生物威胁因子封闭技术等。英国和美国均发布了公开的生物防护研究计划，扩大生物防护研究群体，如英国 2014 年公开发布了合成生物学的生物防护研究的计划征集。

合成生物威胁因子的快速识别技术包括序列依赖及非序列依赖的识别机制。序列依赖识别机制通过对潜在合成生物威胁因子进行测序，与相关数据库比对，通过建立种系进化树确定潜在合成生物威胁因子来源及威胁程度。然而，目前可培养的微生物种类只占到自然界已发现种类的 1%，众多的微生物还无法在实验室进行纯培养，潜在合成生物威胁因子通常样品量较少，同时并不清楚是否能进行纯培养。即使能进行纯培养，其花费的经费及时间都是巨大的。例如，《自然》杂志在 2015 年 6 月 16 日刊登了关于微生物暗物质挖掘的文

章，其中提到 Robert Heinzen 教授 2009 年在《美国国家科学院院刊》（*PNAS*）杂志发表的文章。其报道了一种可致流感样疾病微生物的纯培养，该细菌正常情况下只能在感染细胞内分裂增殖；他们前后经历了十几年的时间实现了这种微生物的纯培养。单细胞微生物全基因组和转录组分析技术能够实现直接分离潜在合成生物威胁因子并对其进行分析的目标，在避免了纯培养过程的同时，也能实现快速识别和鉴定。2011 年，《自然–方法》（*Nature Methods*）将单细胞测序列为年度值得期待的技术之一；2013 年，《科学》杂志将单细胞测序列为年度最值得关注的六大领域榜首；2013 年，单细胞测序技术荣膺 *Nature Methods* 年度技术。近几年来，单细胞分析相关的文章是各大顶级期刊的热点：《细胞》杂志曾在 2012 年 3 月 2 日一期中以 "*Single-Cell Sequencing of Cancer*" 为题，介绍了当期发表的两篇单细胞研究的相关结果；仅在 2013 年，《自然》及其系列生物学子刊就有百余篇与单细胞分析相关的文章；而《科学》在 2013 年 12 月 6 日一期中更是以 "*Single-Cell Biology*" 为封面专题，介绍了单细胞领域相关研究的最新进展。以 "*Single-cell Microbiology*：*Tools，Technologies，and Applications*" 为题的文章最早在 2004 年就有报道（Brehm-Stecher and Johnson，2004），以 "single-cell microbiology" 为整体关键词的文章在谷歌学术搜索（Google Scholar）上有 300 余篇。

生物气溶胶是微生物及病原体传播的重要方式，也是未来实现合成生物威胁因子快速大量传播的主要途径，因此对生物气溶胶的捕获及分析也是合成生物威胁因子快速识别的重要方面。一般来说，生物气溶胶粒径较小，在其捕获过程中会对其活性及识别属性造成一定损伤，需要有高效的富集检测技术才能实现生物气溶胶的快速捕获鉴别。2003 年，美国国土安全部负责启动了"生物监测计划"（BioWatch 计划），美国疾病控制与预防中心启动了"生物传感计划"（BioSense 计划）。两项计划主要监测空气中病原体的释放工作，给政府和公共卫生机构提供潜在的生物恐怖事件的预警，主要设施是通过过滤空气，利用 PCR 的方法分析潜在的生物武器的袭击。相关富集检测设备已经研发并投入使用，如美国的基于荧光检测生物气溶胶的设备紫外线空气动力学粒径谱仪（UV-APS），对霉菌和其他生物气溶胶具有高度检测灵敏性的宽带集成生物气溶胶传感器（WIBS），用于识别生物恐怖威胁早期预警的生物气溶胶威胁检测器（Bio-Aerosol Threats Monitor）等。将单细胞分析技术和高效气溶胶富集检测技术相结合，建立序列依赖的合成生物威胁因子的快速识别技术将会有非常广泛的应用前景。

合成生物威胁因子非序列依赖的识别机制包括生命体基本元件组成鉴定和组学特征分析等。地球上生命体由 5 种天然碱基和 20 种氨基酸组成。研究表明，可通过修饰天然碱基的氢键形成新型人造碱基对，并能在细胞内进行正常复制、转录和翻译。例如，2014 年 5 月 7 日，Romesberg 领导的研究团队在《自然》上在线优先发表论文，宣告了包含一对人造碱基对的六核酸分子半合成大肠杆菌的诞生；这一工作标志着有关人造碱基对的研究工作正式从体外步入了体内。除了采用 20 种氨基酸外，最近研究表明，生物体可以使用其他非天然氨基酸。Church 领导的研究团队重新设计了一套 tRNA 转运系统——bipA 氨基酰 tRNA 合成酶［bipA aminoacyl-tRNA synthetase（bipARS）/tRNA$_{bipA}$ system］，将终止密码子 TAG 转化为非标准氨基酸 bipA（L-4,4′-二苯丙氨酸）密码子。自然界中生物利用的氨基酸（除了无手性的甘氨酸）基本是左旋的，仅有极少量右旋氨基酸存在于原核生物之中，而 DNA 和 RNA 都是右螺旋。Church 等研究人员提出设计利用右旋氨基酸和左螺旋 DNA/RNA 的生命体。虽然目前可在体内使用的非天然碱基或氨基酸数目有限，但可预见其在合成生命中的应用范围和前景十分广阔。由于这些非天然的生命体基本元件无法被传统的聚合酶识别，因此无法利用单细胞测序技术进行鉴别。需要在深入研究其机制的基础上，发展独特的杂交技术或者采用特定 DNA 聚合酶和采用 PCR 方法对其进行鉴别，实现合成生物威胁因子的快速鉴别。

以基因组、转录组、代谢组、蛋白组和表观修饰组为代表的高通量组学技术已成为研究生命体的强有力工具。在潜在合成生物威胁因子快速识别过程中，若基因序列无法获取或者筛查不出差别，可收集测定其转录组、代谢组、蛋白组等信息，筛查标志性 mRNA、蛋白、代谢物或表观修饰方法，寻找到其合成生物指纹，从而识别合成痕迹和人工修饰位点等信息。这就需要建立生物威胁表型标志物数据库，同时调研相关专业学术文献，并咨询专家建议，找到关键生物威胁因子指纹信息。目前，各个国家都有危险病原体目录，但是并未见到系统整理其各方面组学特征的信息，同时在公开的各个重大生物威胁项目研究中的信息仍然缺乏，这也为中国在此方面的发展提供了很好的机遇。

合成生物威胁因子封闭技术也是保证合成生物安全研究正常进行的重要保障技术。建立生物威胁因子的防逃逸策略有其自身严格的界定标准。首先，必须保证合成生物"逃逸"到自然环境中的概率很低，$1/10^8$ 及以下比例是可接受的；其次，封存系统必须保证长时间稳定，由于合成生物自身能够复制、变异，设计封存系统时要考虑到其稳定性；最后，由于合成生物可能用于各种各样的场景中，需要特定的封存系统，这就要求封存系统条件严格响应、控制简单等特点。封闭技术的设计原则包括表达毒素基因，使用营养缺陷型和调控必需基因等。例如，采用条件控制启动子和毒素基因相结合，当合成生物威胁因子逃逸时，会启动相关基因表达，将其杀死。另一种毒素控制系统基于毒素/抗毒素蛋白表达，构建了依赖于非天然氨基酸 3-碘-L-酪氨酸的合成营养缺陷型大肠杆菌菌株，其中氨基酸 3-碘-L-酪氨酸是产生针对大肠杆菌毒素 E3 的解毒蛋白所必需的。当环境中不存在 3-碘-L-酪氨酸时不产生解毒蛋白，大肠杆菌毒素 E3 就会杀死宿主细胞。

二、针对合成生物威胁因子的相关侦测技术发展方向及未来展望

（一）单细胞分析技术

基于单细胞分析技术建立序列依赖的合成生物威胁因子的快速识别方法是未来技术发展的重点方向，但仍有许多技术难题。首先，单细胞微生物中 DNA 与 RNA 的分离。由于微生物细胞体积极小，其内部的总 RNA 只有人类细胞的千分之一，其中与测序无关的核糖体 RNA 又占到了总 RNA 的 90%以上；而 RNA 分子在细胞内、外源 RNA 酶的影响下极易降解。如何高效、完整地分离出单细胞中的 RNA，且不受细胞内基因组 DNA 的污染，是第一要面对的问题。其次，单细胞微生物 DNA 与 RNA 的扩增。由于单细胞中 DNA 与 RNA 的含量均不足以进行直接测序，必须在测序前首先进行相应的扩增；同时由于高通量测序的方法要求，需要避免扩增核糖体 RNA。如何在扩增的过程中既不影响细胞内 DNA 与 RNA 原始的比例，又能将其扩增至足以实现测序的水平，是第二个要面对的问题。最后，基于高通量测序的单细胞微生物分析方法的评估与分析策略。将单细胞中 DNA 与 RNA 扩增并测序后，如何对测序数据进行处理，使用恰当的外源参比 RNA 序列评估整个流程是否正确进行，以及使用快速、低成本、高通量的荧光定量 PCR 技术对测序结果进行验证，是第三个要面对的问题。以上问题的解决，可有助于开发包括单细胞微生物转录组分析技术、单细胞微生物基因组/转录组平行分析技术以及可应用于高通量自动分析的基于荧光

定量 PCR 的单细胞微生物转录分析技术,将大大推进单细胞分析技术在合成生物威胁因子的快速识别领域的应用。

(二)气溶胶检测技术

气溶胶检测技术方面,从检测的角度来看,虽然诸多技术可以用来检测微生物,但在实时在线物种甄别监测方面还是空白,实现对不同微生物的同时监测更是整个领域的巨大挑战。目前现有的设备也存在一定缺陷,如生物荧光的检测法常常伴随有背景信号的干扰且不能够识别物种等,同时这些设备对中国禁售。中国在空气生物安全保障方面存在严重的技术瓶颈,急需攻关。我国亟须研发一种便携、大流量、高富集的气溶胶液相采集方法,通过使用湿壁气旋离心原理,结合静电场增强捕获,并附加离心浓缩富集的大流量(例如 1000 升/分)的空气颗粒采样器,能够实现百万倍的浓缩效率,完成对空气中生物气溶胶颗粒的高效采集、浓缩和自动输送,以便于后续分析检测。同时和单细胞分析技术相结合,创建一种现场合成生物威胁因子预警、快速筛查便携式设备。

(三)生命体基本元件组成鉴定

实现鉴定的前提条件是对其工作原理的深入了解。非天然人造碱基对或氨基酸完全正交于天然碱基对或氨基酸,如传统的 DNA 聚合酶并不能识别非天然人造碱基对。非天然人造碱基对还存在的问题有复制保真性较差,与转录、翻译有关的各种酶及工作元件研究也相对滞后。对非天然氨基酸来说,由于微生物体也能产生相对应的天然氨基酸,势必与其竞争,形成杂合蛋白质,这将会大大增加鉴定的难度。加强以上研究,开发基于相关作用元件的特定 DNA 聚合酶或者杂交方法,能够实现其快速高灵敏度的鉴别。

(四)生物威胁表型标志物数据库

目前,关于生物威胁表型标志物数据库,绝大部分是基于病原体威胁条目,搜集相关基因组信息建立。其相关转录组、代谢组、蛋白组等信息散落在文献或者项目研究报告及各种数据库中。其中重大研究项目可能是以前一直忽略的一个方面。相关研究项目有:美国的精选病毒计划(Select Agent Program)、美国国家科学基金会每年支持的国土安全项目(对抗生物恐怖主义的研究项目）、美国卫生与公共服务部从2010年开始资助的各项重大生物防御项目等。期望生物威胁表型标志物数据库构建是基于研究论文、项目研究报告及各种数据库资源构建知识图谱，抽取实体、概念、内容、属性、关系等，并构建"基因-转录-代谢-蛋白"多层复杂网络模型，实现对生物威胁表型的知识获取与结构化存储，为相关分析算法提供标准的数据结构和访问接口。即可用于序列依赖也可用于非依赖的合成生物威胁因子的鉴别。最后，期望能对各种合成生物威胁因子进行安全性评级，进行标签设计并限制其信息公开。一旦被恶意使用或者无意泄露到环境中，可以通过标签的识别迅速鉴定所使用的元件，通过事先设定的方法来摧毁这些元件，从而快速消灭失控的合成生物。

（五）合成生物封存技术

目前合成生物封存技术虽然有效，但缺点也很明显。①任何基因突变都会导致毒素的功能丧失；②当在环境中存在相关类似物时，营养缺陷型生物防护系统将不起作用；③如果启动子严谨性较差，则可能发生必需基因的表达泄漏。这些都会提升合成生物的逃逸率。目前，常用的方法是采用不同机制构建多层保障，但这仅局限于遗传操作完善同时背景清晰的模式生物。发展通用的合成生物封闭技术是目前较为紧迫的事情，特别是解决各种封闭元件适配性问题。非天然人造碱基对或氨基酸也可用于合成生物封存，该策略可有效避免与现有天然生物之间的遗传信息交换和水平基因转移。但此策略存在问题是，通常情况下，生物体也会产生相应的天然碱基对和氨基酸，两者就存在比较强烈的竞争关系，从而导致合成生物的逃逸。因此，如何实现其在生物体内大量复制及增强其竞争位点的能力，也是未来要解决的问题。

三、总结

目前，欧美等生物技术发达国家/地区在合成生物研究方面已经进行超前布局，并取得一定成果。我国在合成生物威胁因子的监测甄防体系和封闭技术等研究方面仍处于落后地位。考虑到这些相关技术在生物安全和生物安防领域的重要性，以及科学技术发展的成熟度，亟须通过国家相关部门的适当项目进行布局和积极研究。预计2035年前，我国将研制出人工生命体的序列依赖和非序列依赖的识别新机制和新技术，以及通过利用引入特定基因线路多层保障，建立生物威胁因子的防逃逸新策略，推动我国在生物安全领域研究和应用的跨越式发展，进而保障我们国家的生物安全。

参 考 文 献

Brehm-Stecher B F, Johnson E A. 2004. Single-cell microbiology: tools technologies, and applications [J]. Microbiology and Molecular Biology Reviews, 68（3）: 538-559.

附　　录

附录 1

"支撑创新驱动转型关键领域技术预见
与发展战略研究"
生命健康领域

第二轮德尔菲调查问卷

中国未来 20 年技术预见研究组
中国生命健康技术预见研究组
二〇一八年六月

一、邀请函

尊敬的专家：

您好！

感谢您参与了中国科学院组织的生命健康领域技术预见研究的第一轮德尔菲调查工作，也感谢您提出的宝贵的、细致的意见。专家组对您的意见都进行了认真的学习与讨论。第一轮德尔菲调查问卷专家选择的统计结果请见附件，供您在本轮（第二轮，即最后一轮）填写问卷时参考。

得益于各位的大力支持，第一轮德尔菲调查取得了很好的效果，问卷回收率创了新高，非常感谢您的支持。希望您能再次抽出宝贵的时间参与本次（第二轮）德尔菲调查，在您的支持下将进一步提升预见的效果。第一轮调查中没来得及填写问卷的专家学者，也希望您支持我们的第二轮调查。我们将把调查的结果反馈给您，并在最后的公开报告中对参与调查的专家学者进行公开致谢。

本次技术预见项目由现任中国科学院科技战略咨询研究院（原中国科学院科技政策与管理科学研究所）书记穆荣平研究员担任研究组组长，由中国疾病预防控制中心主任高福院士担任专家组组长，邀请国内著名专家担任领域专家组成员。拟通过两轮德尔菲调查（技术预见通常为两轮），遴选出生命健康领域2035 年前重要技术领域和关键技术，并绘制出关键技术发展路线图。该项目研究成果将提供给国家发展和改革委员会、科学技术部、中国科学院、国家自然科学基金委员会等部门参考，并将通过研究报告、媒体报道等方式向社会公开公布。

期望您收到后两周内填写问卷并反馈。您的个人问卷信息保密，问卷仅对技术预见课题研究组成员和课题专家组成员可见。联系方式：×××××××××。

感谢您的参与！

中国未来 20 年技术预见研究组

中国生命健康技术预见研究组

研究组组长：穆荣平研究员（中国科学院科技战略咨询研究院）

专家组组长：高福院士（中国疾病预防控制中心）

2018 年 6 月

二、背景资料

1. 为什么要开展技术预见工作：限于知识结构和研究领域所限，个人很难准确把握未来技术发展趋势，预测其社会经济的影响，进而对国家制定科技发展战略和政策提供系统而全面的建议。技术预见（Technology Foresight）就是要通过集体智慧最大程度地克服这种局限性，运用科学的方法选择出未来优先发展的技术领域和技术课题，为科技和创新决策提供支撑。开展国家技术预见行动计划已经成为各国遴选优先发展技术领域和技术课题的重要活动。日本继1971 年完成第一次大规模技术预见活动之后，每五年组织一次，至今已经完成了十次大型德尔菲调查，并将预见结果和科技发展战略与政策的制定紧密结合起来。荷兰率先在欧洲实施国家技术预见行动计划，其后德国于 1993 年效仿日本组织了第一次技术预见，英国、西班牙、法国、瑞典、爱尔兰等国继之而动。此外，澳大利亚、新西兰、韩国、印度、新加坡、泰国、土耳其及南非等大洋洲、亚洲和非洲国家也纷纷开展技术预见活动。

2. 中国科学院第一次技术预见：中国科学院 2003 年启动了第一次技术预见活动，全国 2000 余位专家对技术课题的重要性、可行性、实现时间、制约因素等进行了独立判断。该技术预见项目在深入分析全面建设小康社会的重大科技需求的基础上，针对"信息、通信与电子技术"、"先进制造技术"、"生物技术与药物技术"、"能源技术"、"化学与化工技术"、"资源与环境技术"、"空间科学与技术"和"材料科学与技术" 8 个技术领域，邀请国内 70 余位著名技术专家组成了 8 个领域专家组，400 余位专家组成了 63 个技术子领域专家组，遴选出 737 项重要技术课题并进行了两轮德尔菲调查。调查结果在国内外产生了广泛的影响，出版了《中国未来20 年技术预见》、《中国未来20 年技术预见（续）》、《技术预见报告2005》和《技术预见报告2008》等学术著作，为科学技术发展政策的制定提供了有力的参考。

三、专家信息调查

请在问卷调查回函时留下您的联系方式，以便我们与您联系。另外请填写您的基本信息，以便我们了解问卷作答人的特征。该信息恕保密。

专家姓名									研究方向				
年龄段	20~30岁	31~40岁	41~50岁	51~60岁	61~70岁	71岁以上	性别		所属部门					电话
请选择"√"							男	女	高等院校	科研院所	政府部门	企业	其他	
通信地址						邮编			E-mail				传真

四、技术子领域调查

请您分别判断各子领域到 2035 年对中国*的重要性，并在"对促进经济增长的重要程度"、"对提高生活质量的重要程度"、"对保障国家安全的重要程度"三栏内，选择填写 A、B、C、D 四种答案：A.很重要；B.重要；C.一般；D.不重要。

重要程度\技术子领域	慢性非传染性疾病子领域	传染性疾病子领域	创新药物研发子领域	再生医学子领域	生殖健康子领域	精神健康子领域	生命科学与医疗器械设备子领域	营养与食品安全保障子领域	卫生应急保障子领域	环境与健康子领域	人工智能与智慧医疗子领域	生物安全子领域
2018~2035年 对促进经济增长的重要程度												
对提高生活质量的重要程度												
对保障国家安全的重要程度												

* 不包括台湾省、香港特别行政区和澳门特别行政区。

五、技术课题调查

本次调查涉及的技术课题的描述请见"生命健康领域技术预见技术课题描述",请对您了解的及感兴趣的技术课题作答,无需全部作答。

(1) 在"对促进经济增长的重要程度"、"对提高生活质量的重要程度"、"对保障国家安全的重要程度"三栏内,请根据您的判断,选择填写 A、B、C、D 四种答案:A.很重要;B.重要;C.一般;D.不重要。

(2) 除上述三栏外,请在各栏目相应的空格内划"√"或做具体说明。

范例:

技术子领域编号	技术课题编号	技术课题名称	您对该课题的熟悉度(仅选择一项)				在中国①预计实现时间(仅选择一项)						对促进经济增长的重要程度	对提高生活质量的重要程度	对保障国家安全的重要程度	当前中国的研究开发水平②(仅选择一项)			技术水平领先国家(地区)(可做多项选择)							当前制约该技术课题发展的因素(可做多项选择)						
			很熟悉	熟悉	一般	不熟悉	2020年前	2021~2025年	2026~2030年	2031~2035年	2035年以后	无法预见				国际领先	接近国际水平	落后国际水平②	美国	日本	德国	英国	法国	中国	其他(请填写)	技术可能性	商业可行性	法规/政策/标准	人力资源	研究开发投入	基础设施	社会伦理
				√				√					C	D	A			√	√										√	√		

① 不包括台湾省、香港特别行政区和澳门特别行政区,下同。
② 这里"国际水平"是指国际先进水平,下同。

德尔菲调查问卷正文：

技术子领域	技术课题编号	技术课题名称	您对该课题的熟悉程度（仅选择一项）				在中国预计实现时间（仅选择一项）						对促进经济增长的重要程度	对提高生活质量的重要程度	对保障国家安全的重要程度	当前中国的研究开发水平（仅选择一项）			技术水平领先国家（地区）（可做多项选择）							当前制约该技术课题发展的因素（可做多项选择）						
			很熟悉	熟悉	一般	不熟悉	2020年前	2021~2025年	2026~2030年	2031~2035年	2035年以后	无法预见				国际领先	接近国际水平	落后国际水平	美国	日本	德国	英国	法国	中国	其他（请填写）	技术可行性	商业可行性	法规、政策和标准	人力资源	研究开发投入	基础设施	社会伦理
慢性非传染性疾病	1	慢性病发生发展的预测技术得到实际应用																														
	2	慢性病个体化诊疗的大数据分析技术得到广泛应用																														
	3	基于系统生物学的慢性病个体化早期监测与预防技术得到广泛应用																														
	4	控制代谢性疾病发生发展的精准营养干预技术开发成功																														
	5	用于慢性病全程管理的生物传感器技术得到实际应用																														
	6	防治慢性病发生的肠道菌群干预技术得到广泛应用																														
	7	适用于慢性病诊疗的纳米医学技术得到广泛应用																														
	8	免疫环境控制技术在慢性病中得到广泛应用																														

续表

技术子领域	技术课题编号	技术课题名称	您对该课题的熟悉程度（仅选择一项）				在中国预计实现时间（仅选择一项）						对促进经济增长的重要程度	对提高生活质量的重要程度	对保障国家安全的重要程度	当前中国的研究开发水平（仅选择一项）			技术水平领先国家（地区）（可做多项选择）							当前制约该技术课题发展的因素（可做多项选择）						
			很熟悉	熟悉	一般	不熟悉	2020年前	2021~2025年	2026~2030年	2031~2035年	2035年以后	无法预见				国际领先	接近国际水平	落后国际水平	美国	日本	德国	英国	法国	中国	其他（请填写）	技术可能性	商业可行性	法规、政策和标准	人力资源	研究开发投入	基础设施	社会伦理
慢性非传染性疾病	9	免疫细胞治疗肿瘤等慢性病得到广泛应用																														
	10	针对遗传性疾病的基因治疗技术得到实际应用																														
	11	治疗免疫性疾病的新技术得到广泛应用																														
传染性疾病	12	针对高变异病原体的广谱疫苗的设计和制备技术开发成功																														
	13	基于人类遗传多样性预测及诊断技术的原理得到阐明																														
	14	病原组大数据为核心的传染病人工智能监测预警技术得到广泛应用																														
	15	传染病的广谱预防和治疗药物开发成功																														

续表

技术子领域	技术课题编号	技术课题名称	您对该课题的熟悉程度（仅选择一项）			在中国预计实现时间（仅选择一项）						对促进经济增长的重要程度	对提高生活质量的重要程度	对保障国家安全的重要程度	当前中国的研究开发水平（仅选择一项）			技术水平领先国家（地区）（可做多项选择）						当前制约该技术发展的因素（可做多项选择）						
			很熟悉	一般熟悉	不熟悉	2020年前	2021~2025年	2026~2030年	2031~2035年	2035年以后	无法预见				国际领先	接近国际领先水平	落后国际水平	美国	日本	英国	法国	中国	其他（请填写）	技术可能性	商业可行性	法规、政策和标准	人力资源	研究开发投入	基础设施	社会伦理
传染性疾病	16	针对重要慢性传染性疾病的功能性治愈与根治技术开发成功																												
	17	病原体耐药的检测、监测、评估及消除技术得到实际应用																												
	18	合成生物学在传染病研究和防治中得到实际应用																												
	19	病原体活与定量技术得到广泛应用																												
	20	高效特异性抗体的人工设计、合成及制备技术得到实际应用																												
	21	传染病的人工智能诊断技术与设备得到实际应用																												
	22	消除部分贫穷相关的重要传染病综合策略得到广泛应用																												

续表

技术子领域	技术课题编号	技术课题名称	您对该课题的熟悉程度（仅选择一项）			在中国预计实现时间（仅选择一项）						对促进经济增长的重要程度	对提高生活质量的重要程度	对保障国家安全的重要程度	当前中国的研究开发水平（仅选择一项）			技术水平领先国家（地区）（可做多项选择）							当前制约该技术课题发展的因素（可做多项选择）						
			很熟悉	一般熟悉	不熟悉	2020年前	2021~2025年	2026~2030年	2031~2035年	2035年以后	无法预见				国际领先	接近国际水平	落后国际水平	美国	日本	德国	英国	法国	中国	其他（请填写）	技术可能性	商业可行性	法规、政策和标准	人力资源	研究开发投入	基础设施	社会伦理
创新药物研发	23	基于大数据和人工智能的精准药物设计技术开发成功																													
	24	DNA编码集中库的合成及筛选技术得到广泛应用																													
	25	基于蛋白相互作用和构象变化的创新药物研发关键技术得到广泛应用																													
	26	泛素小号子的靶向蛋白降解技术在新药研发中得到实际应用																													
	27	基于生物大分子新型修饰调整的新药发现技术得到广泛应用																													
	28	共价结合药物研发技术得到广泛应用																													
	29	基于新型治疗生物标志物的重大疾病诊治药物研发技术得到实际应用																													

续表

技术子领域	技术课题编号	技术课题名称	您对该课题的熟悉程度（仅选择一项）				在中国预计实现时间（仅选择一项）						对促进经济增长的重要程度	对提高生活质量的重要程度	对保障国家安全的重要程度	当前中国的研究开发水平（仅选择一项）			技术水平领先国家（地区）（可做多项选择）						当前制约该技术课题发展的因素（可做多项选择）						
			很熟悉	熟悉	一般	不熟悉	2020年前	2021~2025年	2026~2030年	2031~2035年	2035年以后	无法预见				国际领先	接近国际水平	落后国际水平	美国	日本	德国	英国	中国	其他（请填写）	技术可能性	商业可行性	法规、政策和标准	人力资源	研究开发投入	基础设施	社会伦理
创新药物研发	30	贴近临床的药物筛选和评价关键技术得到广泛应用																													
	31	新策略抗菌药物研发技术开发成功																													
	32	新型双（多）特异性抗体药物分子的构建技术得到广泛应用																													
	33	高生物利用度口服生物技术药物研发技术得到实际应用																													
	34	细胞治疗技术和细胞药物得到广泛应用																													
	35	基于大数据的中药和民族药研发技术得到实际应用																													
	36	基于固定剂量组合的中药和民族药现代化技术得到实际应用																													
	37	精类药物及其相关研发技术得到广泛应用																													

续表

技术领域	技术课题编号	技术课题名称	您对该课题的熟悉程度（仅选择一项）			在中国预计实现时间（仅选择一项）						对促进经济增长的重要程度	对提高生活质量的重要程度	对保障国家安全的重要程度	当前中国的研究开发水平（仅选择一项）			技术水平领先国家（地区）（可做多项选择）							当前制约该技术课题发展的因素（可做多项选择）						
			很熟悉	一般熟悉	不熟悉	2020年前	2021~2025年	2026~2030年	2031~2035年	2035年以后	无法预见				国际领先	接近国际水平	落后国际水平	美国	日本	德国	英国	法国	中国	其他（请填写）	技术可能性	商业可行性	法规、政策和标准	人力资源	研究开发投入	基础设施	社会伦理
再生医学	38	基于干细胞诱导、三维培养和增材制造等技术的体外自体人源化器官制造技术开发成功																													
	39	从大动物模型批量制造可移植的人源化器官技术得到实际应用																													
	40	治疗严重遗传性疾病的胚胎基因精准纠正技术开发成功																													
	41	在干细胞水平对疾病基因突变进行精确纠正从而治疗成体相关疾病的技术得到实际应用																													
	42	通过精确基因组定位的表观遗传调控干预细胞命运技术开发成功																													
	43	基于化合物与细胞微环境观控人细胞命运的自由操纵技术开发成功																													

续表

技术子领域	技术课题编号	技术课题名称	您对该课题的熟悉程度（仅选择一项）				在中国预计实现时间（仅选择一项）						对促进经济增长的重要程度	对提高生活质量的重要程度	对保障国家安全的重要程度	当前中国的研究开发水平（仅选择一项）			技术水平领先国家（地区）（可做多项选择）							当前制约该技术课题发展的因素（可做多项选择）						
			很熟悉	熟悉	一般	不熟悉	2020年前	2021~2025年	2026~2030年	2031~2035年	2035年以后	无法预见				国际领先	接近国际水平	落后国际水平	美国	日本	德国	英国	法国	中国	其他（请填写）	技术可能性	商业可行性	法规、政策和标准	人力资源	研究开发投入	基础设施	社会伦理
再生医学	44	在体重编程技术在疾病治疗中得到实际应用																														
	45	单细胞水平的发育、疾病发生过程中细胞命运调控精确机制得到阐明																														
	46	人体发育的计算机数字模型开发成功，实现发育过程的计算机模拟																														
	47	造血干细胞、肝实质细胞等细胞体外扩增技术开发成功																														
	48	通过干细胞或药物延缓机体衰老的方法开发成功，有效减少衰老相关疾病的发生																														
	49	用于治疗 PD/AD 等年神经退行性疾病的干细胞技术得到实际应用																														

续表

技术子领域	技术课题编号	技术课题名称	您对该课题的熟悉程度（仅选择一项）				在中国预计实现时间（仅选择一项）						对促进经济增长的重要程度	对提高生活质量的重要程度	对保障国家安全的重要程度	当前中国的研究开发水平（仅选择一项）			技术水平领先国家（地区）（可做多项选择）							当前制约该技术课题发展的因素（可做多项选择）						
			很熟悉	熟悉	一般	不熟悉	2020年前	2021~2025年	2026~2030年	2031~2035年	2035年以后	无法预见				国际领先	接近国际水平	落后国际水平	美国	日本	德国	英国	法国	中国	其他（请填写）	技术可能性	商业可行性	法规、政策和标准	人力资源	研究开发投入	基础设施	社会伦理
再生医学	50	再生医学在治疗神经系统损伤导致的功能障碍中得到广泛应用																														
	51	再生医学在治疗肝衰竭、肝硬化、心衰等严重影响国民健康的慢性疾病中得到实际应用																														
	52	智能化工程技术在实现复杂生理功能再生中得到广泛应用																														
生殖健康	53	人类干细胞体外分化成功能配子技术在治疗不孕不育症中得到实际应用																														
	54	人类生殖器官再生技术研发成功																														
	55	中老年人生殖健康综合管理体系得到实际应用																														
	56	用于遗传病诊断的早期胚胎筛查与检测新技术开发成功																														

续表

技术子领域	技术课题编号	技术课题名称	您对该课题的熟悉程度（仅选择一项）				在中国预计实现时间（仅选择一项）						对促进经济增长的重要程度	对提高生活质量的重要程度	对保障国家安全的重要程度	当前中国的研究开发水平（仅选择一项）			技术水平领先国家（地区）（可做多项选择）							当前制约该技术课题发展的因素（可做多项选择）						
			很熟悉	熟悉	一般	不熟悉	2020年前	2021~2025年	2026~2030年	2031~2035年	2035年以后	无法预见				国际领先	接近国际水平	落后国际水平	美国	日本	德国	英国	法国	中国	其他（请填写）	技术可能性	商业可行性	法规、政策和标准	人力资源	研究开发投入	基础设施	社会伦理
生殖健康	57	适宜辅助生殖的人工智能技术开发成功																														
	58	孕期胎儿先天缺陷监测及干预新技术得到实际应用																														
	59	生命早期影响人口素质的关键基因研究和控制技术得到实际应用																														
	60	环境因素与生殖健康综合评估技术开发成功																														
	61	人类配子发生障碍大动物模型的研制及治疗关键技术得到广泛应用																														
	62	儿童及青春期生殖健康预测与管理体系得到实际应用																														
精神健康	63	基于跨学科技术的精神疾病预测和诊断模型开发成功																														
	64	快速起效的抗精神病药物开发成功																														

续表

技术子领域	技术课题编号	技术课题名称	您对该课题的熟悉程度（仅选择一项）				在中国预计实现时间（仅选择一项）						对促进经济增长的重要程度	对提高生活质量的重要程度	对保障国家安全的重要程度	当前中国的研究开发水平（仅选择一项）			技术水平领先国家（地区）（可做多项选择）							当前制约该技术课题发展的因素（可做多项选择）						
			很熟悉	熟悉	一般	不熟悉	2020年前	2021~2025年	2026~2030年	2031~2035年	2035年以后	无法预见				国际领先	接近国际水平	落后国际水平	美国	日本	德国	英国	法国	中国	其他（请填写）	技术可能性	商业可行性	法规、政策和标准	人力资源	研究开发投入	基础设施	社会伦理
精神健康	65	脑机交互技术在精神疾病治疗中得到实际应用																														
	66	安全有效的脑区靶向给药/电双通道刺激技术在重性精神疾病的治疗中得到实际应用																														
	67	阐明肠道菌群调控精神疾病发病的机理，针对改善不同精神疾病状态的肠道菌群调节药物/食品开发成功																														
	68	应用于精神疾病临床治疗的携带药物跨越血脑屏障的载体技术开发成功																														
	69	精准无创性脑深部调控技术在神经精神疾病治疗中得到广泛应用																														
	70	基于信息科学技术的神经及复精神疾病患者社区康复预防系统开发成功																														

续表

技术子领域	技术课题编号	技术课题名称	您对该课题的熟悉程度（仅选择一项）				在中国预计实现时间（仅选择一项）						对经济增长的重要程度	对提高生活质量的重要程度	对保障国家安全的重要程度	当前中国的研究开发水平（仅选择一项）			技术水平领先国家（地区）（可做多项选择）							当前制约该技术课题发展的因素（可做多项选择）						
			很熟悉	熟悉	一般	不熟悉	2020年前	2021~2025年	2026~2030年	2031~2035年	2035年以后	无法预见				国际领先	接近国际水平	落后国际水平	美国	日本	德国	英国	法国	中国	其他（请填写）	技术可能性	商业可行性	法规、政策和标准	人力资源	研究开发投入	基础设施	社会伦理
精神健康	71	基于人工智能技术的精神疾病评估、筛查、诊断、治疗方案建议系统得到广泛应用																														
	72	应用于孤独症的行为干预的智能人形机器人开发成功																														
	73	利用脑影像学技术结合认知损害的内表型，成功构建精神疾病的生物学分类体系																														
	74	对精神障碍患者危险行为问题的分级预警及实施干预系统得到实际应用																														
	75	根据阿尔茨海默病发病前的生物标记物，制定延缓疾病进程的先期治疗方案的技术得到实际应用																														

续表

技术子领域	技术课题编号	技术课题名称	您对该课题的熟悉程度（仅选择一项）			在中国预计实现时间（仅选择一项）						对促进经济增长的重要程度	对提高生活质量的重要程度	对保障国家安全的重要程度	当前中国的研究开发水平（仅选择一项）			技术水平领先国家（地区）（可做多项选择）							当前制约该技术课题发展的因素（可做多项选择）						
			很熟悉	一般	不熟悉	2020年前	2021~2025年	2026~2030年	2031~2035年	2035年以后	无法预见				国际领先	接近国际水平	落后国际水平	美国	日本	德国	英国	法国	中国	其他（请填写）	技术可能性	商业可行性	法规、政策和标准	人力资源	研究开发投入	基础设施	社会伦理
精神健康	76	用于指导干预手段开发的睡眠障碍的遗传与神经调控机制得到阐明																													
	77	构建精神疾病和疾病的脑分子网络图谱和疾病分子分型体系，精神疾病发病机制得到阐明																													
生命科学与医疗	78	非电离辐射类分子影像技术在临床转化中得到实际应用																													
	79	基于质子磁强计的脑磁图在临床中得到实际应用																													
	80	智能化/超高场医学磁共振影像技术得到广泛应用																													
	81	脑机接口在生命健康领域得到实际应用																													
健康设备	82	康复机器人在助老助残等方面获得广泛应用																													
	83	微创手术机器人设备得到实际应用																													

续表

技术子领域	技术课题编号	技术课题名称	您对该课题的熟悉程度（仅选择一项）				在中国预计实现时间（仅选择一项）						对促进经济增长的重要程度	对提高生活质量的重要程度	对保障国家安全的重要程度	当前中国的研究开发水平（仅选择一项）			技术水平领先国家（地区）（可做多项选择）							当前制约该技术发展的因素（可做多项选择）						
			很熟悉	熟悉	一般	不熟悉	2020年前	2021~2025年	2026~2030年	2031~2035年	2035年以后	无法预见				国际领先	接近国际水平	落后国际水平	美国	日本	德国	英国	法国	中国	其他（请填写）	技术可能性	商业可行性	法规、政策和标准	人力资源	研究开发投入	基础设施	社会伦理
生命科学与医疗健康设备	84	超声深脑刺激和神经调控原理得到阐明																														
	85	具有光子计数能甄别能力的碳纳米管静态 CT 系统得到实际应用																														
	86	全身高灵敏度 PET-CT, PET-MR 技术得到广泛应用																														
	87	血糖无创检测技术得到实际应用																														
	88	智能可穿戴诊疗器件得到实际应用																														
	89	人体器官芯片得到实际应用																														
	90	人造细胞技术在生命健康领域得到实际应用																														
	91	生物三维电子显微成像技术得到广泛应用																														
	92	超分辨显微光学成像技术在临床诊断中得到实际应用																														
	93	单细胞精准分析/分离技术得到广泛应用																														

续表

技术子领域	技术课题编号	技术课题名称	您对该课题的熟悉程度（仅选择一项）				在中国预计实现时间（仅选择一项）						对促进经济增长的重要程度	对提高生活质量的重要程度	对保障国家安全的重要程度	当前中国的研究开发水平（仅选择一项）			技术水平领先国家（地区）（可做多项选择）							当前制约该技术课题发展的因素（可做多项选择）						
			很熟悉	熟悉	一般	不熟悉	2020年前	2021~2025年	2026~2030年	2031~2035年	2035年以后	无法预见				国际领先	接近国际水平	落后国际水平	美国	日本	德国	英国	法国	中国	其他（请填写）	技术可能性	商业可行性	法规、政策和标准	人力资源	研究开发投入	基础设施	社会伦理
营养与食品安全保障	94	人体能量消耗测定技术得到广泛应用																														
	95	食物蛋白质过敏原高通量快速检测诊断技术得到广泛应用																														
	96	基于营养感应机制的稳态调控评估技术开发成功																														
	97	"营养-肠道菌群-生理轴"的关系及其机制得到阐明																														
	98	基于组学的食物整体开发网络路线图开发成功																														
	99	生命孕育营养精准供给调控技术开发成功																														
	100	人类营养保障和体能增强的机理得到初步阐明																														
	101	营养代谢组测定和"营养天网"系统得到实际应用																														

续表

技术子领域	技术课题编号	技术课题名称	您对该课题的熟悉程度（仅选择一项）				在中国预计实现时间（仅选择一项）						对应对经济增长的重要程度	对提高生活质量的重要程度	对保障国家安全的重要程度	当前中国的研究开发水平（仅选择一项）			技术水平领先国家（地区）（可做多项选择）							当前制约该技术课题发展的因素（可做多项选择）						
			很熟悉	熟悉	一般	不熟悉	2020年前	2021~2025年	2026~2030年	2031~2035年	2035年以后	无法预见				国际领先	接近国际水平	落后国际水平	美国	日本	德国	英国	法国	中国	其他（请填写）	技术可能性	商业可行性	法规、政策和标准	人力资源	研究开发投入	基础设施	社会伦理
营养与食品安全保障	102	新烹饪技术和智能厨房系统得到广泛应用																														
	103	智能型人体营养状况评估技术得到广泛应用																														
	104	阿尔茨海默病早期诊断及营养早期干预技术得到实际应用																														
	105	老年退行性疾病的个体化营养干预技术得到广泛应用																														
	106	基于定位靶向技术的植物营养素肿瘤治疗技术得到实际应用																														
	107	智能化自动膳食摄入调查技术得到广泛应用																														
卫生应急	108	基于人工智能和多网整合技术的卫生应急管理决策体系得到实际应用																														

续表

技术子领域	技术课题编号	技术课题名称	您对该课题的熟悉程度（仅选择一项）			在中国预计实现时间（仅选择一项）						对促进经济增长的重要程度	对提高生活质量的重要程度	对保障国家安全的重要程度	当前中国的研究开发水平（仅选择一项）			技术水平领先国家（地区）（可做多项选择）						当前制约该技术课题发展的因素（可做多项选择）						
			很熟悉	一般	不熟悉	2020年前	2021~2025年	2026~2030年	2031~2035年	2035年以后	无法预见				国际领先	接近国际水平	落后国际水平	美国	日本	英国	法国	中国	其他（请填写）	技术可能性	商业可行性	法规、政策和标准	人力资源	研究开发投入	基础设施	社会伦理
卫生应急	109	重大突发公共卫生事件情景构建技术得到进一步开发与广泛应用																												
	110	卫生应急信息移动整合技术在现场处置中得到实际应用																												
	111	面向卫生应急现场处置的无人化、智能化技术得到实际应用																												
	112	遥感诊断技术在灾后突发公共卫生事件应对中得到广泛应用																												
	113	物联网边缘计算技术在现场卫生应急小分队及单兵装备系统得到实际应用																												
	114	突发事件再现及仿真技术在卫生应急培训中得到实际应用																												

续表

技术子领域	技术课题编号	技术课题名称	您对该课题的熟悉程度（仅选择一项）				在中国预计实现时间（仅选择一项）						对促进经济增长的重要程度	对提高生活质量的重要程度	对保障国家安全的重要程度	当前中国的研究开发水平（仅选择一项）			技术水平领先国家（地区）（可做多项选择）							当前制约该技术课题发展的因素（可做多项选择）						
			很熟悉	熟悉	一般	不熟悉	2020年前	2021~2025年	2026~2030年	2031~2035年	2035年以后	无法预见				国际领先	接近国际水平	落后国际水平	美国	日本	德国	英国	法国	中国	其他（请填写）	技术可能性	商业可行性	法规、政策和标准	人力资源	研究开发投入	基础设施	社会伦理
卫生应急	115	突发事件现场危重伤病员重要脏器保护性技术开发成功																														
	116	基于现代化辐射探测技术和信息化技术的核事故应急新技术得到实际应用																														
	117	烈性传染病应对中新一代个人防护技术及装备开发成功并广泛应用																														
	118	新发传染病快速检测鉴定一体化设备与试剂得到广泛应用																														
	119	基于大数据的卫生应急监测与预警技术得到广泛应用																														
	120	数学模型技术在突发急性传染病疫情传播及应对决策中得到实际应用																														

续表

技术子领域	技术课题编号	技术课题名称	您对该课题的熟悉程度（仅选择一项）				在中国预计实现时间（仅选择一项）						对促进经济增长的重要程度	对提高生活质量的重要程度	对保障国家安全的重要程度	当前中国的研究开发水平（仅选择一项）			技术水平领先国家（地区）（可做多项选择）					当前制约这技术课题发展的因素（可做多项选择）						
			很熟悉	熟悉	一般	不熟悉	2020年前	2021~2025年	2026~2030年	2031~2035年	2035年以后	无法预见				国际领先	接近国际水平	落后国际水平	美国	日本	英国	中国	其他（请填写）	技术可能性	商业可行性	法规、政策和标准	人力资源	研究开发投入	基础设施	社会伦理
卫生应急	121	突发中毒事件毒物现场检测技术开发成功																												
	122	样品智能检测技术在环境卫生应急处置中得到实际应用																												
环境与健康	123	无损个体暴露检测设备和材料研发技术得到广泛应用																												
	124	人体生物样本中痕量污染物高通量高灵敏度检测技术得到广泛应用																												
	125	基于大数据的个体暴露评估和预测预警技术得到广泛应用																												
	126	未知（新型）污染物识别和检测技术得到广泛应用																												
	127	重要环境相关性疾病的识别技术开发成功																												
	128	基于多组学的发病机制得到阐明																												

续表

技术子领域	技术课题编号	技术课题名称	您对该课题的熟悉程度（仅选择一项）				在中国预计实现时间（仅选择一项）						对促进经济增长的重要程度	对提高生活质量的重要程度	对保障国家安全的重要程度	当前中国的研究开发水平（仅选择一项）			技术水平领先国家（地区）（可做多项选择）							当前制约该技术课题发展的因素（可做多项选择）						
			很熟悉	熟悉	一般	不熟悉	2020年前	2021~2025年	2026~2030年	2031~2035年	2035年以后	无法预见				国际领先	接近国际水平	落后国际水平	美国	日本	德国	英国	法国	中国	其他（请填写）	技术可能性	商业可行性	法规、政策和标准	人力资源	研究开发投入	基础设施	社会伦理
环境与健康	129	新型污染物健康危害识别和预测技术得到广泛应用																															
	130	面向个体的环境防护技术得到实际应用																															
	131	面向群体的环境健康风险评估技术得到广泛应用																															
	132	基于环境与遗传交互作用的个体易感性识别技术得到实际应用																															
	133	环境污染健康风险评估和拟与关联疾病暴发的预测技术得到实际应用																															
	134	电磁辐射对健康影响评价技术开发成功																															
	135	减少典型环境污染物个体暴露的精准防护技术得到实际应用																															

续表

技术子领域	技术课题编号	技术课题名称	您对该课题的熟悉程度（只选择一项）			在中国预计实现时间（只选择一项）						对促进经济增长的重要程度	对提高生活质量的重要程度	对保障国家安全的重要程度	当前中国的研究开发水平（只选择一项）			技术水平领先国家（地区）（可做多项选择）						当前制约该技术课题发展的因素（可做多项选择）						
			很熟悉	熟悉	不熟悉	2020年前	2021~2025年	2026~2030年	2031~2035年	2035年以后	无法预见				国际领先	接近国际水平	落后国际水平	美国	日本	英国	法国	中国	其他（请填写）	技术可能性	法规、政策和标准	商业可行性	人力资源	研究开发投入	基础设施	社会伦理
环境与健康	136	重大环境相关疾病干预控制技术得到实际应用																												
	137	典型环境污染物暴露早期效应标志识别技术得到实际应用																												
人工智能与智慧医疗	138	面向个人健康管理的虚拟智能助手得到广泛应用																												
	139	面向慢病管理的规范化电子健康档案与智能得到广泛应用																												
	140	面向医务人员的虚拟智能助手得到实际应用																												
	141	面向医务人员的沉浸式多角色交互的虚拟现实重点救治环节技术得到广泛应用																												
	142	面向未来医学的智能决策支持系统得到实际应用																												

续表

技术子领域	技术课题编号	技术课题名称	您对该课题的熟悉程度（仅选择一项）				在中国预计实现时间（仅选择一项）						对促进经济增长的重要程度	对提高生活质量的重要程度	对保障国家安全的重要程度	当前中国的研究开发水平（仅选择一项）			技术水平领先国家（地区）（可做多项选择）							当前制约该技术发展的因素（可做多项选择）						
			很熟悉	熟悉	一般	不熟悉	2020年前	2021~2025年	2026~2030年	2031~2035年	2035年以后	无法预见				国际领先	接近国际水平	落后国际水平	美国	日本	德国	英国	法国	中国	其他（请填写）	技术可行性	商业可行性	法规、政策和标准	人力资源	研究开发投入	基础设施	社会伦理
人工智能与智慧医疗	143	适合中国人的中西医结合的权威医学知识库得到实际应用																														
	144	具有边缘计算能力的医疗设备物联网接入终端得到实际应用																														
	145	面向医疗机构的重点疾病诊疗流程中医学影像智能辅助技术得到广泛应用																														
	146	医学影像大数据和云计算平台得到广泛应用																														
	147	可用于机器学习的重点疾病正常人群基础影像数据库与器官非病变组织得到实际应用																														
	148	人工智能重点疾病信息关联模型的原理得到阐明																														

续表

技术子领域	技术课题编号	技术课题名称	您对该课题的熟悉程度（仅选择一项）			在中国预计实现时间（仅选择一项）						对促进经济增长的重要程度	对提高生活质量的重要程度	对保障国家安全的重要程度	当前中国的研究开发水平（仅选择一项）			技术水平领先国家（地区）（可做多项选择）						当前制约该技术课题发展的因素（可做多项选择）						
			很熟悉	一般熟悉	不熟悉	2020年前	2021~2025年	2026~2030年	2031~2035年	2035年以后	无法预见				国际领先	接近国际领先水平	落后国际水平	美国	日本	德国	英国	中国	其他（请填写）	技术可能性	商业可行性	法规、政策和标准	人力资源	研究开发投入	基础设施	社会伦理
人工智能	149	人工智能评测和干预老年认知能力退行算法得到实际应用																												
智能与智慧医疗	150	具有专业分类和语义关联的专业化临床医学术语体系得到实际应用																												
	151	基于区块链技术的个人电子病历集成与可信共享系统得到实际应用																												
	152	绿色高效智能消毒技术得到广泛应用																												
生物安全	153	模块化快速组合式高等级生物安全实验室应用																												
	154	仿真技术在生物安全性分析评价中得到实际应用																												

续表

技术子领域	技术课题编号	技术课题名称	您对该课题的熟悉程度（仅选择一项）			在中国预计实现时间（仅选择一项）						对促进经济增长的重要程度	对提高生活质量的重要程度	对保障国家安全的重要程度	当前中国的研究开发水平（仅选择一项）			技术水平领先国家（地区）（可做多项选择）						当前制约该技术课题发展的因素（可做多项选择）						
			很熟悉	一般熟悉	不熟悉	2020年前	2021~2025年	2026~2030年	2031~2035年	2035年以后	无法预见				国际领先	接近国际水平	落后国际水平	美国	日本	德国	英国	中国	其他（请填写）	技术可能性	商业可行性	法规、政策和标准	人力资源	研究开发投入	基础设施	社会伦理
生物安全	155	基于远程探测技术的生物因子快速侦测系统得到实际应用																												
	156	生物安全净评估综合技术平台开发成功																												
	157	针对合成生物威胁因子的相关侦测技术原理阐明和方法建立																												
	158	生物安全装备综合效能评估技术体系开发成功																												
	159	新型生物沾染去除技术与装备得到广泛应用																												
	160	烈性病原感染性动物实验非接触式检验仪器设备开发成功																												
	161	无人高级别生物安全实验室技术开发成功																												
	162	生物安全实验室污染自动化识别系统得到广泛应用																												

尊敬的专家：

　　感谢您回答"支撑创新驱动转型关键领域技术预见与发展战略研究"生命健康领域第二轮德尔菲调查问卷。

　　如果您对本研究部分内容的撰写与设计有何建议或意见，请不吝赐教！再次向您表示衷心的感谢！

您的建议和意见（包括对技术课题的建议和对本次德尔菲调查的建议）：

附录 2　德尔菲调查回函专家名单

1. 第一轮德尔菲调查回函专家名单

丁 克　丁秋蓉　丁 辉　卜鹏程　于建荣　于秋红　于 洋　于善江

于德山　万 涛　马玉霞　马延敏　马 辛　马现仓　马 林　马春涛

马爱国　王才有　王小理　王艺明　王少康　王 文　王玉民　王世文

王亚东　王成锋　王先良　王 竹　王传跃　王 华　王 华　王全意

王 军　王军波　王志强　王 芹　王秀杰　王佑春　王 妍　王拥军

王 枫　王国文　王 昕　王明伟　王 征　王定明　王 荣　王树玉

王 勇　王 勇　王莉云　王晓磊　王晓黎　王 健　王健伟　王海云

王 骋　王 琼　王景林　王 富　王 强　王福祥　王嘉蓓　王 磊

尤启冬　牛丕业　牛静萍　方贻儒　方 震　尹立红　孔祥燕　邓大平

邓红雨　邓芙蓉　邓 凯　左西年　左建平　石玉华　石正丽　石洪成

石 琦　叶长芸　叶朝辉　田 莉　田桢干　史廷明　史海水　冯 昕

冯妹元　宁玉萍　司纪亮　匡延平　邢立萍　朴建华　曲 静　吕全军

吕坤政　吕 琪　吕 群　朱卫国　朱仁义　朱 平　朱 伟　朱 冰

朱依敏　朱惠莲　朱 谦　伍瑞昌　任小波　伊木清　刘万里　刘见桥

刘 扬　刘光慧　刘兴国　刘 军　刘青松　刘英华　刘 杰　刘洪亮

刘桂华　刘烈刚　刘晓军　刘铁桥　刘海鹰　刘 翟　齐玉梅　闫丽盈

闫桂龙　问清华　关一民　米献淼　江永忠　江 宇　汤乃军　汤立达

汤灵玲　汤娇雯　许国章　许 毅　阮祥燕　孙长颢　孙月吉　孙双玲

孙全富　孙君茂　孙晓波　阴赪宏　严福华　苏友强　苏 旭　苏 彬

杜 忆　杜江峰　杜松明　杜耀华　李 于　李小波　李义平　李文杰

李兰娟　李光林　李光辉　李 舟　李兴旺　李羽楠　李 李　李迎新

李 松　李述刚　李建东　李 栋　李剑平　李炳志　李 洁　李振军

李晓斌　李 琦　李智军　李 翔　李湉湉　李 蓉　李 键　李 颖

李新旺　李增宁　李 霞　杨月欣　杨凤梅　杨玉社　杨冬梓　杨永峰

杨吉江	杨 帆	杨年红	杨丽琛	杨林生	杨建军	杨 威	杨 剑
杨 娅	杨晓光	杨 健	杨海霞	杨 超	杨 辉	杨道科	杨瑞馥
肖军海	时玉舫	时 杰	吴一聪	吴少伟	吴文健	吴永胜	吴旭东
吴安华	吴观陵	吴克良	吴青峰	吴和宇	吴家睿	吴 敬	吴寰宇
邱服斌	邱雪莲	何成奇	何江平	何英华	何 炜	何剑虎	何 梅
何 雷	邹怀军	邹剑明	汪世平	沈心亮	沈玉娟	沈进进	沈敬山
宋世平	宋 宏	宋宏彬	宋学茹	宋 亮	迟崇巍	张万起	张小剑
张卫文	张卫东	张片红	张文福	张世华	张立实	张 伟	张旭光
张兴平	张克让	张 坚	张 岚	张 兵	张良安	张 坤	张金良
张金迪	张建中	张 荣	张 彦	张彦平	张彦国	张洪义	张素伟
张晓玉	张爱军	张益昭	张海波	张 琪	张瑞岭	张瑞娟	张 霆
张遵真	张 曦	陆 林	陆 峥	陈小舒	陈子江	陈发钦	陈光弟
陈 伟	陈志国	陈秀娟	陈启军	陈明周	陈洪岩	陈恩富	陈 涛
陈 雁	陈裕明	陈 群	邵祝军	武学清	范 勇	范 斌	林少彬
林华亮	林锦炎	欧剑鸣	罗书全	罗敏华	金连梅	金 亮	周为民
周作民	周 欣	周 斌	周 溪	郑永唐	郑 炜	郑 涛	郑海荣
郑 辉	单 革	宓现强	孟 超	赵长海	赵四清	赵同标	赵旭东
赵兴山	赵赤鸿	赵 宏	赵 俊	赵晓红	赵淑云	赵靖平	赵新刚
赵 耀	郝晓宁	郝爱华	胡传来	胡华斌	胡志斌	胡国庆	柳艳香
钟 劲	钟 武	钟豪杰	段小丽	侯世科	侯常春	施 一	施小明
姜元荣	娄春波	费科锋	姚元庆	姚红杰	姚孝元	骆文静	秦 川
秦立强	袁 平	袁贞明	袁志明	都军伟	耿战辉	夏时畅	夏彦恺
夏 敏	顾金辉	柴卫东	柴逸峰	钱卫平	倪大新	徐一峰	徐万红
徐凤琴	徐东群	徐向东	徐建国	徐 晓	徐 健	徐 涛	徐福洁
殷文武	栾国明	高立冬	高光侠	高 昇	高 磊	郭长江	郭 华
郭 军	郭红卫	郭良宏	郭金鹏	郭建平	郭晓奎	郭雪江	郭新彪
郭德银	唐玉国	唐向东	唐 卓	唐济生	唐 蓉	黄文广	黄军就
黄国伟	黄相刚	黄留玉	黄 粤	黄鹏羽	曹云霞	曹建平	曹 俊
曹雪涛	龚 鹏	盛泽林	常翠青	崔大祥	康九红	康 雁	章荣华
章新政	商 微	梁 栋	梁晓燕	梁 惠	梁 磊	彭朝琼	葛 声

萢丽泽　蒋与刚　蒋华良　蒋兴宇　蒋荣猛　韩　华　韩军花　韩春生
韩　俊　景乃禾　程　京　焦昌娅　舒为群　舒跃龙　舒　静　鲁文清
鲁辛辛　童贻刚　曾木圣　谢幼华　谢　斌　谢　震　鄂慧民　楼晓明
赖良学　赖建强　雷　皓　赫　阳　綦　光　蔡　缨　臧玉峰　裴　钢
裴雪涛　裴端卿　阚海东　谭吉宾　翟培军　熊承良　熊　燕　樊毫军
镇学初　黎孟枫　颜军昊　颜建华　颜崇淮　潘小川　潘光锦　潘　安
薛　晴　魏云芳　魏　龙　魏勋斌　魏晓青　魏　瑗

2. 第二轮德尔菲调查回函专家名单

丁　克　丁秋蓉　丁俊军　丁　辉　丁　震　卜鹏程　于建荣　于秋红
于　洋　于善江　万经海　马玉霞　马延敏　马金龙　马　跃　王才有
王小理　王广志　王艺明　王少康　王文强　王玉民　王世文　王亚东
王先良　王　竹　王传跃　王延轶　王　华　王军波　王志强　王　丽
王丽娜　王秀杰　王佑春　王　妍　王玮文　王拥军　王　枫　王　虎
王国文　王　昕　王明伟　王金戌　王育梅　王泽峰　王定明　王树玉
王　亮　王美林　王　勇　王莉云　王晓红　王晓黎　王　健　王健伟
王　骋　王景林　王　强　王锡山　王福祥　王嘉蓓　尤启冬　牛丕业
牛静萍　方贻儒　方　震　孔祥燕　孔　娟　邓大平　邓红雨　邓芙蓉
邓　凯　石玉华　石正丽　石　琦　卢光明　卢朝霞　叶新山　田亚平
田红军　田　英　田　莉　田桢干　田　婵　史廷明　丛亚丽　冯　昕
冯妹元　司纪亮　匡翠方　邢立萍　朴建华　师彦平　吕全军　吕坤政
吕　琪　吕　群　朱仁义　朱　平　朱　冰　朱依敏　朱惠莲　朱　谦
伍瑞昌　任小波　任海萍　邬堂春　刘见桥　刘文军　刘光慧　刘华锋
刘兴国　刘兴荣　刘　军　刘运喜　刘　妍　刘青松　刘英华　刘　杰
刘　娅　刘桂华　刘烈刚　刘晓军　刘铁桥　刘爱华　刘海鹰　刘雅娟
刘　翟　刘毅刚　齐玉梅　闫桂龙　米献淼　江开达　江永忠　江　宇
江　波　汤立达　汤丽莎　许　毅　那　洁　阮祥燕　孙长颢　孙双玲
孙全富　孙志伟　孙君茂　孙明晓　孙建琴　孙洪强　孙桂菊　孙晓波
孙筱放　阴赖宏　牟　颖　纪家葵　严　杰　严福华　苏友强　苏　旭
苏　彬　杜江峰　李　于　李文杰　李兰娟　李光林　李　伟　李　舟

李　李　李医明　李述刚　李建东　李绍连　李　栋　李剑平　李炳志
李　洁　李勇辉　李振军　李晓驷　李晓斌　李　浩　李　琦　李敬云
李敬光　李　翔　李湉湉　李　蓉　李路明　李　颖　李新旺　李增宁
杨凤梅　杨玉社　杨冬梓　杨　汀　杨　帆　杨年红　杨　旭　杨林生
杨　波　杨建立　杨建军　杨　剑　杨　娅　杨晓光　杨　健　杨　菁
杨　辉　杨道科　连　方　肖军海　肖　辉　时　杰　吴少伟　吴文健
吴旭东　吴观陵　吴克良　吴忠道　吴　洁　吴家睿　吴　敬　吴寰宇
邱服斌　何广卫　何成奇　何剑虎　何剑峰　何　梅　何　雷　谷晓芳
邹剑明　冷曙光　汪世平　沈玉娟　沈国震　沈竞康　沈崇德　沈敬山
宋世平　宋伟民　宋　宏　宋宏彬　宋学茹　宋　亮　宋　铁　张万起
张小剑　张卫文　张卫东　张文福　张占军　张立实　张　宁　张　伟
张兴平　张志超　张抒扬　张克让　张　丽　张连山　张　岚　张　兵
张良安　张　坤　张金良　张建中　张建鹏　张彦平　张彦国　张　勇
张素伟　张晓玉　张晓伟　张爱华　张爱军　张益昭　张　斌　张瑞岭
张瑞娟　张　霆　张翠莲　张聪沛　张　曦　陆　林
阿吉艾克拜尔·艾萨　　　陈小舒　陈子江　陈弘达　陈发钦　陈光弟
陈　伟　陈传德　陈秀娟　陈金雄　陈洪岩　陈恩富　陈　涛　陈捷凯
陈超刚　陈　锋　陈　瑜　陈新文　陈　群　邵祝军　武学清　林　戈
林少彬　林文琴　林华亮　林锦炎　欧阳宏伟　欧建平　欧剑鸣　卓　彦
罗书全　罗建文　岳建民　金宁一　金永堂　金　帆　金　奇　周为民
周作民　郑　涛　郑　辉　郑　毅　单　革　宓现强　居益君　孟　超
赵长海　赵四清　赵赤鸿　赵志虎　赵淑云　赵　简　赵靖平　赵新刚
赵　耀　郝爱华　胡文浩　胡东生　胡传来　胡志斌　胡国庆　胡宝洋
胡　建　胡　彬　胡　颖　柳艳香　钟　武　钟豪杰　段小丽　侯世科
侯　炜　侯常春　俞　刚　施　一　施晓波　姜元荣　姜世勃　姜恩海
娄春波　姚文兵　姚红杰　姚孝元　骆文静　秦成峰　秦　杰　秦宝明
秦建华　袁　平　袁贞明　袁志明　袁宏永　耿战辉　夏宁邵　夏　敏
顾金辉　柴逸峰　钱卫平　倪大新　徐一峰　徐万红　徐凤琴　徐东群
徐光华　徐向东　徐建青　徐　晓　徐　健　徐葛林　徐福洁　殷文武
高立冬　高光侠　高　昇　高家红　高晨燕　高　磊　郭长江　郭　华

郭 军	郭红卫	郭金鹏	郭晓奎	郭雪江	郭新彪	郭德银	唐文豪
唐向东	唐济生	唐 蓉	黄元华	黄文广	黄军就	黄国伟	黄相刚
黄留玉	黄 粤	黄鹏羽	黄璐琦	萧 伟	曹云霞	曹 俊	曹 钰
戚中田	龚 鹏	袭著革	盛泽林	常翠青	崔大祥	康九红	康跃凡
章荣华	章新政	商 微	梁 磊	彭朝琼	斯 科	葛 声	董光辉
蒇丽泽	蒋与刚	蒋 卫	蒋华良	蒋 毅	韩 俊	韩鸿宾	程 洪
舒 强	舒 静	鲁文清	童先宏	童贻刚	游 力	谢幼华	谢 震
鄢慧民	蓝 柯	楼晓明	赖建强	雷 皓	赫 阳	綦 光	臧玉峰
裴 钢	裴雪涛	阚海东	阚 飙	谭云龙	谭文杰	谭吉宾	谭 红
谭淑平	翟金霞	翟培军	翟琦巍	樊毫军	镇学初	颜建华	颜崇淮
潘小川	潘光锦	潘 安	霍 然	戴 俊	魏云芳	魏 龙	魏 瑗